INNEN . AUSSEN

DAS YOGA-CHAKRA-BUCH

ELENA LUSTIG & ANNETTE SÖHNLEIN

INNEN.AUSSEN

DAS YOGA-CHAKRA-BUCH

THESEUS

Haftungsausschluss:

Die im Buch enthaltenen Übungen und Gesundheitshinweise wurden von den Autorinnen und vom Verlag sorgfältig erarbeitet und geprüft. Eine Garantie kann dennoch nicht übernommen werden. Weder die Autorinnen noch der Verlag übernehmen die Haftung für Schäden irgendeiner Art.

Lektorat: Susanne Klein, Hamburg, www.kleinebrise.net
Gestaltung: Stephen Paris, Berlin, www.stephenparis.de
Druck & Verarbeitung: Westermann Druck Zwickau GmbH
www.weltinnenraum.de

1. Auflage 2016

Bibliografische Information der Deutschen Nationalbibliothek:
Die Deutsche Nationalbibliothek verzeichnet diese Publikation in der Deutschen Nationalbibliografie; detaillierte bibliografische Daten sind im Internet über http://dnb.d-nb.de abrufbar.

ISBN 978-3-95883-016-5

Dieses Buch wurde auf 100% Altpapier gedruckt und ist alterungsbeständig. Weitere Informationen hierzu finden Sie unter www.weltinnenraum.de.

INHALT

VORWORT

Es ist ein Privileg unserer menschlichen Existenz, den Weg des Yoga und der Meditation zu gehen und so den Sinn in allem wahrnehmen zu können, was wir sehen, wenn wir nach innen schauen. Diese einzigartige Möglichkeit hilft uns, uns besser kennenzulernen und das Wissen über uns selbst zu vertiefen.

Elena und Annette haben sich dazu entschieden, ihr Leben dieser Entdeckungsreise zu widmen, und das Buch, das dabei entstanden ist, ist ein Zeugnis ihrer Hingabe. Schau es dir an, lass dich darauf ein, hinterfrage es und lass dich inspirieren. Zu jedem Bereich eröffnet dir das jeweilige Thema, oder Chakra, eine neue Möglichkeit, zu sehen, zu hören und zu lernen. Nutze dieses Buch wie eine Landkarte, einen Begleiter zu dir selbst, wie ein Vergrößerungsglas, um dein höchstes Potenzial zu erkennen.

Vielleicht ist dies das Buch, das dir helfen wird, die Weisheit deiner Seele zu nähren, um sie auch in die Welt um dich herum zu tragen.

Elena Brower

INTRO

Wo fühlen wir uns sicher?
Was macht uns Freude?
Was wollen wir?
Wie lieben wir?
Wie drücken wir uns aus und wer hört uns zu?
Wie stellen wir uns die Zukunft und unsere Welt vor?
Was gibt unserem Leben einen Sinn?

All diese Fragen haben auf den ersten Blick nichts mit Yoga zu tun. Sie sind allgemein und betreffen jeden Einzelnen von uns – mal mehr, mal weniger. Wenn wir genauer hinschauen, steckt in jedem dieser Themen eine Verbindung zu den Qualitäten, die den Chakras zugeordnet werden.

Wir - Annette und Elena - zucken bei dem Wort „Chakra" bis heute etwas zusammen, weil darin viel Esoterik mitschwingt. Trotzdem haben uns die Chakras sehr inspiriert, und wir haben uns auf die Suche gemacht nach einem Weg, mit der Kraft der Chakras zu arbeiten und wirklich etwas zu verändern. So sind unsere Yogaworkshops, Retreats und letztendlich auch dieses Buch entstanden.

Wir wollen mit diesem Buch die Möglichkeit schaffen, auf zentrale Lebensthemen einzugehen. Wir wollen raus aus dem Kopf und rein in den Körper, um Erfahrungen wirklich zu verankern. Chakra-Yoga kann die Grundlage für unsere innere Ausgeglichenheit sein, die wir selbst gestalten. Es geht ums Machen, darum, Dinge in die Hand zu nehmen und zu handeln.

Unsere Erfahrungen mit Chakra-Yoga sind erstaunlich: glückliche Gesichter, leichte Herzen, tiefe Veränderungen und die Erkenntnis, dass Chakra-Yoga wirkt. Nicht nur wir haben viel gelernt, sondern auch unsere Schüler.

Lasse dich inspirieren und finde heraus, was du gerade brauchst, damit dein inneres Gleichgewicht entstehen kann.

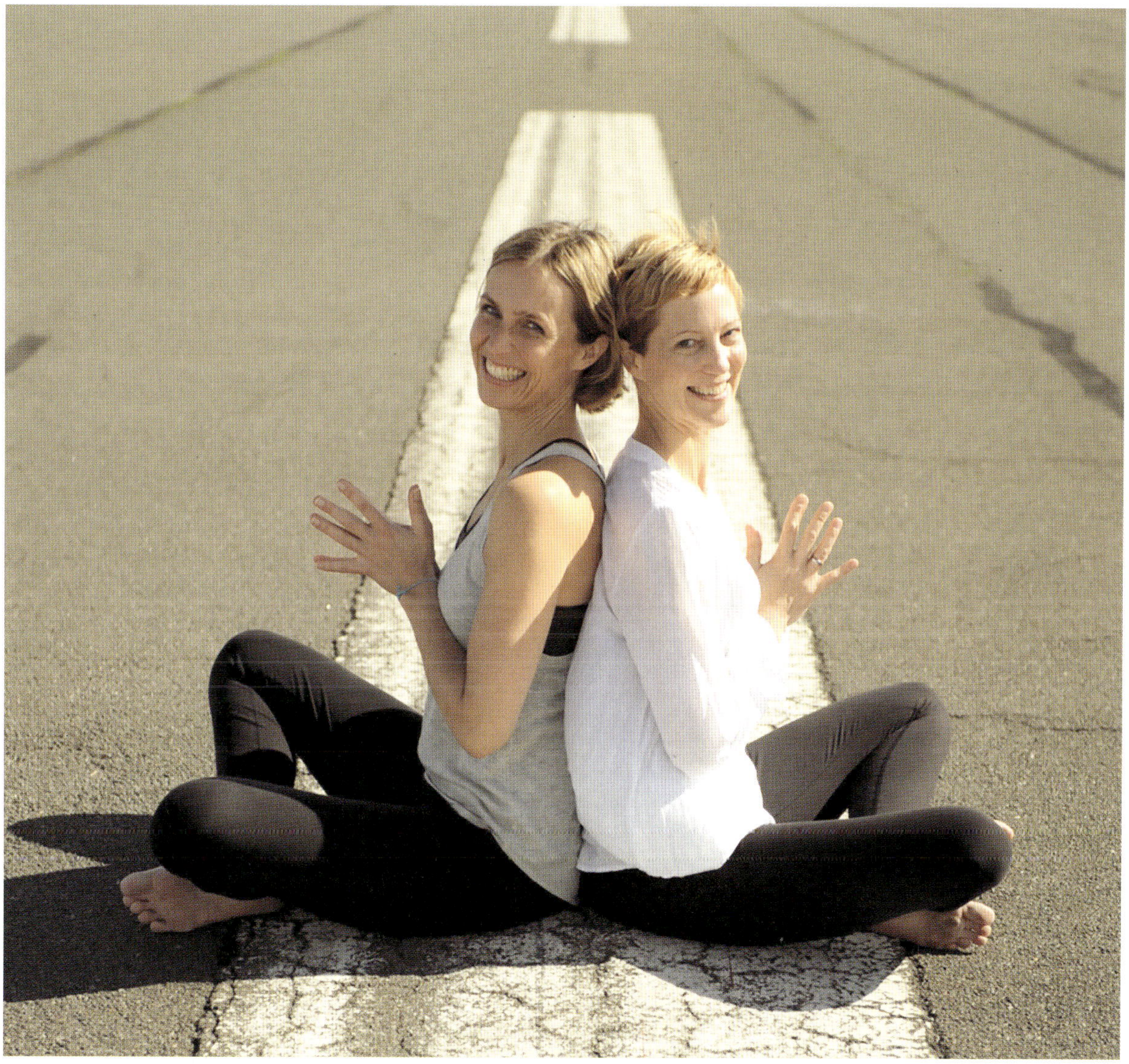

Gestalte dein Lieblingsleben!

Namaste

Annette & Elena

ANLEITUNG

Sieben Chakras, sieben Themen, sieben Tage.

Dieses Buch kann dein persönliches Arbeitsbuch werden, ein Buch, das dir Raum bietet für eigene Erfahrungen, Ideen und Notizen. Du kannst es auf viele verschiedene Arten nutzen, dich inspirieren und anleiten lassen.

Wenn du die Kapitel des Buches systematisch durchgehst, findest du zu jedem Chakra einen nützlichen und praktischen Zugang und kannst von da aus auf verschiedenen Ebenen aktiv werden. Nimm dir am besten für jeden Tag ein Chakra vor. Beginne mit dem Wurzelchakra und gehe hoch bis zum Kronenchakra. Jedes Kapitel enthält Informationen zu einem bestimmten Chakra, zum dazugehörenden Thema und zur Peak Pose, der wichtigsten Yogastellung für das jeweilige Chakra. Dazu findest du eine ca. zehnminütige Yogasequenz, die dir hilft, das Chakra auszugleichen. Übe in jeder Sequenz unbedingt immer die rechte und die linke Seite, und atme dabei tief und gleichmäßig. Lege dich am Ende jeder Sequenz flach auf den Boden und entspanne in Shavasana.

Wenn es mal schnell gehen muss, wende dich dem Quickie zu: wirkt schnell, hilft schnell.

Jedes Chakra kann vollkommen ausgeglichen sein (siehe dazu das Stichwort „ausgeglichen“ in jedem Chakra-Kapitel). Es kann aber auch eine Über- oder Unterfunktion haben, die hier beide unter dem Stichwort „unausgeglichen“ zusammengefasst sind. So kannst du auf einen Blick erkennen, ob du dich eher von der einen oder der anderen Seite angesprochen fühlst. In jedem Fall sind alle Aspekte gleichermaßen wertvoll, wenn es darum geht, Ausgleich zu finden.

Mit den Hinweisen zur inneren Einstellung, zu Chakra Delikat oder auch der Aufgabe am Ende der Kapitel bringst du deine Yogapraxis in deinen Alltag jenseits der Matte.

Du kannst auch zwischen den Kapiteln vor- und zurückspringen und dich von deiner visuellen Wahrnehmung leiten lassen. Wo auch immer du hängen bleibst, an einem Bild oder einem Text: Es ist vielleicht gerade genau das Richtige für dich.

Willst du alles miteinander verbinden, einfach Yoga üben und über deinen Körper einen inneren Ausgleich schaffen, findest du nach den Kapiteln zu den einzelnen Chakras unter der Überschrift „Die Kraft der Verbindung" eine Yogasequenz, die alle Inhalte miteinander verbindet und austariert.

Der Körper führt den Geist.

Pranayama, Meditation und Mudra (mehr dazu im Abschnitt „Wichtige Begriffe") sind Verfeinerungen und Ergänzungen der Yogapraxis. Diese Techniken wirken subtil und helfen, das „Paket" zu vervollständigen.

Lasse dich von der Aufgabe zu jedem Chakra inspirieren und nutze die Notizenseite für deine Ideen. Male, schreibe, fertige eine Collage an, lasse deiner Fantasie und Freude freien Lauf. Du kannst blättern, anschauen, lesen, sehen, verstehen, üben, schreiben oder einfach atmen und fühlen.

Ganz wichtig dabei ist: Du hältst kein Selbstoptimierungsbuch in den Händen. Du bist schon längst perfekt und wunderschön, so wie du bist.

Viel Spaß!

SONNENGRUSS

Der Sonnengruß ist unsere absolute Lieblingssequenz. Er ist aus dem Yoga nicht wegzudenken. Wenn wir diese Abfolge praktizieren, beginnen wir unseren Atem bewusst zu führen und unsere Bewegungen an den Atem anzupassen. Ein Energiefluss entsteht, der unseren Körper aufwärmt.

Deswegen empfehlen wir, den Sonnengruß an den Anfang jeder Chakrasequenz zu stellen.

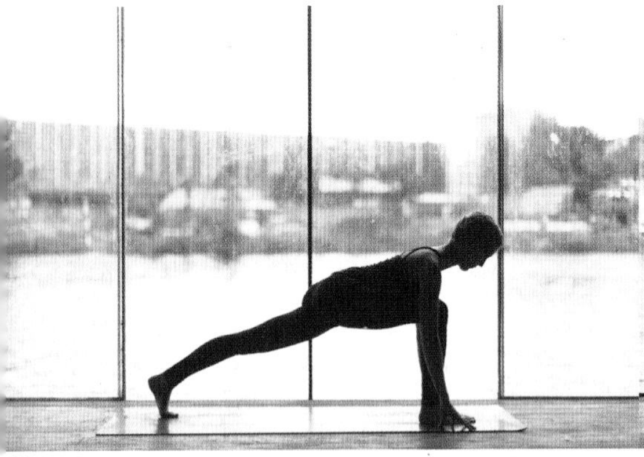

4

Einatmen

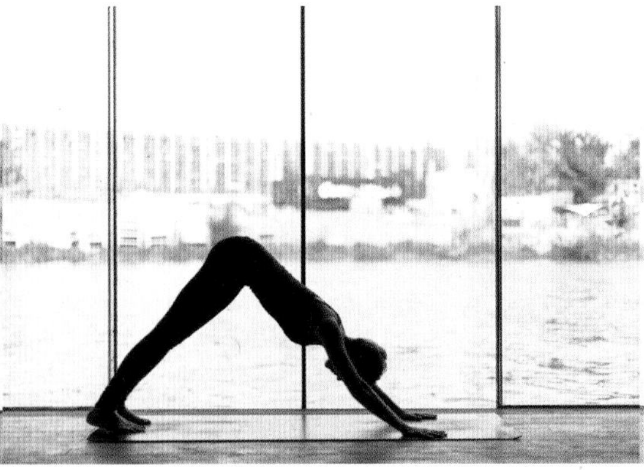

5

Ausatmen

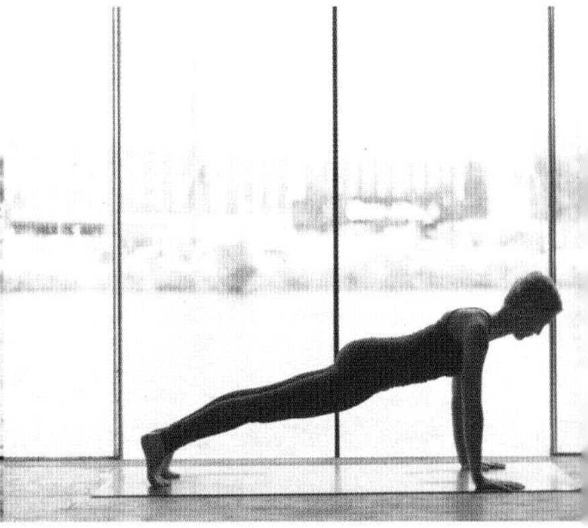

6

Einatmen

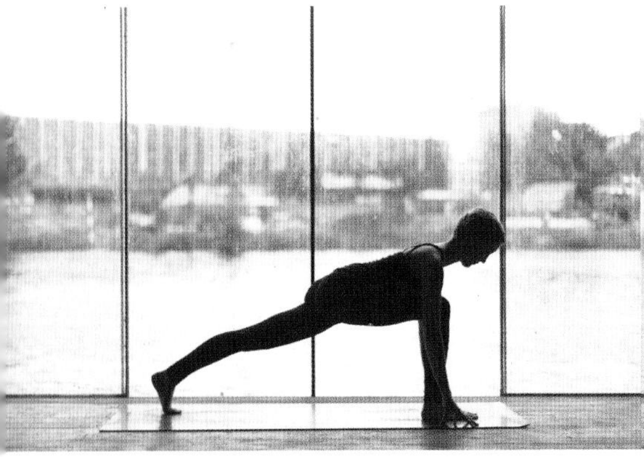

10

Einatmen

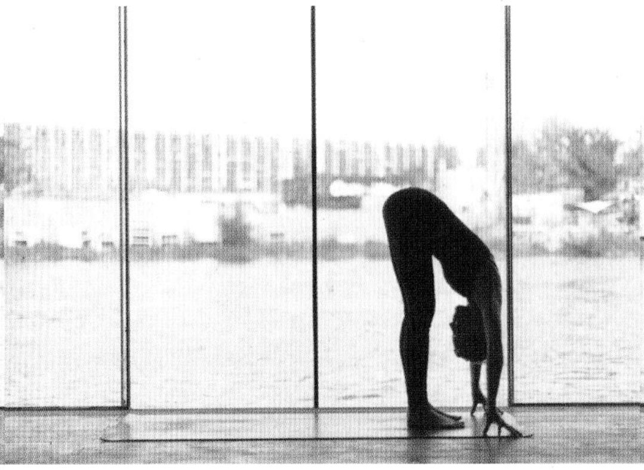

11

Ausatmen

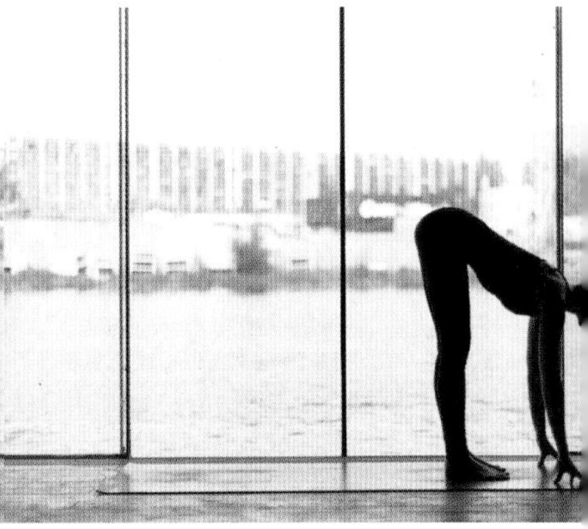

12

Einatmen

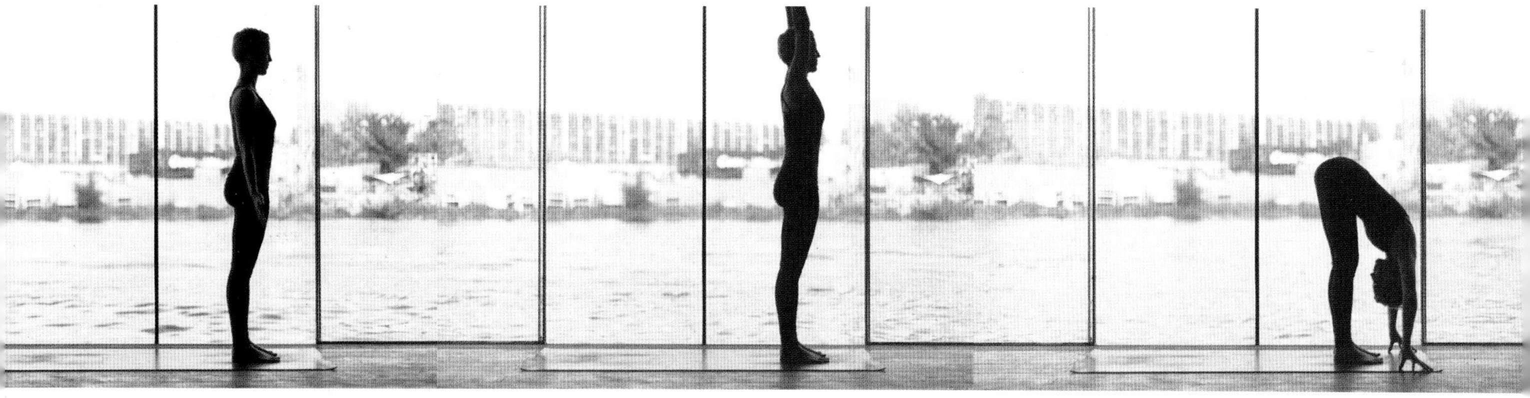

1 Ausatmen

2 Einatmen

3 Ausatmen

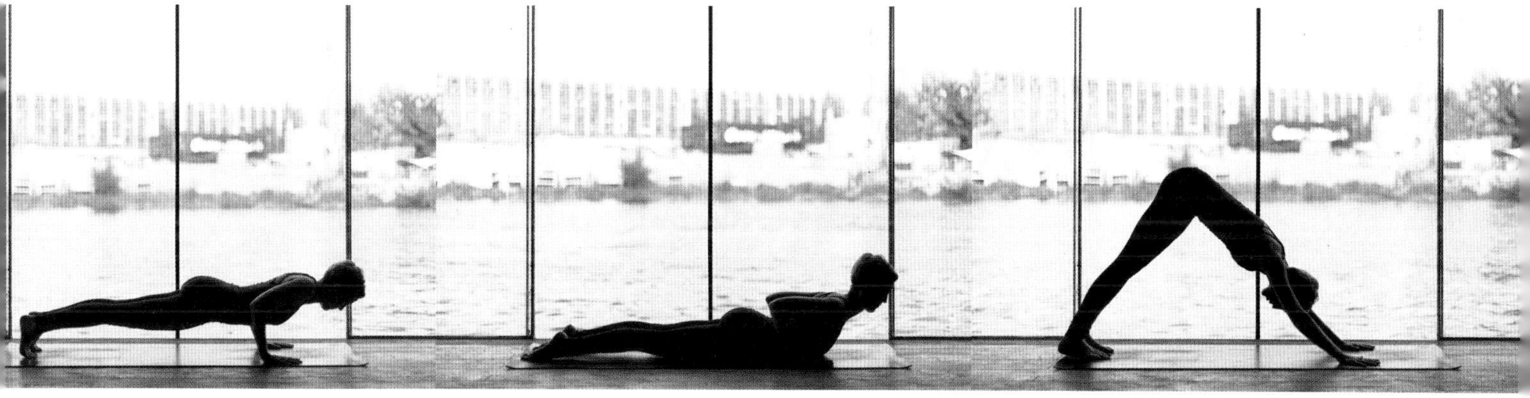

7 Ausatmen

8 Einatmen

9 Ausatmen

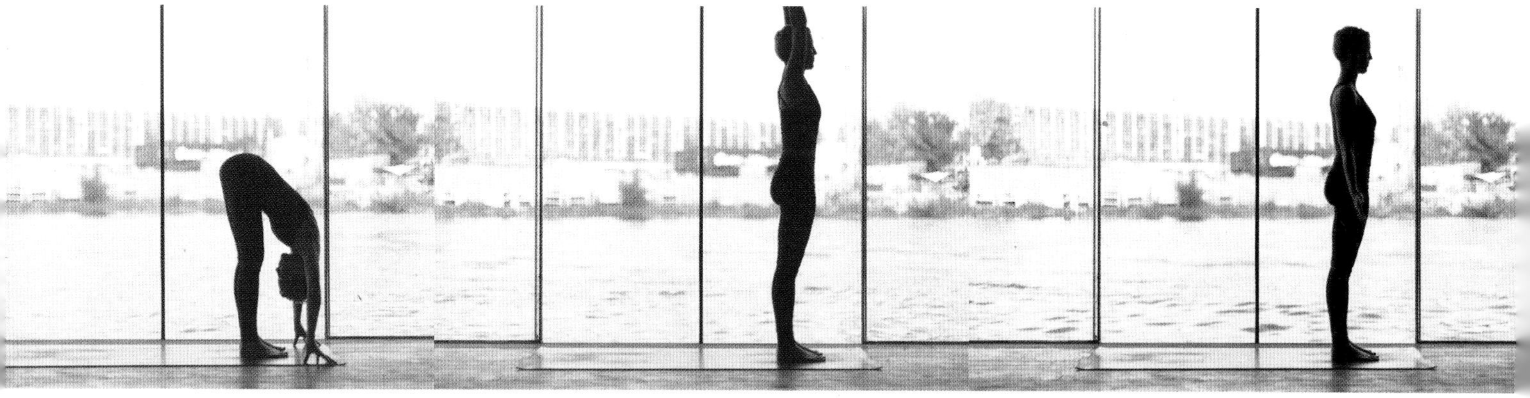

13 Ausatmen

14 Einatmen

15 Ausatmen

CHAKRAS

Das Sanskritwort „Chakra" bedeutet wörtlich „Rad, Kreis" oder „Scheibe". Unter Chakras verstehen wir Energiefelder in unserem Körper, von denen es sehr viele gibt. Hier beschäftigen wir uns mit den sieben Hauptchakras. Sie sind entlang unserer Wirbelsäule übereinander angeordnet vom untersten Punkt am Steißbein bis zur Krone des Kopfes. Chakras werden meistens als rotierende Scheiben oder sich drehende, pulsierende Energiebälle beschrieben. Wir können sie uns zum Beispiel wie einen Kreisverkehr vorstellen: ein gleichmäßiges Rotieren und Umverteilen von Energieflüssen.

Jedes Hauptchakra steht für ein Thema und repräsentiert eine bestimmte Qualität. Außerdem finden sich alle Farben des Regenbogens in der Darstellung der Chakras.

1. Wurzelchakra – Muladhara-Chakra: Stabilität
2. Sakralchakra – Svadhishthana-Chakra: Freude
3. Nabelchakra – Manipura-Chakra: Selbstvertrauen
4. Herzchakra – Anahata-Chakra: Liebe
5. Kehlchakra – Vishuddha-Chakra: Austausch
6. Stirnchakra – Ajna-Chakra: Intuition
7. Kronenchakra – Sahasrara-Chakra: Verbundenheit

Was unsere Chakras miteinander verbindet, ist die Sushumna-Nadi (siehe „Wichtige Begriffe"), die Hauptenergiebahn unseres Körpers. Durch sie fließt die Energie zum Ausgleich der Chakras.

Alle Chakras sind vollkommen gleichwertig, und jedes Chakra trägt das Potenzial zur Befreiung und Erleuchtung in sich.

Wie bei allem, was mit Yoga und den damit zusammenhängenden Konzepten und Methoden zu tun hat, sind wir dazu aufgefordert zu hinterfragen, unsere eigenen Erfahrungen zu machen und unsere eigenen Schlüsse zu ziehen. Es gibt hier keinen Anspruch auf das alleinige Wissen darum, was richtig oder was falsch ist, was vollständig oder unvollkommen ist. Allein unsere Erfahrung als Yogaübende zählt. Unser Weg und unsere Entwicklung sind einzigartig.

Überraschend ist, dass Chakra-Yoga funktioniert und wir damit einen Weg zu uns selbst finden können, indem wir uns mit unseren Themen beschäftigen, hinschauen und daran arbeiten.

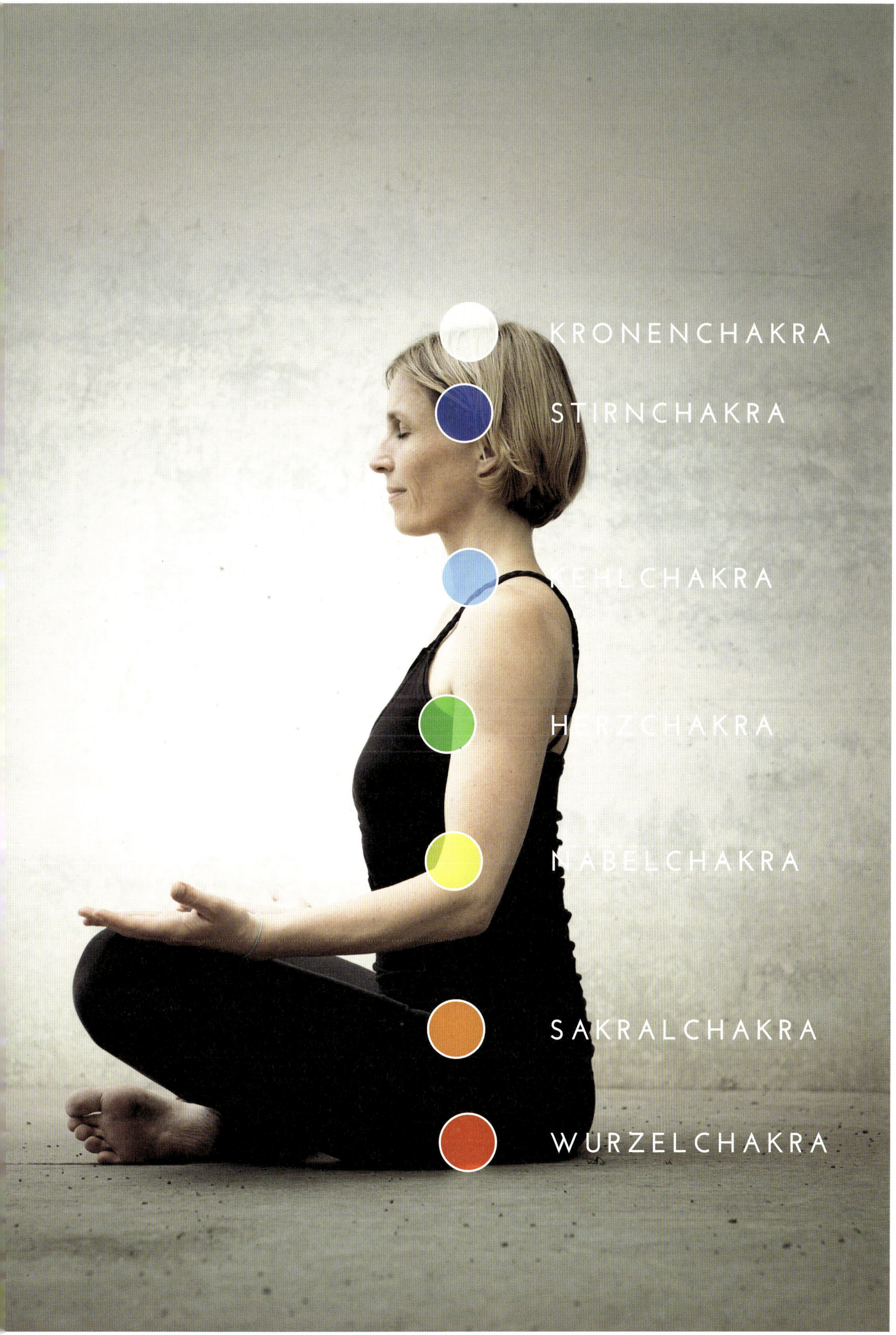
KRONENCHAKRA
STIRNCHAKRA
KEHLCHAKRA
HERZCHAKRA
NABELCHAKRA
SAKRALCHAKRA
WURZELCHAKRA

CHAKRA-ANATOMIE

Im Yoga werden Chakras als feinstoffliche Energiefelder beschrieben, für die es bisher allerdings keinen wissenschaftlichen Nachweis gibt. Es heißt, sie liegen entlang der Wirbelsäule und sind eng verschaltet mit unserem Nervensystem, das unsere inneren Organe steuert und unter anderem unsere Rhythmen der Aktivität und der Ruhe über den Sympathikus und Parasympathikus beeinflusst. Während der Sympathikus anregend und leistungssteigernd wirkt, fördert der Parasympathikus die Erholung und Entspannung. Die Nervenbahnen des Sympathikus entspringen der Brust- und Lendenwirbelsäule, die des Parasympathikus kommen aus Hirnnerven und dem unteren Ende der Wirbelsäule, aus den Sakralnerven[1]. Das Nervensystem wird durch elektrische Impulse gesteuert, das Hormonsystem unterliegt chemischen Prozessen (siehe dazu auch im Kapitel zum sechsten Chakra: Hypothalamus und Hypophyse). Außerdem stehen unsere Energiezentren mit den endokrinen Drüsen in Beziehung, die unter anderem die Hormonproduktion im Körper regeln. Durch Yoga können wir unser Hormon- und Nervensystem ausgleichen und auf diesem Weg wiederum Einfluss auf die Chakras nehmen. Da es hierzu bisher keine wissenschaftlich anerkannten Nachweise gibt, berufen wir uns auf unsere Beobachtungen und persönlichen Erfahrungen und auf die Überlieferungen aus der ayurvedischen Heilkunst, die inzwischen auch in der westlichen Welt mehr Anerkennung finden. Mit der folgenden Auflistung wollen wir die Wahrnehmung für bestimmte Prozesse im Körper anregen und auf mögliche Zusammenhänge hinweisen.

WURZELCHAKRA[2]: Nebenniere

Stehen wir unter Stress, wird unter anderem Adrenalin ausgeschüttet und unser Körper schaltet um auf Kampf oder Flucht, die sogenannte Fight-or-Flight-Reaktion. Als ein Relikt aus den Urzeiten unserer Entwicklung sind Angriff oder Flucht Überlebensstrategien. Unsere Herzschlagfrequenz und der Blutdruck werden erhöht und bringen den Körper in Alarmbereitschaft. Wenn sich die Ausschüttung von Adrenalin reduziert, senkt sich auch unser Stresslevel. Wir können uns entspannen und ruhiger werden.

SAKRALCHAKRA: Keimdrüsen in Eierstöcken und Hoden

Das Sakral- oder Sexualchakra steht mit den Keimdrüsen in Verbindung, die für die Bereitstellung einiger Sexualhormone in den Eierstöcken bzw. Hoden zuständig sind. Unser Fortpflanzungsinstinkt wird unter anderem hier gesteuert. Stehen wir unter Stress, wird die Bereitschaft zur Fortpflanzung eingeschränkt. Es heißt, Sexualhormone beeinflussen auch die Attraktivität, und zwar sowohl, inwiefern wir selbst attraktiv werden, als auch, ob wir die Attraktivität anderer wahrnehmen.

NABELCHAKRA: Bauchspeicheldrüse

In der Bauchspeicheldrüse werden unter anderem die Hormone Insulin und Glucagon gebildet, die als Gegenspieler den Blutzuckerspiegel regulieren. Diese Hormone regeln unseren Kohlehydrat-, Fett- und Eiweiß-Stoffwechsel. Eine gut funktionierende Bauchspeicheldrüse ist also unerlässlich, um aus unserer Nahrung die Bestandteile herauszuziehen, die wir für einen ausgeglichenen Energiehaushalt benötigen.

HERZCHAKRA: Thymusdrüse

Das griechische Wort „Thymos" bedeutet „Mut, Kraft". In der Thymusdrüse werden im embryonalen Entwicklungsstadium die T-Lymphozyten geprägt, die eine wichtige Aufgabe bei der Immunabwehr übernehmen. Der Thymus ist allerdings keine Drüse, sondern ein Organ des lymphatischen Systems, das sich im Lauf des Lebens zurückbildet, wenn das Immunsystem voll funktionsfähig ist.

KEHLCHAKRA: Schilddrüse

Die Schilddrüse speichert Jod und bildet und speichert unter anderem die Hormone Thyroxin (T_3) und Trijodthyronin (T_4) und das Peptidhormon Calcitonin. Hauptsächlich sind diese Hormone für den Energiestoffwechsel und das Wachstum einzelner Zellen zuständig.

STIRNCHAKRA: Hypophyse und Hypothalamus

Die Hypophyse, auch Hirnanhangdrüse genannt, nimmt als eine Art Schaltzentrale des Hormonsystems eine übergeordnete Rolle ein. Sie erkennt und steuert die Regulation aller hormonellen Prozesse im Körper wie das Wachstum, den Stoffwechsel, die Ausschüttung von Stresshormonen, deren Abbau, die Reifung von Eizellen und Spermien, die Milchproduktion bei stillenden Müttern und die Schilddrüsenfunktionen. Teilweise produziert die Hypophyse auch selbst Hormone.
Der Hypothalamus sitzt unterhalb der Hypophyse. Er regelt Wasserhaushalt, Blutdruck und Körpertemperatur, aber auch hormonelle Prozesse, indem er kleine Hormonmengen an die Hypophyse abgibt, die diese dann vervielfacht. Hypothalamus und Hypophyse arbeiten eng zusammen und regeln den gesamten Stoffwechsel im Körper und das Hormonsystem[3]. Ein gut ausgeglichener Hormonhaushalt und ein stabiles vegetatives Nervensystem sorgen also für allgemeines Wohlbefinden und ein starkes Immunsystem

KRONENCHAKRA: Zirbeldrüse

Die Zirbeldrüse im Zentrum des Gehirns produziert das Hormon Melatonin und steuert darüber den Schlaf- und Wachrhythmus, unsere innere Uhr.

TANTRA

(Sanskrit: *Tantra* = „Gewebe, Kontinuum, Zusammenhang")

Im Ursprung ist Tantra eine philosophische Strömung, die sich sowohl im Hinduismus als auch im Buddhismus seit ca. 400 v. Chr. über die Grenzen Asiens hinaus verbreitet hat.

Damals brachen die Tantriker mit den Regeln der klassischen indischen Philosophie des Vedanta, ihren starren Vorschriften und Ritualen und der Abkehr von allem Weltlichen. Sie hinterfragten die bisher geltenden Regeln, um sie neu zu interpretieren[4]. Bisher wurde der Körper verneint, Askese betrieben, und Frauen waren zeitweise sogar vom Yoga ausgeschlossen. „Ego", Individualität, war verpönt. Der Körper galt als Hindernis. Erst die Tantriker begannen die Einzigartigkeit jedes Menschen als Ausdruck seines Selbst zu würdigen.

Tantriker erkennen den Körper als schön und unbedingt notwendig für ihre spirituelle Weiterentwicklung an. Durch das regelmäßige Üben von Asanas und Pranayama wird der Körper als Sitz der Seele erkundet, gedehnt und gestärkt.

„Mein Körper ist mein Tempel, die Asanas sind die Gebete." B.K.S. Iyengar

Alle unter dem Begriff „Hatha Yoga" zusammengefassten Yogastile basieren auf Tantra, und die Lehre von den Chakras ist dabei von zentraler Bedeutung. Wir nutzen die Weisheit und die Fähigkeiten unseres Körpers und unseren Intellekt, um uns bewusst mit den Kraftzentren zu verbinden. Wir transformieren Energien aus diesem Bewusstsein heraus und sorgen für Ausgleich. Anstelle von Enge und Abhängigkeit entstehen Freiheit, Kreativität, Verbundenheit und Glück.

Für das Verständnis vom Sein und vom Selbst ist es wichtig, dass wir uns in unserer Selbstverantwortung erfahren und nicht blind einem äußeren Vorbild oder einem Lehrer folgen. Wir dürfen uns und andere hinterfragen.

Die unterschiedlichen Praktiken des Yoga – Asana (Körperübungen), Pranayama (Atemübungen) und Meditation – dienen dazu, uns selbst besser kennenzulernen und zu verändern. Dabei ist Yoga kein gerader Weg, vielmehr ist es ein vielschichtiger Prozess des Erkennens, der dem Gesetz des Spanda (siehe dazu „Wichtige Begriffe") folgend dynamisch ist und immer weiter führt. Eine Erkenntnis zeigt sich, eine neue Frage taucht auf. Es gibt kein Ende, nur ein ständiges Weiterentwickeln.

„Das Universum kennt keine Antworten – nur Fragen." Douglas Brooks

Das bedeutet, dass uns tantrisches Yoga auffordert, neugierig weiter zu forschen: Was kann ich als Nächstes erfahren? Und auf welchem Weg? Es ist wie eine „never-ending lovestory" hin zum Selbst und umfasst alle Bereiche des Lebens. Auf diesem Weg ist das intrinsisch Gute, die uns allen innewohnende Güte („Shri" in Sanskrit; siehe „Wichtige Begriffe"), ein wichtiger Aspekt. Wenn wir uns daran erinnern, können wir auch aus negativen Erfahrungen positive Erkenntnisse über uns und unser Leben ziehen.

Tantra will für den Einzelnen die kreative Freiheit und Selbstentfaltung, Svatantrya, im Rahmen der Gesellschaft und ihrer Möglichkeiten ausprobieren, nicht um des Vergnügens willen, sondern um sich selbst zu erfahren.

In der persönlichen Weiterentwicklung auf dem Yogaweg hilft die Verbindung mit der Gemeinschaft, Kula (siehe „Wichtige Begriffe"). Mit der Unterstützung von Gleichgesinnten und der Möglichkeit, sich im Gegenüber zu spiegeln, erfahren wir, dass alles miteinander verbunden ist, wir alle miteinander verbunden sind, wie in einem Gewebe. Unser Handeln dient unserer positiven Weiterentwicklung und damit auch der Veränderung der Gesellschaft zum Guten.

Im Tantra gibt es viele verschiedene philosophische Schulen, die die Überlieferungen unterschiedlich weiterentwickelt haben. Jede Richtung basiert auf Interpretationen yogischer Schriften und fokussiert sich auf unterschiedliche Schwerpunkte. So bleibt Yoga lebendig.

ANUSARA® YOGA

Anusara® Yoga zu praktizieren bedeutet, unser Potenzial anzunehmen und zu verstehen, dass wir alle Bereiche unserer Persönlichkeit nutzen können, um uns zu entwickeln. „Anusara" ist ein Sanskritwort mit der wörtlichen Bedeutung „sich nach etwas richten", in dieser Yogaform wird es etwas freier übersetzt als „dem Herzen folgen" oder auch „im Fluss mit dem Höheren sein".

Anusara® Yoga bezieht sich auf eine lebensbejahende tantrische Philosophie: Der Körper dient als Mittel zur Erleuchtung. Wir nehmen die Gegensätze des Lebens und der Welt und verbinden sie durch Yoga. Wir nutzen das Helle und das Dunkle, das Enge und das Weite, das Feste und das Flüchtige, um mentale und intellektuelle Themen körperlich erfahrbar zu machen.

Wir gehen davon aus, dass alles, was wir zur Erleuchtung brauchen, in uns liegt und das Potenzial zur Erfüllung bereits da ist. Auf diese Weise wird es leicht, uneingeschränkt Ja zu uns selbst zu sagen und zu erkennen, dass wir selbst unser bester Lehrer sind.

Auf der körperlichen Ebene arbeitet Anusara® Yoga mit Erkenntnissen der modernen Biomechanik und Elementen der Spiraldynamik. Dadurch schaffen wir eine sorgfältige und gelenkschonende Ausrichtung, die es uns ermöglicht, kraftvoll und zugleich flexibel zu werden und unseren Körper rücksichtsvoll zu behandeln.

„Das Leben ist ein Geschenk und Yoga ist sein Segen." Douglas Brooks

Die drei grundlegenden Säulen des Anusara® Yoga sind die drei **A**:
Attitude – Einstellung
Alignment – Ausrichtung/Haltung
Action – Ergebnis/Handeln

Bei ***Attitude*** (Einstellung) geht es um die Fragen: Was ist die Intention unserer Handlungen? Warum tun wir etwas? Was treibt uns an? Wie tun wir etwas? Mit unserer inneren Einstellung stellen wir die Weichen für die Art und Weise, wie etwas entsteht.

Wenn wir achtsam mit uns umgehen und bereit sind, auf unsere Bedürfnisse einzugehen, wird unsere Yogapraxis frei von Ehrgeiz. Wir verbinden uns mit der inneren Einstellung, uns durch Yoga zu entwickeln, und eröffnen uns so große Möglichkeiten.

Alignment (Ausrichtung) bezieht sich die Art und Weise, wie wir durchs Leben gehen, wie wir handeln und welche Mittel wir dabei einsetzen. Wenn wir unsere Worte und Taten sorgfältig wählen und angemessen agieren, schaffen wir Klarheit und Schönheit im Umgang mit uns selbst und anderen. Anusara® Yoga wirkt durch seinen Fokus auf eine gute Ausrichtung therapeutisch und gesund. Wir geben unserem Körper die optimale „Blaupause", unsere individuelle Form, indem wir unsere Grenzen respektieren und trotzdem an ihnen arbeiten.

Action (Handeln) ist das, was aus unserer inneren Haltung und unserer äußeren Ausrichtung entsteht. Action ist das Ergebnis der ersten beiden A. Alles, was wir durch unsere Yogapraxis lernen, alle transformativen Prozesse finden ihren Ausdruck in unserem alltäglichen Leben. Was wir tun, wohin wir uns wenden, was wir gestalten, ist das Ergebnis einer inneren Einstellung und eines sorgfältig gewählten Weges. Letztendlich geht es nicht um Erfolg im Sinne von Karriere, Geld oder Ruhm, sondern um Bewusstsein und Achtsamkeit für den gesamten Prozess ausgehend von unserer innerer Einstellung und dem, was daraus entsteht.

Auf Basis dieser grundsätzlichen Aspekte, den drei A, arbeiten wir im Anusara® Yoga mit fünf Ausrichtungsprinzipen, die sowohl den Geist als auch den Körper betreffen. Diese Prinzipien bauen aufeinander auf und greifen ineinander. Für Leser, die nicht mit den Prinzipien des Anusara Yoga aus der Praxis vertraut sind und sich eine ausführlichere Anleitung dafür wünschen, empfehlen wir das Buch „Yoga - Mit Kraft und Anmut leben" von Barbra Noh.

Open to Grace

Open to Grace (Öffne dich für das Höhere) heißt, sich in den Fluss des Lebens zu begeben. Wir handeln absichtsvoll, behalten aber dennoch eine flexible und offene Haltung für das bei, was das Leben uns bietet. Wenn wir wissen, wer wir sind und wo wir stehen, können wir ohne Angst erkennen, dass wir nicht alles, was in unserem Leben geschieht, selbst entscheiden. Es gibt Dinge, die uns passieren. Oft können wir erst hinterher erkennen, wie viel Gutes aus einer schwierigen Situation entstanden ist. Wir akzeptieren, dass auch im vermeintlich Schlechten das Potenzial für etwas Gutes steckt.

Vor dem Hintergrund der tantrischen Philosophie bedeutet das, dass es kein Gut oder Schlecht gibt und alles mit allem verbunden ist. Unsere Welt ist nicht geteilt in Dunkel und Hell oder Leicht und Schwer, sondern beide Aspekte sind jeweils Ausdruck derselben Sache, wie zwei Seiten einer Münze. Deswegen heißt „Open to Grace" im Leben, immer nach einem „Sowohl-als-auch" zu suchen und nicht „entweder – oder" zu denken. Auf unsere Yogapraxis bezogen heißt „Open to Grace" zunächst, ein gutes Fundament zu legen, eine starke Basis zu schaffen, auf der wir uns sicher fühlen. Vor dort aus können wir wachsen. In der Verbindung von Körper und Geist finden wir unsere innere und äußere Balance. Unser Atem ist Ausdruck und Form von „Open to Grace": Er fließt und pulsiert, ist stabil und stetig und trotzdem flüchtig und leicht. Der Atem verbindet das Innen mit dem Außen.

Muskuläre Energie

Die *Muskuläre Energie* hat einen stärkenden und stabilisierenden Charakter. Im Anusara® Yoga gibt es drei sogenannte Fokuspunkte, zu denen wir die muskuläre Energie jeweils hinleiten. Diese werden weiter unten noch genauer erklärt. Wir nutzen unsere Muskelkraft, um sie in Energie umzusetzen und im Körper fließen zu lassen. Wir arbeiten dabei mit drei Richtungen der muskulären Energie: Wir aktivieren alle Muskeln in einer Art Umarmung um unsere Knochen herum, wir ziehen die Muskeln unserer gesamten Peripherie zur Mittellinie des Körpers hin und lassen unsere Energie von außen nach innen zum Fokuspunkt fließen. So entsteht ein Gefühl von Stärke und Aufrichtung.

Innere Spirale

Die *Innere Spirale* hat einen weitenden Charakter und dient dazu, entspannter Yoga zu üben. Wenn wir lernen, mehr Raum und innere Weite zu schaffen, eröffnet sich eine neue Qualität in unserer Yogapraxis. Wir werden flexibler, können tiefer in Stellungen hineinfinden und spielerischer agieren. Die Innere Spirale schafft Raum, indem sie unsere inneren Oberschenkel nach hinten rollt, die Oberschenkelköpfe in die Hüftpfannen schiebt, die Sitzknochen auseinander dehnt und im unteren Rücken eine natürliche Krümmung der Wirbelsäule unterstützt. So schaffen wir Weite im Becken und finden einen Zugang zur Rückseite unseres Körpers.

Äußere Spirale

Die Äußere Spirale ist das Gegenstück zur inneren Spirale. Sie festigt und stabilisiert in den entstandenen Raum hinein. Sie verbindet das Bewusstsein von unserer Körperrückseite mit der Kraft unserer Vorderseite und integriert beide Seiten zur Mitte hin. Indem wir das Steißbein zwischen die geweiteten Sitzknochen ziehen, schaffen wir eine aktive und feste Muskulatur im Becken und im unteren Bauch.

Organische Energie

Die *Organische Energie* ist die Ergänzung zur Muskulären Energie. Um nicht zu fest und statisch zu werden, nutzen wir die Organische Energie zur Ausdehnung. Sie arbeitet von der Mittellinie des Körpers nach außen. Sie lässt die Energie vom Fokuspunkt in die Gliedmaßen fließen, weitet die Muskeln und lässt die Haut weich werden. Das befreiende Gefühl von Weite und Offenheit lässt ein wohliges Gefühl entstehen, wie ein Räkeln und Strecken.

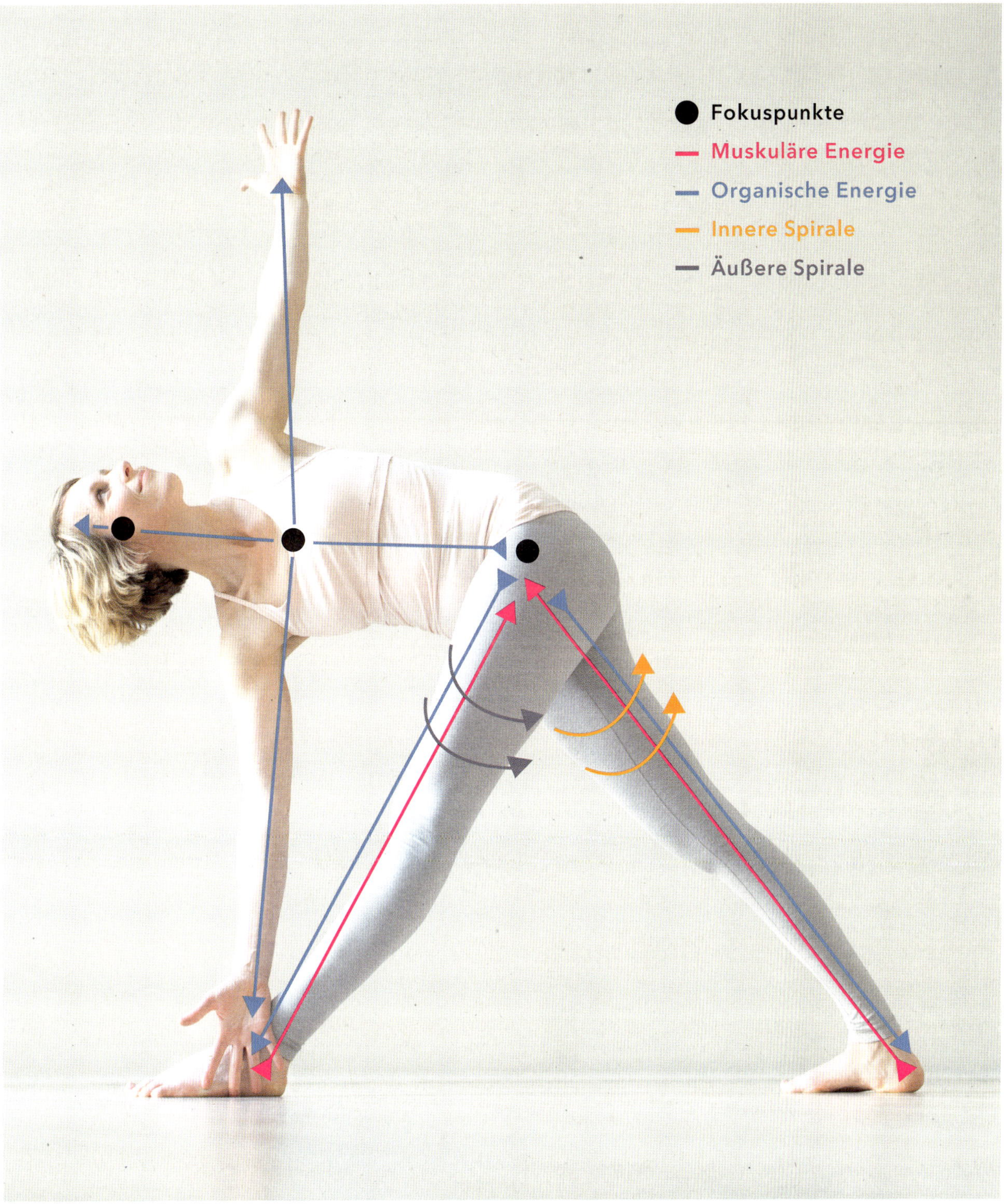
Fokuspunkte
Muskuläre Energie
Organische Energie
Innere Spirale
Äußere Spirale

Weitere besondere Ausrichtungsmerkmale im Anusara® Yoga
Wir arbeiten mit drei Fokuspunkten im Körper: in der Mitte des Beckens, in der Mitte des Brustkorbs auf Höhe des unteren Brustbeins und in der Mitte des Kopfes auf Höhe des oberen Gaumens. Jedem Asana ist ein aktiver Fokuspunkt zugeordnet, zu dem wir unsere Energie hinziehen und von dem aus wir uns ausdehnen.

Der aktive Fokuspunkt ist immer der, der am meisten Gewicht trägt und/oder in unserer jeweiligen Haltung dem Boden am nächsten ist.

Die *sieben Loops* sind noch detailliertere Ausrichtungshilfen, die unseren Körper von unten nach oben aufrichten und dafür sorgen, dass wir in eine ausgeglichene Haltung kommen. Beginnend im Fußgewölbe sorgen die Loops dafür, dass unsere Basis stabil ist, die Knie nicht überstrecken, die Oberschenkelköpfe in den Hüftpfannen ruhen, der untere Rücken seine gesunde Krümmung erhält, die Schulterblätter von hinten den Brustkorb anheben, der Kopf aufgerichtet und die Kopfkrone gehoben ist.

1. **Der Fußgelenk-Loop aktiviert das Fußgewölbe.**
2. **Der Schienbein-Loop verhindert das Überstrecken der Knie.**
3. **Der Oberschenkel-Loop schiebt die Oberschenkelköpfe nach hinten, lässt die Leisten weicher werden und richtet die Hüften in einer senkrechten Linie über den Knie- und Fußgelenken aus.**
4. **Der Becken-Loop bringt Länge in die Kurve des unteren Rückens (Lordose) und hebt den unteren Bauch an.**
5. **Der Nieren-Loop lässt den mittleren Rücken „voller" werden. Außerdem nimmt er die unteren Rippen nach innen und schafft so Festigkeit im Bauch.**
6. **Der Schulter-Loop zieht die Schulterblätter von hinten an die Rippen heran und hebt so den Brustkorb an.**
7. **Der Kopf-Loop bringt Länge in den Nacken und richtet die Kopfkrone auf.**

Die Anusara-Formel „Root to Rise" bedeutet, aus der Erdung heraus Länge und Aufrichtung im Körper zu schaffen. Indem wir fest und gut verwurzelt stehen, können wir uns ausdehnen, länger und größer werden.

Der bewusste und tiefe Atemfluss ist die Essenz für jede Yogastellung und auch für die Übergänge von einer Stellung zur anderen. Der Atem führt die Bewegung, und wir beginnen zu fließen. Durch den Atem entsteht die Verbindung von innen und außen, von Körper und Geist, und erst durch das bewusste Atmen wird aus unseren körperlichen Übungen Yoga. Der Atem gilt für sämtliche Hatha-Yoga-Systeme als zentrales Element und ist für die Arbeit mit den Chakras besonders wichtig.

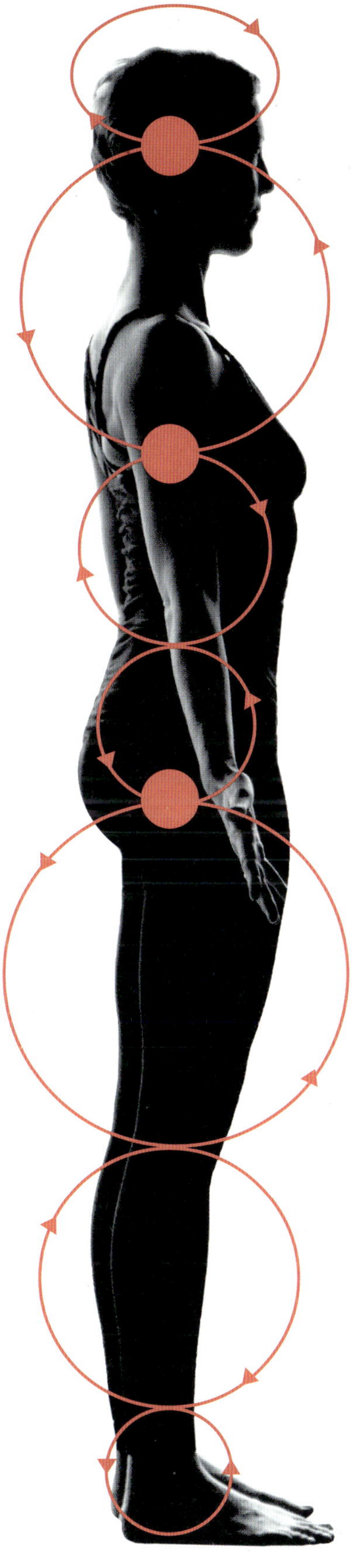

WICHTIGE BEGRIFFE

Im Folgenden möchten wir gern einige Sanskritbegriffe, die für unsere Arbeit mit den Chakras von Bedeutung sind, kurz erläutern.

Ananda

Freude, Glückseligkeit, Segen

Ananda ist aus sich selbst heraus entstehende Freude. Sie ist unabhängig von äußeren Begebenheiten und ist ein Teil von Sat-Chit-Ananda, was übersetzt „Sein-Bewusstsein-Freude" bedeutet. „Ananda" ist oft ein Bestandteil des Namens hinduistischer Mönche, wie z. B. Swami Vivekanada, Swami Chatanananda.

Asana

Sitz, Haltung

Asana ist die Körperhaltung, die im Hatha Yoga eingenommen wird. Jedes Asana bleibt dabei dynamisch und hat eine Wirkung auf der physischen, psychischen und emotionalen Ebene. Durch wiederholtes Üben von Asanas verändert sich der Körper auf all diesen Ebenen. Im „Yogasutra" des Patanjali heißt es dazu:
sthira-sukham āsanam – „Die ideale Haltung ist stabil und leicht zugleich."[5]
(*sthira* = „stabil, fest"; *sukha* = „angenehm, leicht, das Wohlgefühl fördernd")

Bandha

Kontraktion, Verbindung

Durch das bewusste Kontrahieren bestimmter Muskelgruppen verändert sich der Energiefluss im Körper. Das Setzen von Bandhas ermöglicht es uns, Prana gezielt und effektiv im Körper zu verteilen. Die Yogapraxis wird dadurch effektiver. Wir nutzen im Yoga folgende drei Bandhas: Mula-Bandha, den Wurzelverschluss am Beckenboden, Uddiyana-Bandha, das Anheben der Zwerchfells durch Kontraktion im Unterleib, Jalandhara-Bandha, den Kinnverschluss.

Chit

Bewusstsein, Intellekt, Geist

Chit beschreibt das tiefe Wissen, das nicht vom Fühlen abhängig ist. Es ist das absolute Bewusstsein.

Guru

schwer, gewichtig, ehrwürdig

Damit wird ein Lehrer bezeichnet, der von der Dunkelheit (Unwissenheit) zum Licht (Erkenntnis) führt. Im Hinduismus und Buddhismus ist damit ein spiritueller Meister gemeint. Es gibt unterschiedliche Stufen des Guru; auf der ersten Stufe gelten z. B. Eltern als Guru.

Kula

Familie, Geschlecht, Dynastie

Kula ist in unserem Zusammenhang die Gemeinschaft Gleichgesinnter. Im Anusara® Yoga hat Kula eine wichtige Bedeutung: Es hilft dem Einzelnen beim Handeln auf und neben der Yogamatte.

Kundalini-Shakti

Wörtl.: die Aufgerollte; „Schlangenenergie"

Die Kundalinienergie bezeichnet die durch yogische Praktiken erweckte „Schlangenkraft", die von der Basis der Wirbelsäule aus entlang der sieben Chakras aufsteigt. In traditionellen Yogaschriften wird entsprechend das Bild einer im ersten Chakra zusammengerollt liegenden Schlange überliefert, die bei Aktivierung aufsteigt und Erleuchtungszustände hervorrufen kann.

Mantra

Heilige Silbe, Spruch, Gebet

„Mantra" bezeichnet ein Wort oder einen Satz, der durch das wiederholte innere oder äußere Aufsagen eine Wirkung entfaltet. Mantras dienen dazu, Gedanken zu bündeln und in eine bewusste Richtung zu lenken. Umgangssprachlich als Glaubenssatz genutzt, können Mantras das Denken und Handeln positiv unterstützen.

Es gibt unzählige Mantras, deren Klang und Schwingung der Yogapraxis mehr Gehalt geben können. Allgemein bekannt ist das Keim-Mantra OM.

Mudra

Siegel, Handstellung

Eine Mudra ist eine äußere Geste, die in zwei Richtungen wirkt: Sie kann innere Zustände beeinflussen oder auch eine innere Haltung nach außen spiegeln und besiegeln.

Durch das sanfte Berühren der Fingerkuppen werden beim Ausführen von Mudras feine Nervenenden aktiviert und Prana strömt frei durch die Nadis.

Außer Handmudras gibt es auch Körper- und Fußmudras, wie z. B. das Zusammenbringen der großen Zehen in der Kindeshaltung (Balasana), das für einen ungestörten Energiefluss durch den ganzen Körper sorgt.

Nadi

Kanal, Röhre

Nadis sind feinstoffliche Kanäle im Körper, durch die die Lebensenergie fließt. Es heißt, wir haben 72 000 oder sogar mehr Nadis im Körper, durch die Lebensenergie zu den Chakras gelangt. Die drei bedeutendsten Nadis heißen Sushumna, Ida und Pingala.

Sushumna ist der zentrale Kanal. Das rechte Nasenloch ist der Eingang von Pingala-Nadi, dem Kanal, der rechts von Sushumna verläuft und die dem Männlichen zugeordnete Energie der Sonne repräsentiert. Das linke Nasenloch ist das Tor von Ida-Nadi, der der weiblichen Mondenergie zugeordneten Nervenbahn. Durch den rechten Kanal fließt erhitzende und anregende, durch den linken kühlende und beruhigende Energie.

Namaste

Namas = Verehrung, Verbeugung; te = dir

Namaste wird meist mit vor dem Herzen aufeinandergelegten Händen (Anjali-Mudra) ausgeführt. Es ist eine Grußformel, die in Indien und weiteren asiatischen Ländern Ehrerbietung für einen anderen Menschen sowie für das Göttliche in ihm ausdrückt.

„Ich verbeuge mich vor dem Ort in dir, an dem der ganze Kosmos wohnt. Ich verbeuge mich vor dem Ort der Liebe, des Lichtes, des Friedens, der Wahrheit und der Weisheit in dir. Ich verbeuge mich vor dem Ort, wo, wenn du an diesem Ort bist und ich an diesem Ort in mir bin, es nur das Eine von uns gibt." Mahatma Gandhi[6]

In Yoga- und Meditationsklassen wird häufig mit „Namaste" die gemeinsame Übungszeit beendet. Der Lehrer dankt den Schülern, die Schüler danken dem Lehrer. Dieser respektvolle Abschluss legt das Fundament für die nächste Praxis.

OM

Das Mantra OM ist ein kraftvolles Mantra. Das innerliche Rezitieren von OM unterstützt die Meditation. OM wird auch A-U-M gesprochen; in dieser Form steht das A für das Kreieren, das U für das Erhalten, das M für das Auflösen.

In Yogastunden wird das gemeinsam rezitierte OM als eine Art Rahmen genutzt: Die Schwingung des Mantras schafft einen Übergang vom Alltag hin zum Yoga und schafft einen sicheren Raum für die Verbindung zu sich selbst.

Prana

Atem, Lebenskraft, Lebensfreude

Als Prana wird die feinstoffliche Energie bezeichnet, die unter anderem in der Luft enthalten ist, die wir atmen, und in Nahrungsmitteln, die wir zu uns nehmen. Der Gehalt von Prana ist entsprechend umso größer, je klarer die Luft, je naturbelassener unser Essen ist. In der Yogapraxis lenken wir Prana in verschiedene Körperteile und zu den Chakras. Diese werden durch die Lebenskraft aktiviert und ausgeglichen.

Pranayama

Prana = Lebensenergie; ayama = kontrollieren, erweitern

Pranayama ist die Kunst, den Atem zu leiten. Durch das bewusste Beobachten und Steuern des Atems verbinden sich Körper und Geist zu einer Einheit. Es gibt unzählige Pranayama-Anleitungen, die bei korrekter Ausführung einen großen Einfluss auf den Energiehaushalt und den Geisteszustand haben. Durch regelmäßiges Üben entsteht mehr Feinheit in der Atemlenkung. Pranayama kann uns innerlich tief berühren und selbst starke Blockaden in Körper und Geist schmelzen lassen. Pranayama ist ein Partner der Meditation; viele Meditationen werden mit der Aufmerksamkeit auf den Atem ausgeführt.

Sat

Wahrheit; das, was ist

Sat beschreibt die wahre Natur oder Essenz dessen, was ist. Während die Wahrheit des Einzelnen oft getrübt wird durch seine persönlichen Erfahrungen, Erkenntnisse und Interpretationen, ist Sat die allgemein gültige Wahrheit.

Shiva – Shakti

Im Shivaismus, einer Richtung des hinduistischen Glaubens, wird Shiva vor Vishnu und Brahma als Hauptgott in der indischen Götterwelt verehrt. Shiva steht für das absolute Bewusstsein, das sich nicht selbst wahrnehmen kann, wie ein Auge, das sich nicht selbst sehen kann. Deswegen braucht er Shakti, die für die sinnliche Wahrnehmung steht und ihn spiegelt[7]. In der Beziehung zu Shakti verkörpert Shiva das männliche Prinzip: körperliche Kraft, Stabilität, Erdung und Ruhe. Shakti ist seine Gemahlin. Sie symbolisiert das weibliche Prinzip: Flexibilität, Leichtigkeit, Genuss und Kreativität. In der Verbindung unterstützen sich Shiva- und Shakti-Qualitäten gegenseitig. Die Yogapraxis wird lebendiger und freudvoller.

Shri

Reichtum, Fülle, Glücksglanz

Shri weist auf das intrinsisch Gute hin. In allem und allen steckt etwas Gutes: Es wird nicht zwischen guten, wünschenswerten Eigenschaften und schlechten, unerwünschten unterschieden. Alle Aspekte des Seins sind Möglichkeiten zur Weiterentwicklung des Selbst. Anusara® Yoga hat den Begriff „Shri Community" geprägt, die Gemeinschaft derer, die Ja sagen und das Gute in allen und allem erkennen. Shri wird in Indien oft als respektvolle Anrede vor dem Namen genannt (z. B. Shri Shri Ravi Shankar)

Svadhyaya

Sva = Selbst; Adhyaya = Erforschung

Svadhyaya meint das Studium des eigenen Selbst. Die Selbstreflexion wird unterstützt durch Meditation, durch das Lesen und Kontemplieren der überlieferten yogischen Schriften und durch das Üben von Yoga auf der Matte. Dein Verhalten auf der Yogamatte wirkt auf dein Verhalten im Alltag.

Svatantrya

Selbstbestimmung, Unabhängigkeit

Svatantrya ist die Freiheit zur vollen Ausschöpfung des eigenen kreativen Potenzials. Durch Yoga wird es leichter, die eigenen Verhaltensmuster zu erkennen. Hier liegt der Schlüssel zur Veränderung.

Spanda

Bewegung, Schwingung

Spanda beschreibt die Vibration, die Lebendigkeit, das ständige Pulsieren von Energie in allen Lebewesen und Dingen. Durch die achtsame Beobachtung des Atems wird Spanda leicht und direkt erfahrbar: Bei der Einatmung dehnt sich der Körper aus, bei der Ausatmung zieht er sich wieder zusammen. Durch Expansion und Kontraktion bleibt jedes Asana lebendig, es gibt keinen Stillstand, nur stetige Weiterentwicklung.

Eine weitere Möglichkeit, Spanda zu verstehen, liegt in der Beobachtung der Natur: Tag und Nacht wechseln sich ab, auf den Sommer folgt der Herbst, dann der Winter usw. Spanda hat viele unterschiedliche Qualitäten. Alle Schattierungen von laut bis leise, zart bis heftig, weich bis hart.

Sushumna

gnädig, huldreich

Wie oben beim Begriff „Nadi" schon kurz erwähnt ist Sushumna die Hauptenergiebahn des Körpers. Sie liegt in der Mitte des Körpers und dehnt sich vom Beckenboden bis zur Kopfkrone aus. Entlang der Sushumna reihen sich die sieben Hauptchakras auf. In der Sushumna bündeln sich alle Nadis wie auf einer Autobahn. Es gibt Auffahrten und Abfahrten, Energie fließt mal schneller und mal ruhiger. Es gibt flüssigen Verkehr und auch Staus.

DIE SIEBEN CHAKRAS

M U L A D H A R A

(Sanskrit: *Mula* = „Wurzel", *Dhara* = „Stütze")

PHYSISCH **ERDEND**

EMOTIONAL **BERUHIGEND**

MENTAL **STABILISIEREND**

SPIRITUELL **VERTRAUEND**

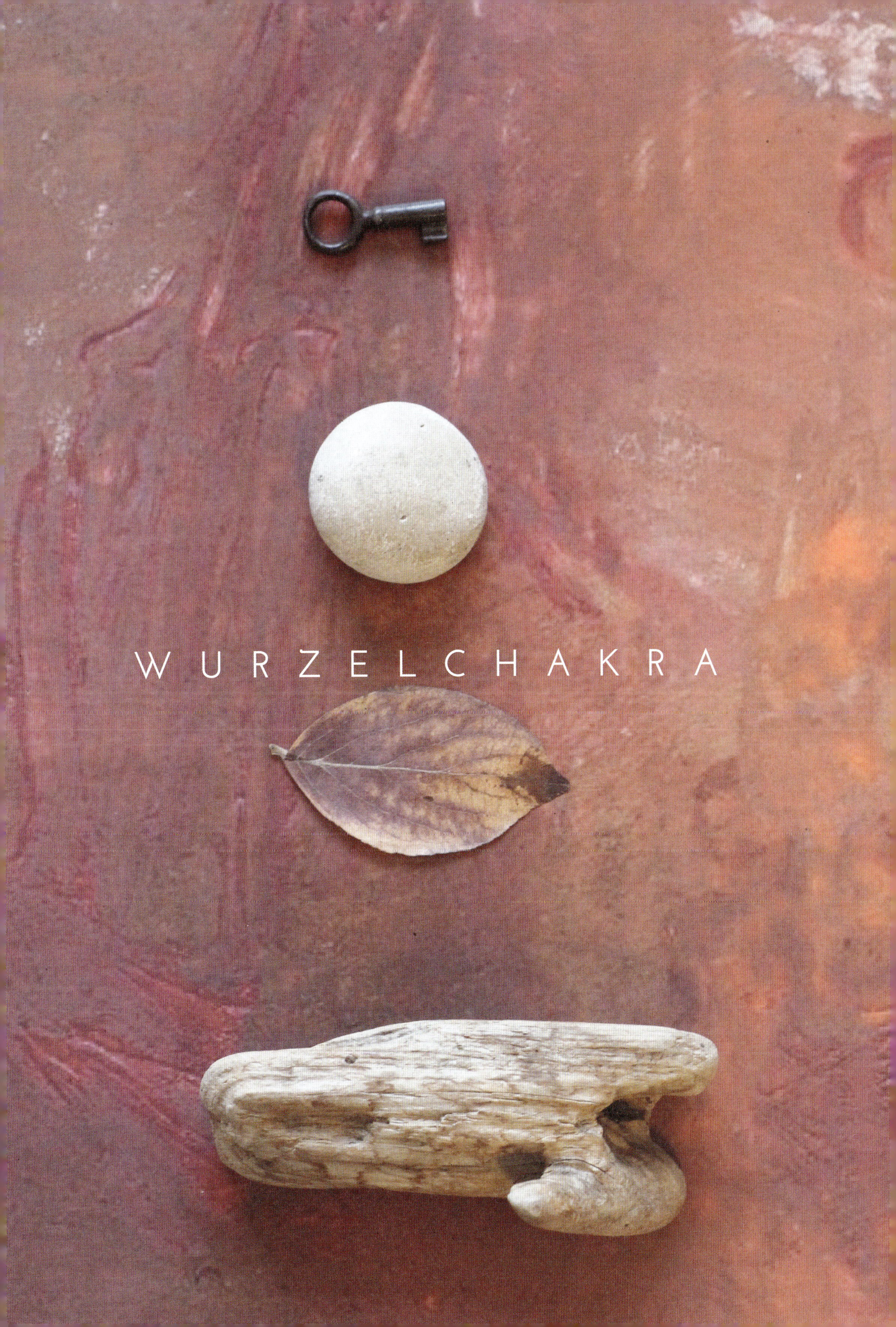

W U R Z E L C H A K R A

WURZELCHAKRA

Das Wurzelchakra liegt im Bereich des Beckenbodens, zwischen Sitzknochen, Schambein und Steißbein (am Perineum). Es ist ein sehr intimer und verletzlicher Ort, von dem aus sich alle weiteren sechs Hauptchakras bis hin zur Krone des Kopfes aufrichten. In der Evolution des Menschen bis hin zum aufrechten Gang hat der Beckenboden eine tragende Rolle bekommen.

Ein ausgeglichenes Wurzelchakra gibt uns Sicherheit: Es ist gut, dass wir da sind. Wir sind genau richtig, so wie wir sind. Wir ruhen in uns. Wir vertrauen darauf, dass die Erde uns trägt, nährt und stärkt. Unsere Grundbedürfnisse sind gesichert. Wir machen uns keine Sorgen um unsere materielle Existenz.

Oft wird das Wurzelchakra auch als Stammchakra beschrieben. Es bindet uns in die Geschichte unserer Vorfahren ein. Über die Arbeit mit unserem untersten Chakra erhalten wir die Unterstützung, die wir aus der Auseinandersetzung mit unserer Stammesgeschichte, mit unserer Herkunft, ziehen können.

„Mögen deine Entscheidungen deine Zuversicht widerspiegeln, nicht deine Befürchtungen."
Nelson Mandela

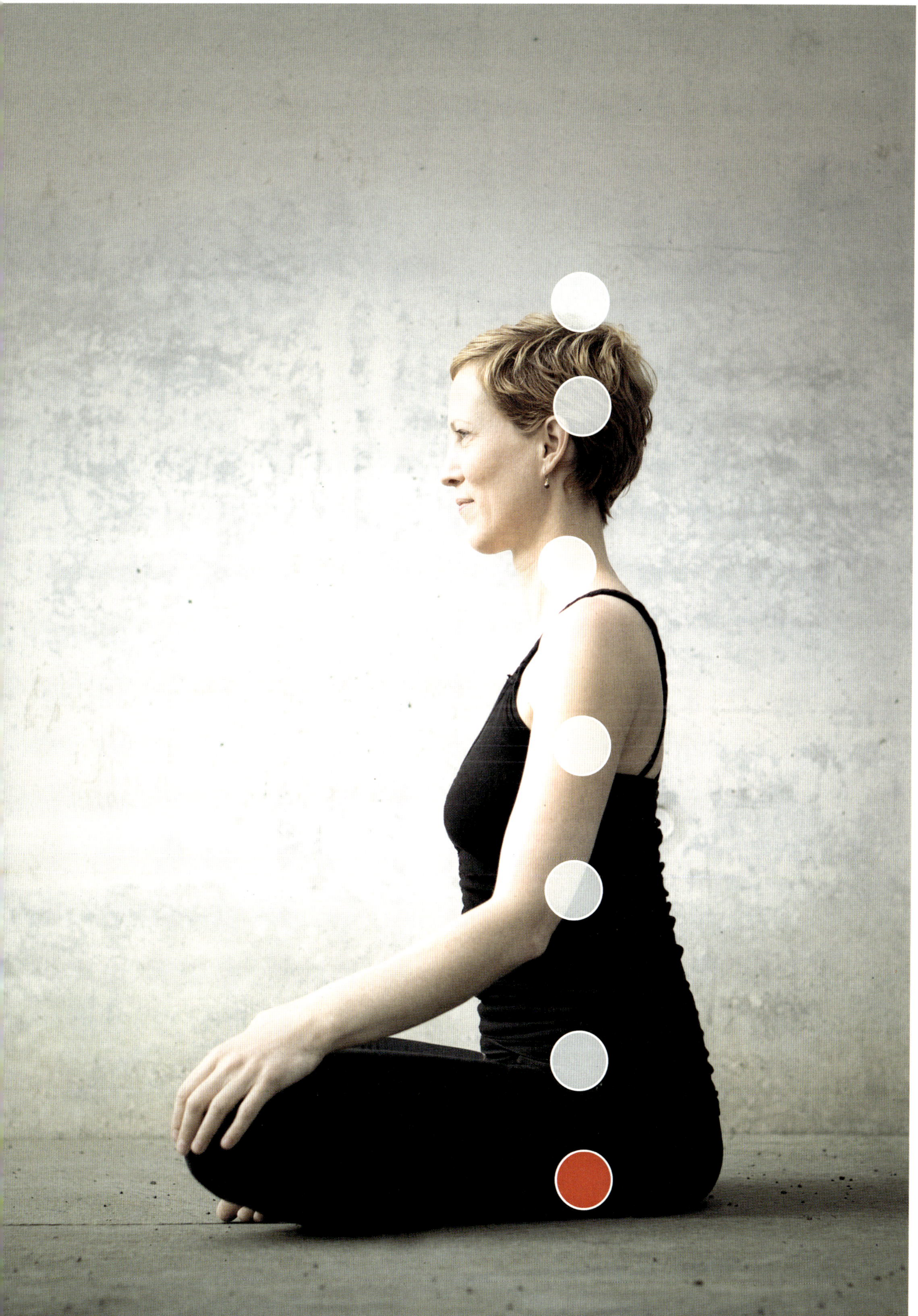

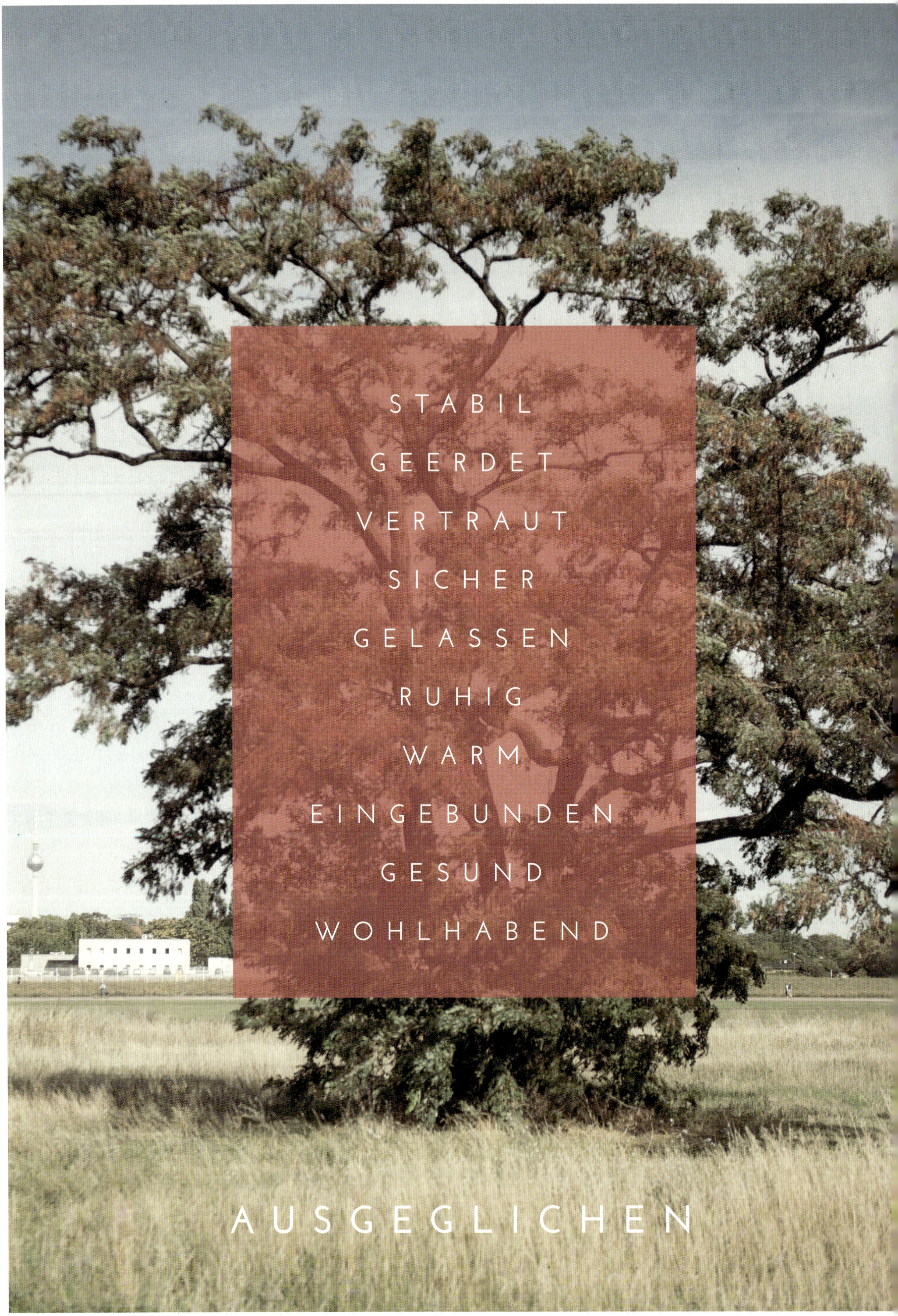

STABIL

GEERDET

VERTRAUT

SICHER

GELASSEN

RUHIG

WARM

EINGEBUNDEN

GESUND

WOHLHABEND

AUSGEGLICHEN

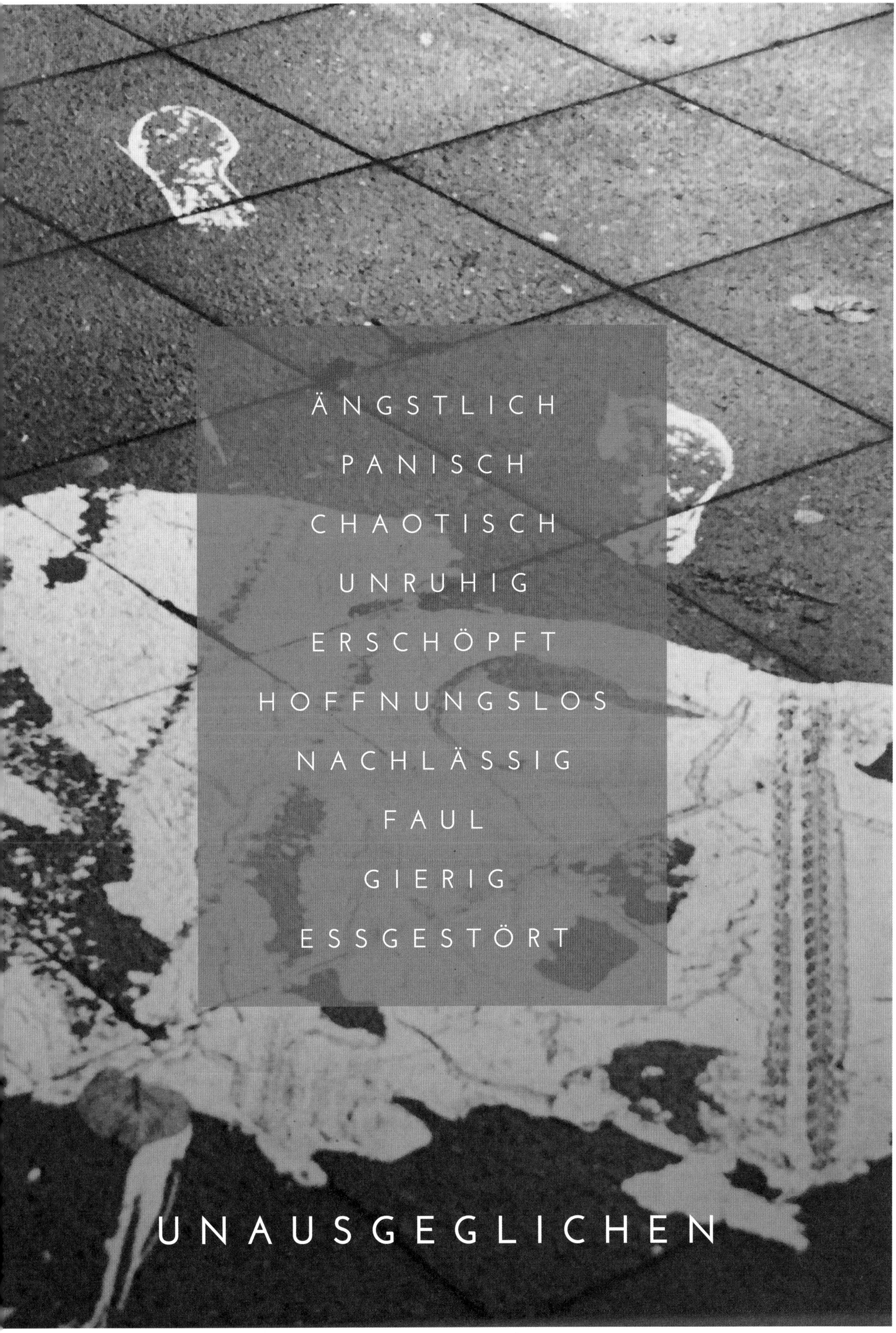
ÄNGSTLICH
PANISCH
CHAOTISCH
UNRUHIG
ERSCHÖPFT
HOFFNUNGSLOS
NACHLÄSSIG
FAUL
GIERIG
ESSGESTÖRT
UNAUSGEGLICHEN

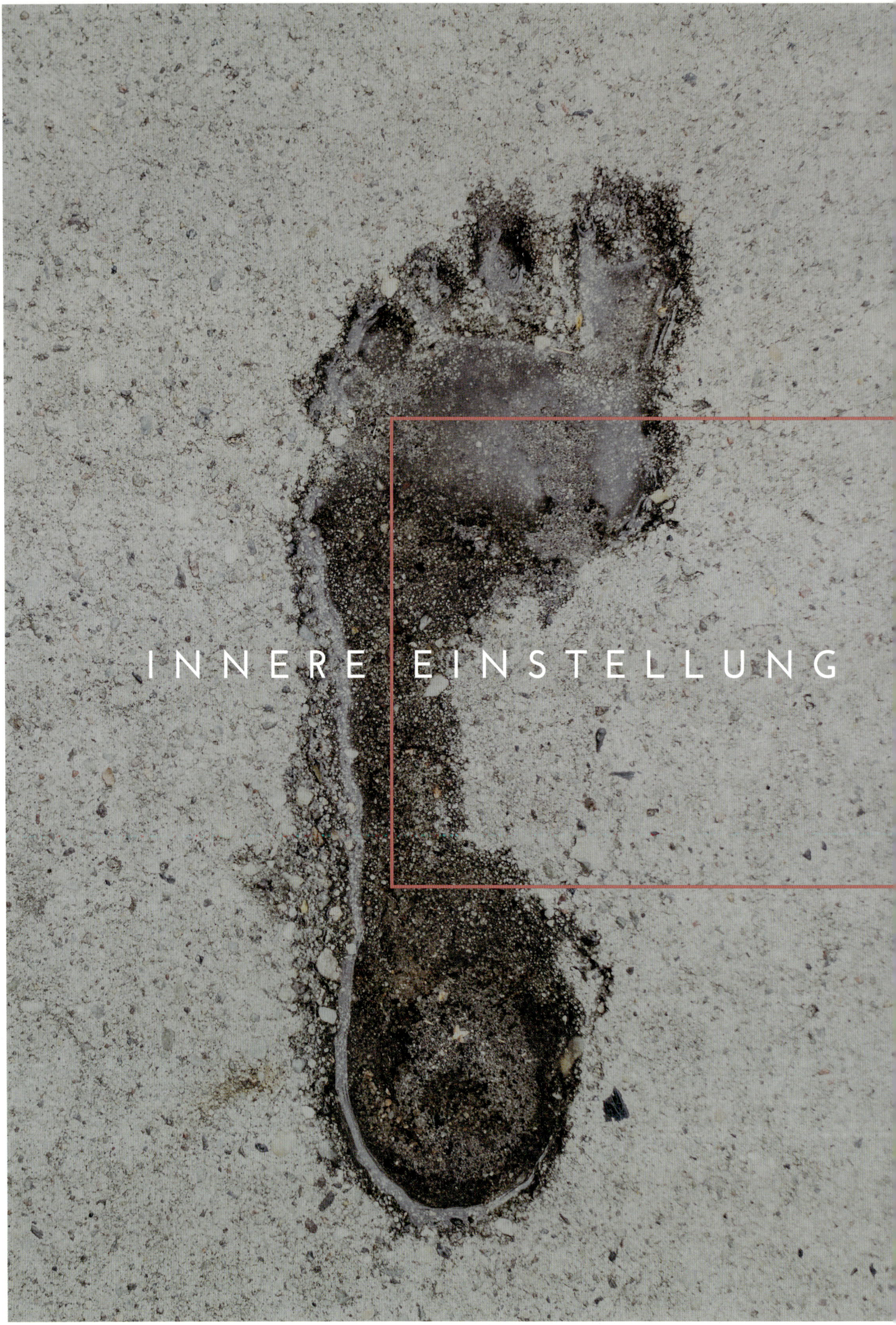

INNERE EINSTELLUNG

Ich akzeptiere die Erde als Begrenzung und nehme dadurch ihre Stabilität wahr. Ich vertraue der Sicherheit der Erde, die mich trägt und nährt. Ich nehme Herausforderungen gelassen an und weiß, dass ich ihnen gewachsen bin.

Ich habe das Recht zu sein.

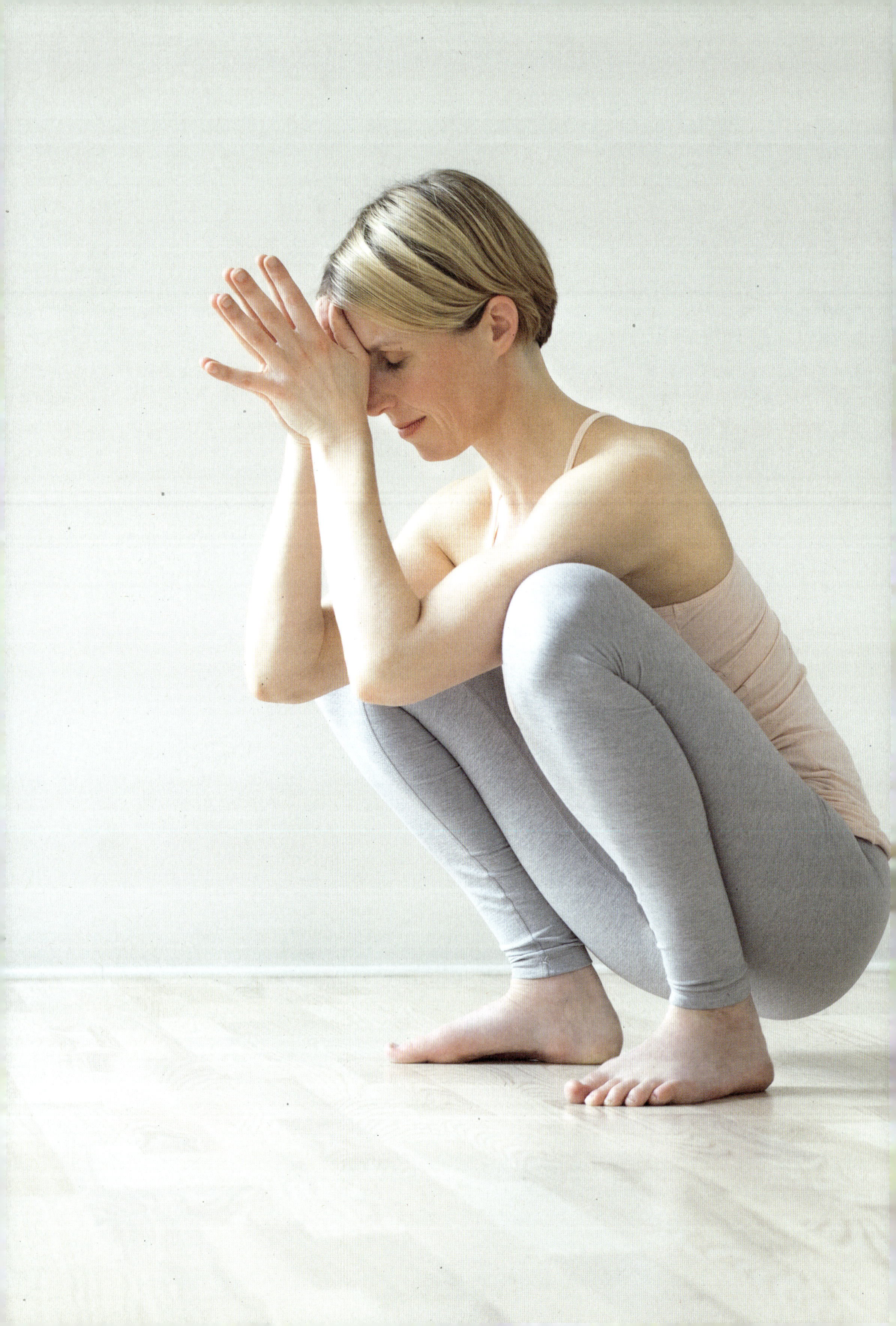

YOGA FÜR DAS VERTRAUEN

Yoga für das Wurzelchakra bedeutet, Übungen zu machen, die uns helfen, unsere Basis zu finden und zur Ruhe zu kommen. Durch die Wiederholungen in der Wurzelchakra-Sequenz erreichen wir ein Gefühl von Vertrautheit. Immer wieder an einen bekannten Ort zu gehen, bekannte Wege zu beschreiten, bedeutet Gewohnheit, Sicherheit und Erdung.

PEAK POSE

MALASANA – DIE HOCKE

Malasana ist eine Haltung, die uns stark erdet und uns hilft, stabil und ruhig zu werden. Wir stehen auf unseren Füßen, der Schwerpunkt des Beckens schwebt knapp über der Erde. Früher verrichteten Menschen in der Hocke Dinge wie Kochen, Essen oder Kindergebären. In der modernen Zivilisation ist das Hocken durch das Sitzen auf Stühlen abgelöst worden. Heute schon gehockt?

So geht's: Erde dich gut und spüre den Kontakt zum Boden unter deinen beiden Füßen. Die Füße stehen hüftweit, die Zehen sind leicht ausgedreht. Lass nun dein Becken tief über deine Fersen sinken. Lege dir, falls sich die Fersen vom Boden lösen oder es schwierig wird, die Balance zu halten, eine gefaltete Decke oder Blöcke unter die Fersen (siehe Abb. rechts). Lege deine Hände vor dem Herzen in Anjali-Mudra zusammen, bringe die Oberarme an die Innenseiten deiner Knie und drücke Arme und Knie sanft gegeneinander. So hebt sich dein Herz, und dein Rücken richtet sich auf. Schließe die Augen und atme in deine Nierengegend mit langen, tiefen Atemzügen. Bleibe hier oder lege deine Stirn auf den Händen ab. Achte darauf, dass Fuß und Knie in einer Linie übereinander stehen (Linie Mitte Fuß zu Mitte Knie), um die Knie zu schützen.

Atmung: Bleibe für fünf bis zehn tiefe Atemzüge in dieser Position und konzentriere dich dabei auf deinen unteren Rücken.

Wichtiges Prinzip: *„Root to Rise" - wurzeln, um zu wachsen*
Verbinde deine Füße mit dem Boden unter dir und strecke dich ausatmend bis zu deiner Kopfkrone und darüber hinaus. Drücke beim Einatmen deine Füße fest in den Boden und ziehe von der Erde Kraft hoch in die Mitte deines Beckens. Verlängere in deiner Vorstellung mit der Ausatmung die Wirbelsäule bis in die Kopfkrone und schicke das Gewicht deines Beckens über die Beine und Füße noch tiefer in Richtung Erde.

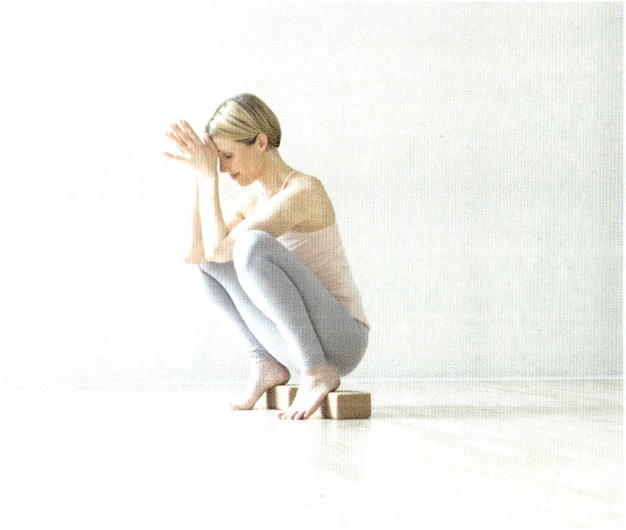

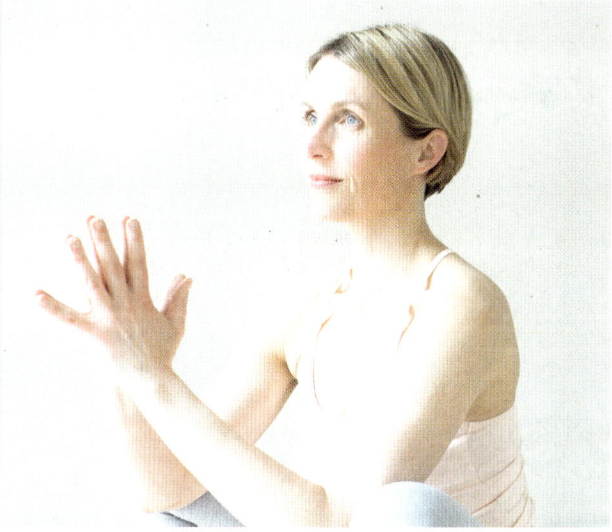

WURZELCHAKRA-SEQUENZ

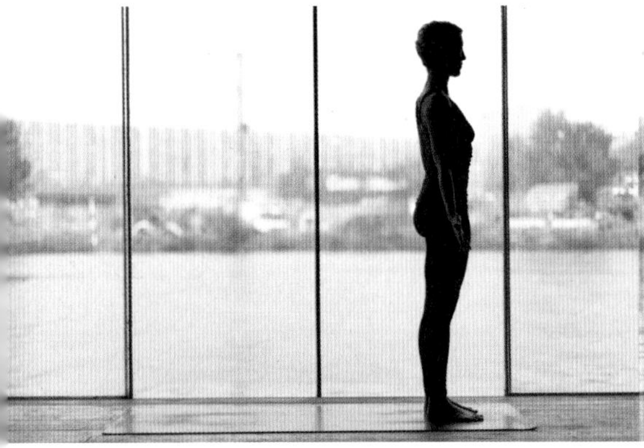

1

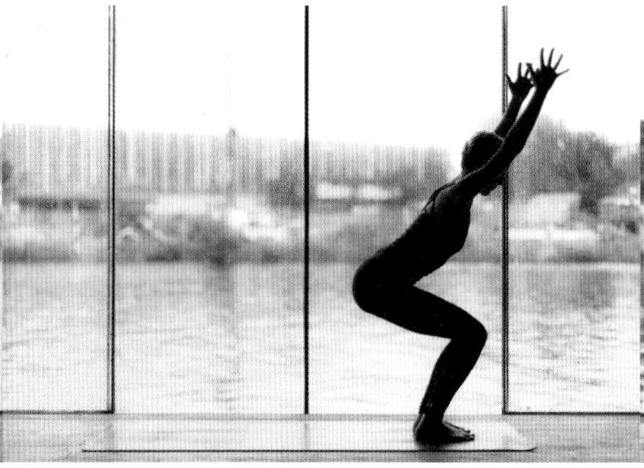

2

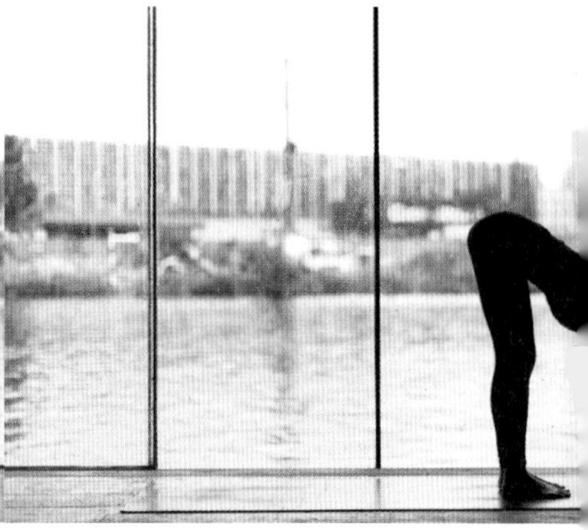

3

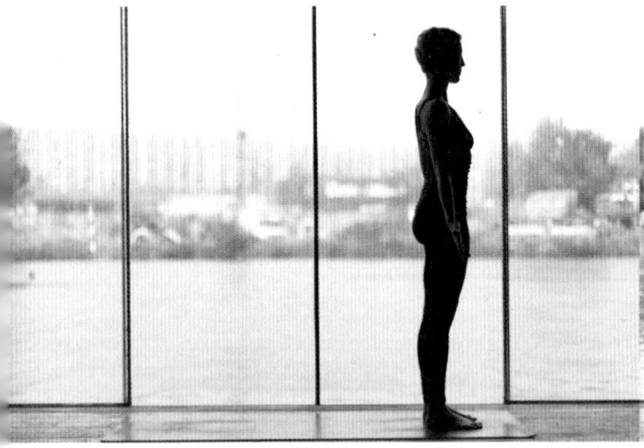

7

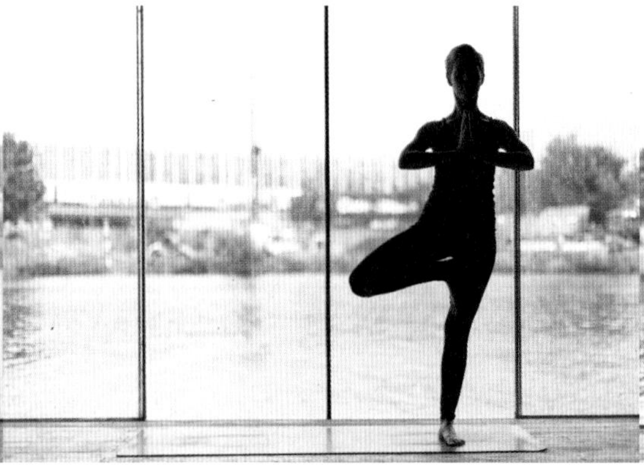

8

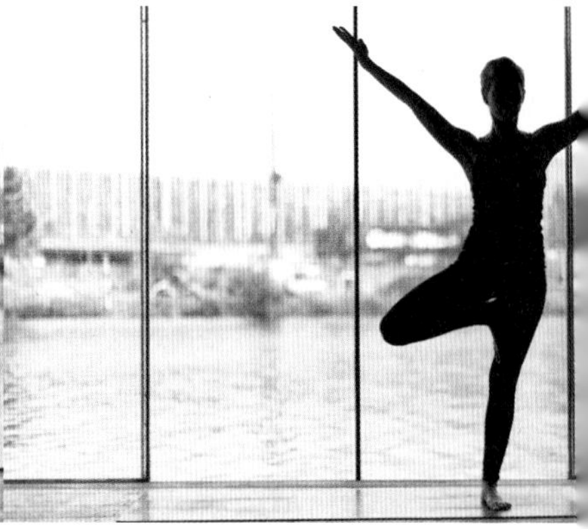

9

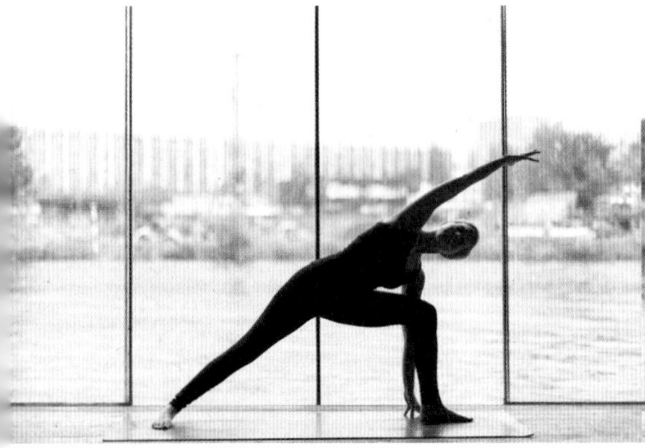

13

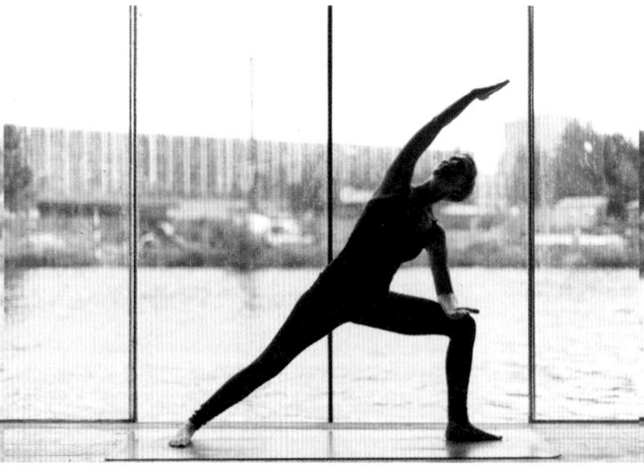

14

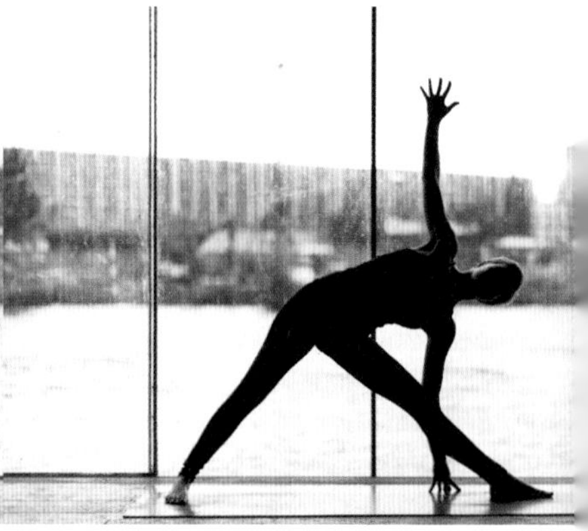

15

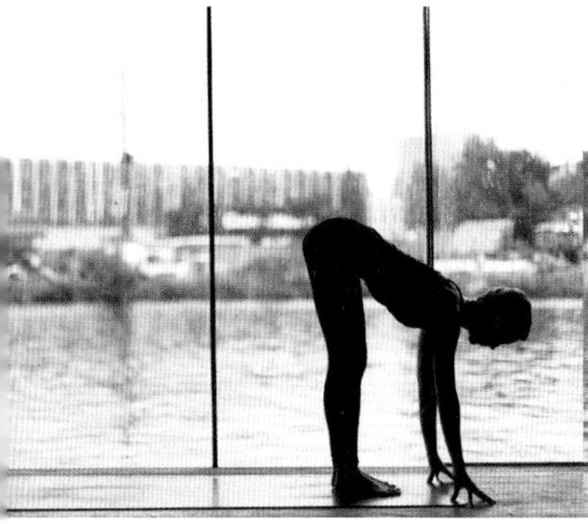

4

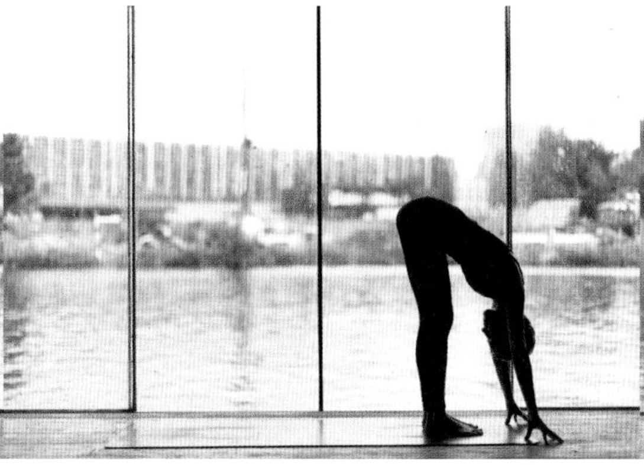

5

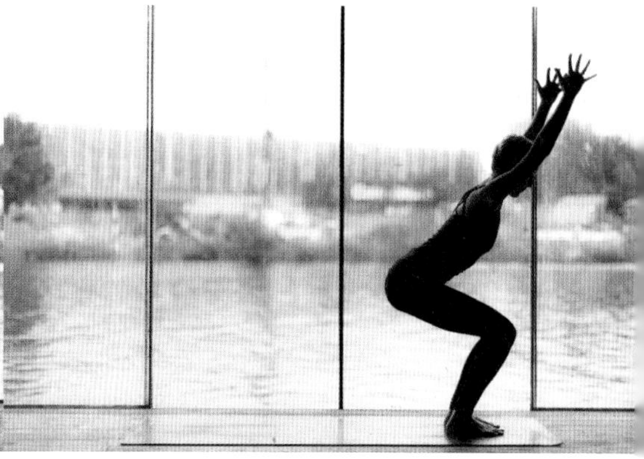

6

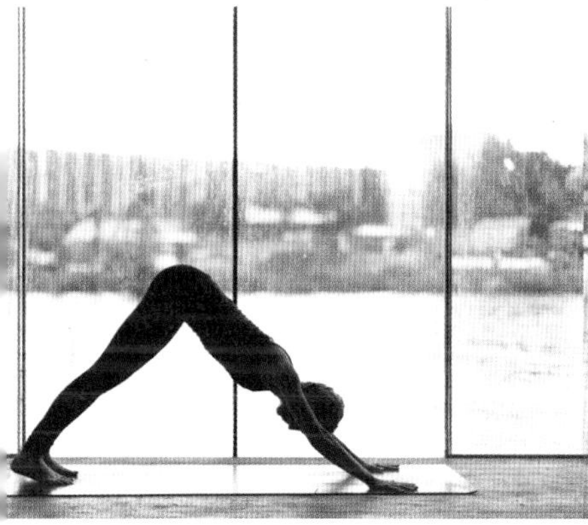

10

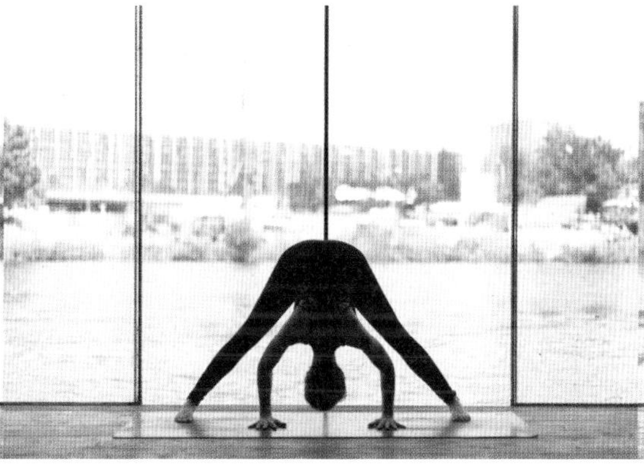

11

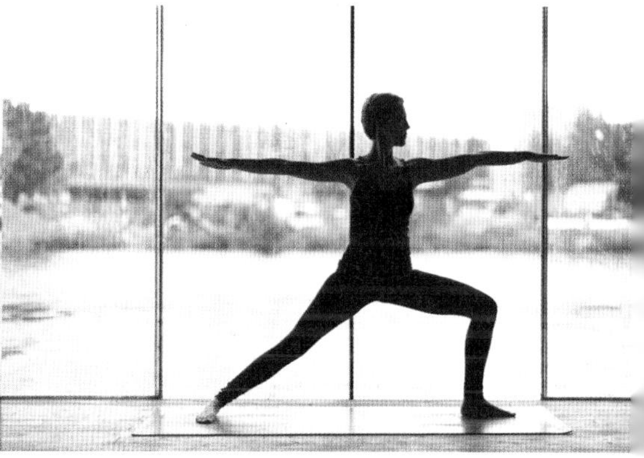

12

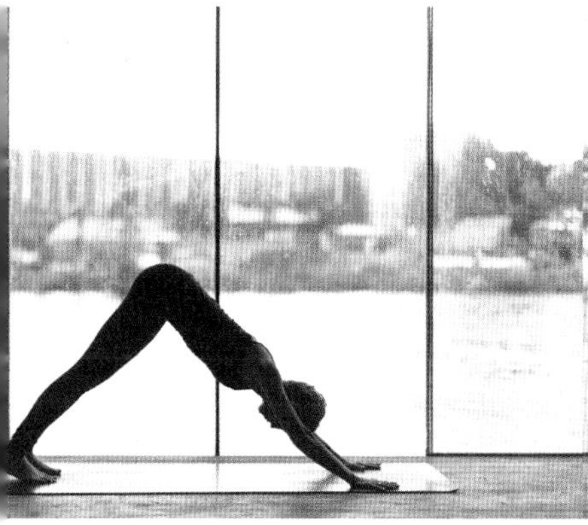

16

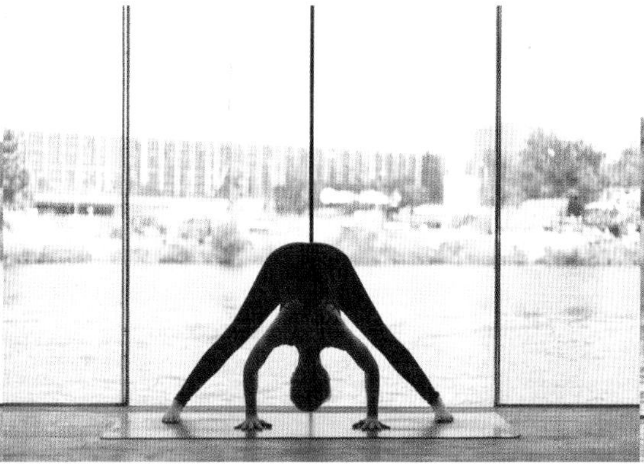

17

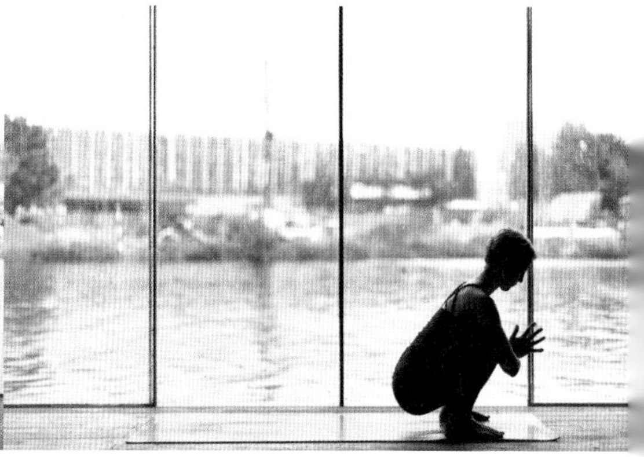

18

ALTERNATIVE ASANAS

Standhaltungen / Vorwärtsbeugen

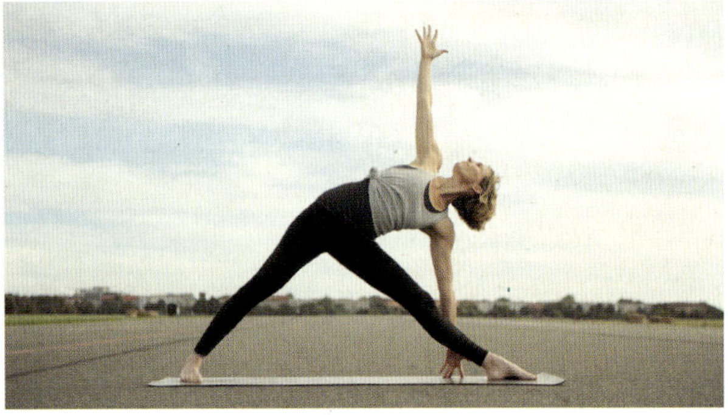

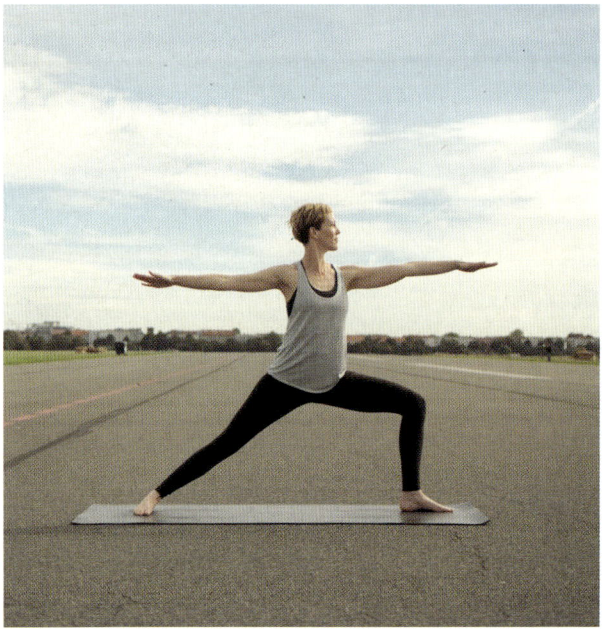

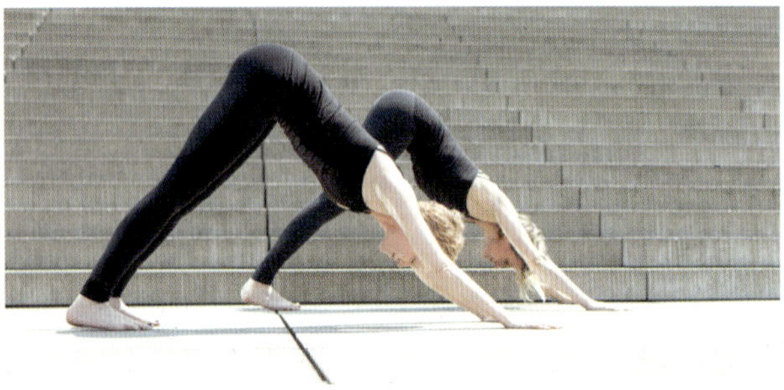

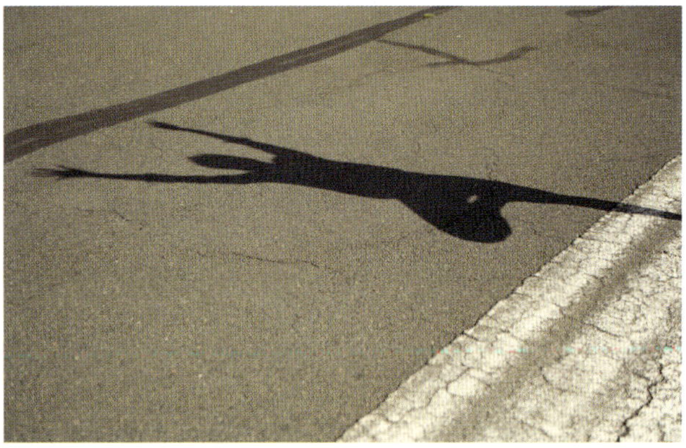

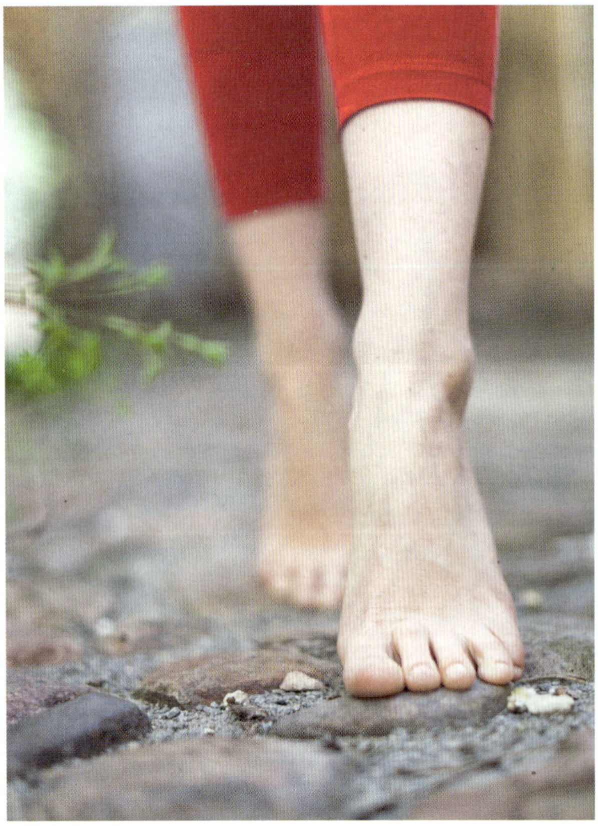

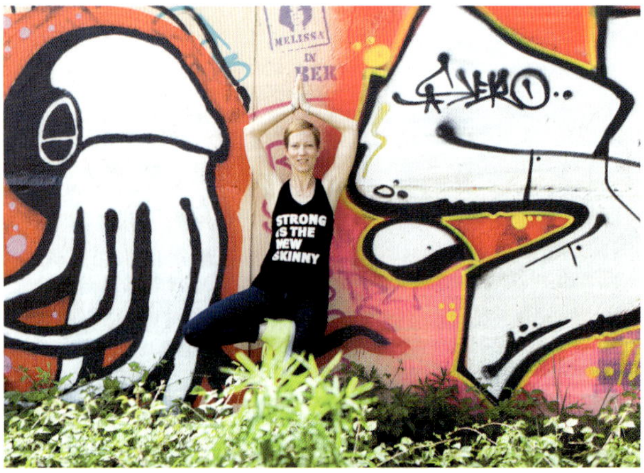

QUICKIE

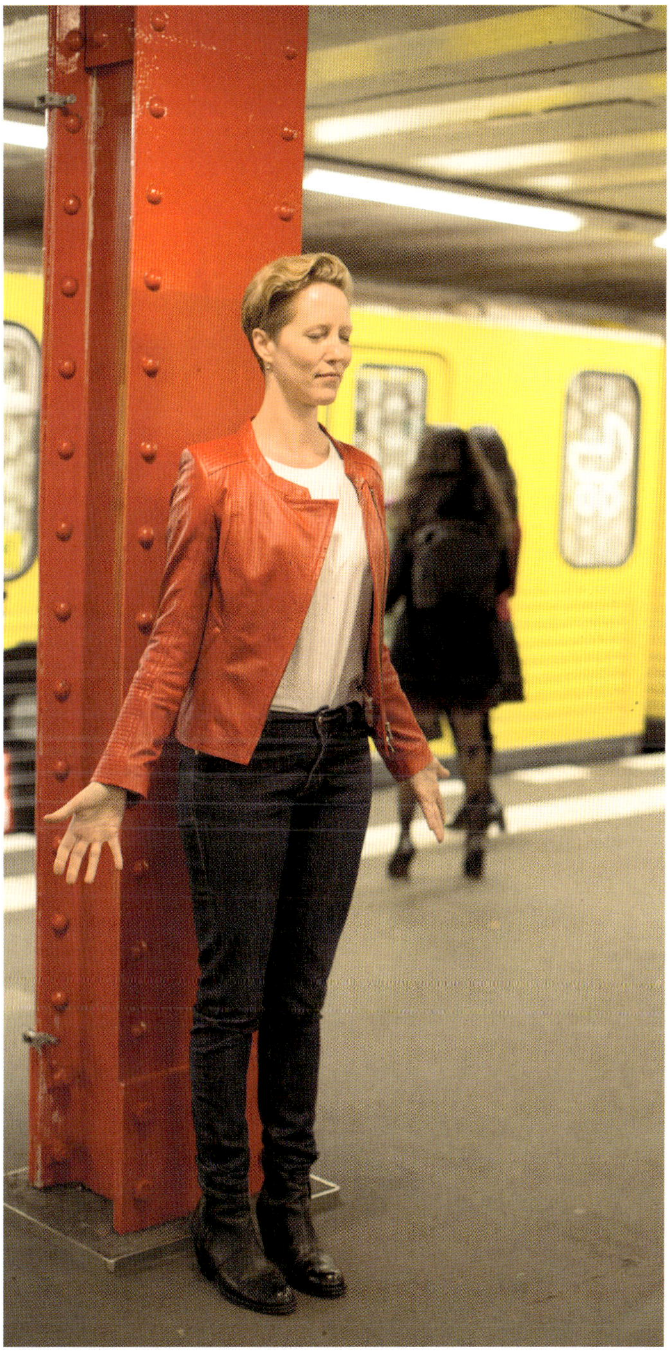

Bergposition: Du stehst mit den Füßen fest auf der Erde. Deine Beine sind stark, dein Oberkörper aufrecht. Atme tief und ruhig von den Wurzeln deiner Füße aus bis in deine Kopfkrone.

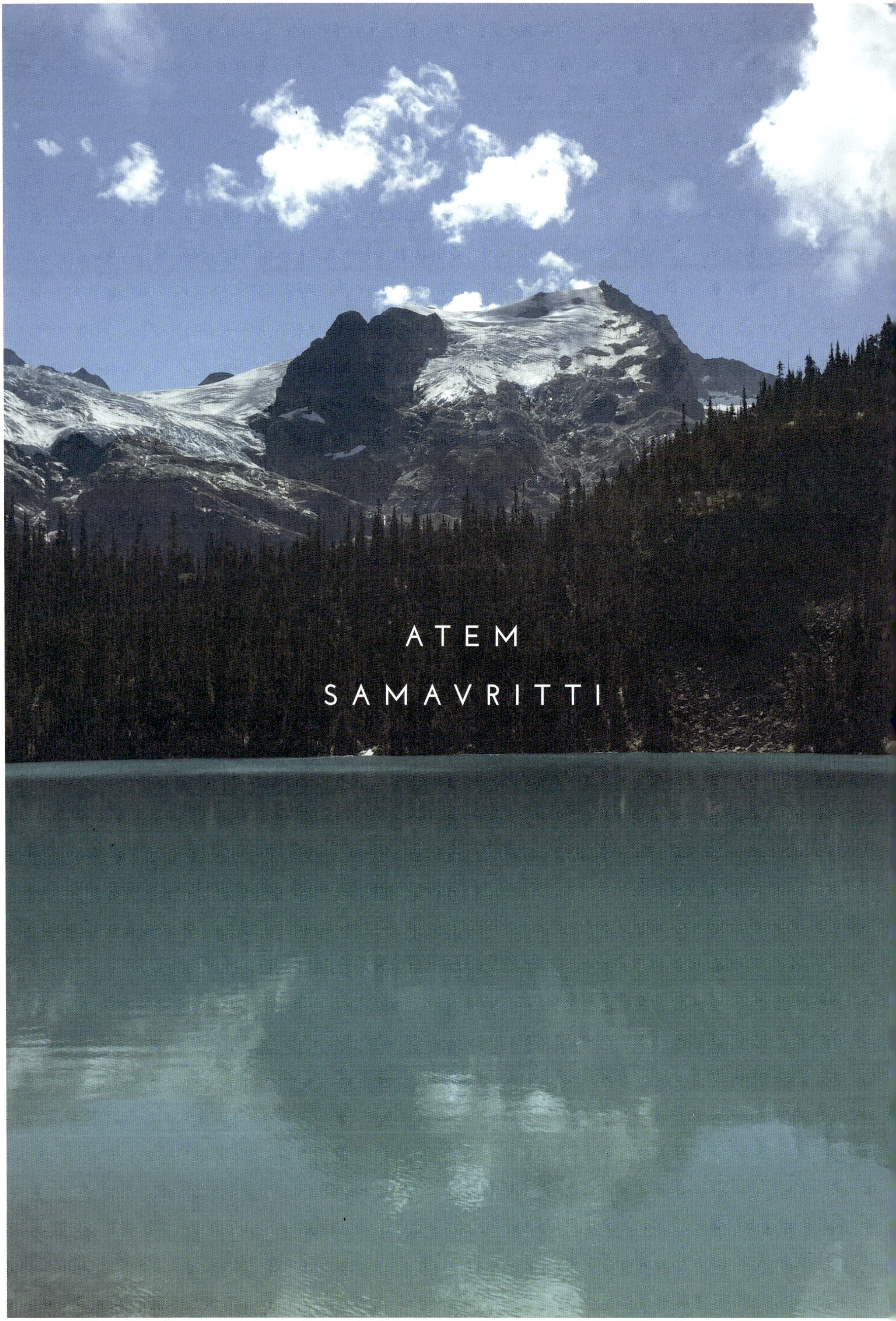
ATEM
SAMAVRITTI

SAMAVRITTI

(Sanskrit: *Sama* = „gleich, ausgleichen“, *Vritti* =„Aktion, Bewegung“)

Für Samavritti-Pranayama gibt es ein schönes Bild: Stell dir den Zustand deines Geistes wie einen See vor, über dem ein starker Wind weht. Die Oberfläche des Wassers ist unruhig und unklar. Wenn sich die Unruhe legt und die Wasseroberfläche still wird, setzen sich auch Sand und Schlamm ab. Das Wasser wird klar, und du bist in der Lage, den Grund des Sees zu sehen. Wenn du durch deinen Atem deine innere Unruhe bändigst, wird dein Geist klar und die Gedanken beruhigen sich.

Sorge für eine natürlich aufgerichtete Wirbelsäule im Sitzen oder im Stehen. Schließe die Augen und beobachte deinen Atem. Atme tief in den Bauch ein und ganz aus. Lass deine Ein- und Ausatmung gleich lang werden, zähle dafür in deinem Atemtempo bis vier. Beginne, sobald du dich mit deinem Atem wohlfühlst, Pausen nach der Einatmung und nach der Ausatmung einzulegen. Lass diese Pausen zwischen den Atemzügen so lang sein wie die Einatmung und die Ausatmung selbst. Behalte diese ruhige und gleichmäßige Atmung bei, bis dein Geist klar und ruhig geworden ist.

CHAKRA DELIKAT

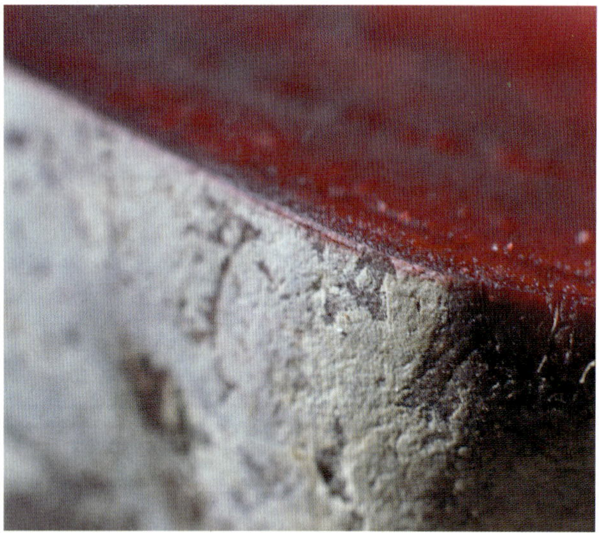

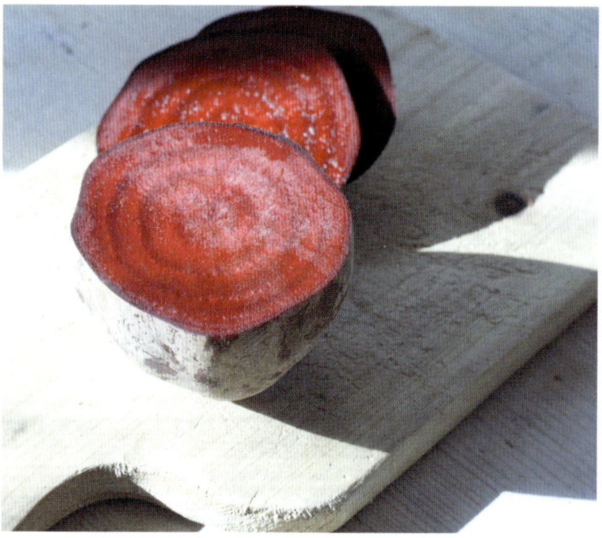

Wurzelgemüse hat eine kompakte Struktur. Es ist fest, knackig, stabil in Form und Farbe und oft lange haltbar. Gemüse, das unter der Erde wächst, ist reich an Ballaststoffen, Eisen, Vitamin C, A und B. Außerdem enthält es Antioxidantien, die freie Radikale binden und so die Entstehung von zellschädigenden Molekülen verhindern. Kartoffeln und Topinambur enthalten Kohlehydrate, die im Körper in Glukose umgewandelt werden und deswegen viel Energie spenden. Andere Wurzeln sind weniger stärkehaltig, aber genauso reich an Mineralien und Antioxidantien. Insgesamt hat Wurzelgemüse einen wärmenden und kraftspendenden Effekt. Erdung steckt in jeder Wurzel.[9]

Tipp: Da Wurzeln die Nährstoffe direkt aus dem Boden aufnehmen, sollten wir möglichst nur Gemüse aus biologischem Anbau essen.

AUFGABE

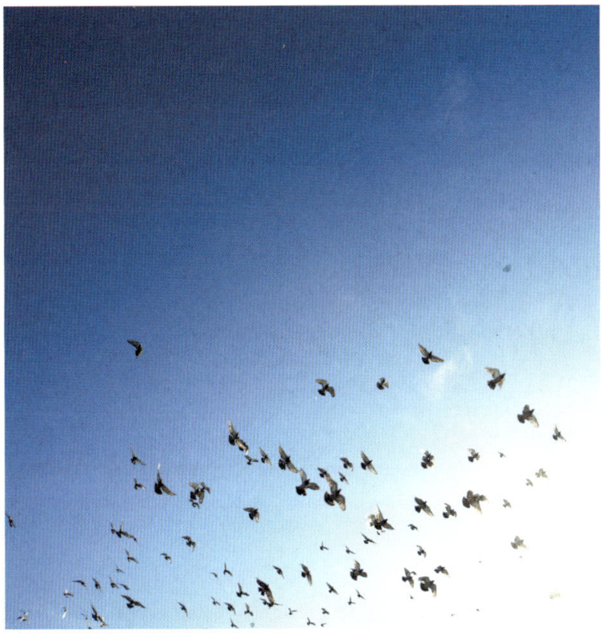

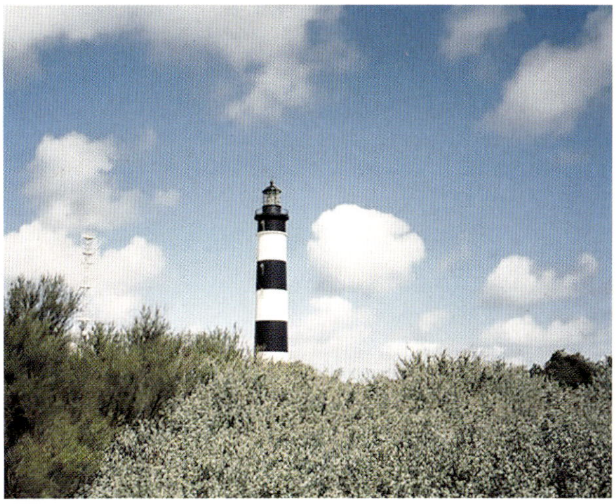

Tanke Natur, egal ob im Park oder Wald, am Wasser oder in den Bergen. Laufe barfuß.

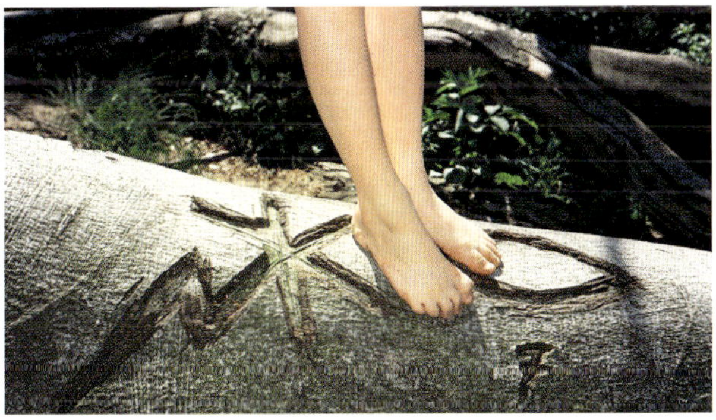

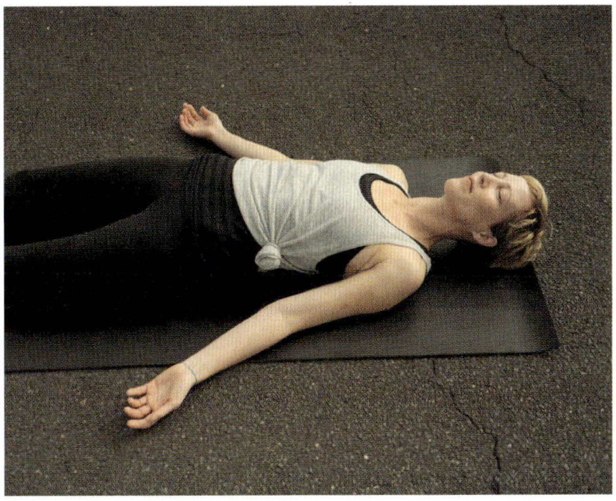

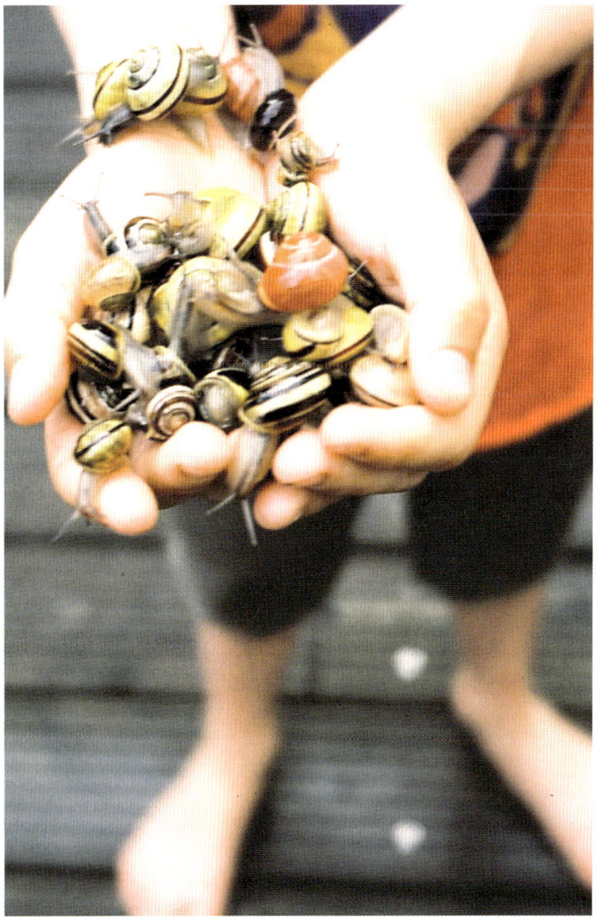

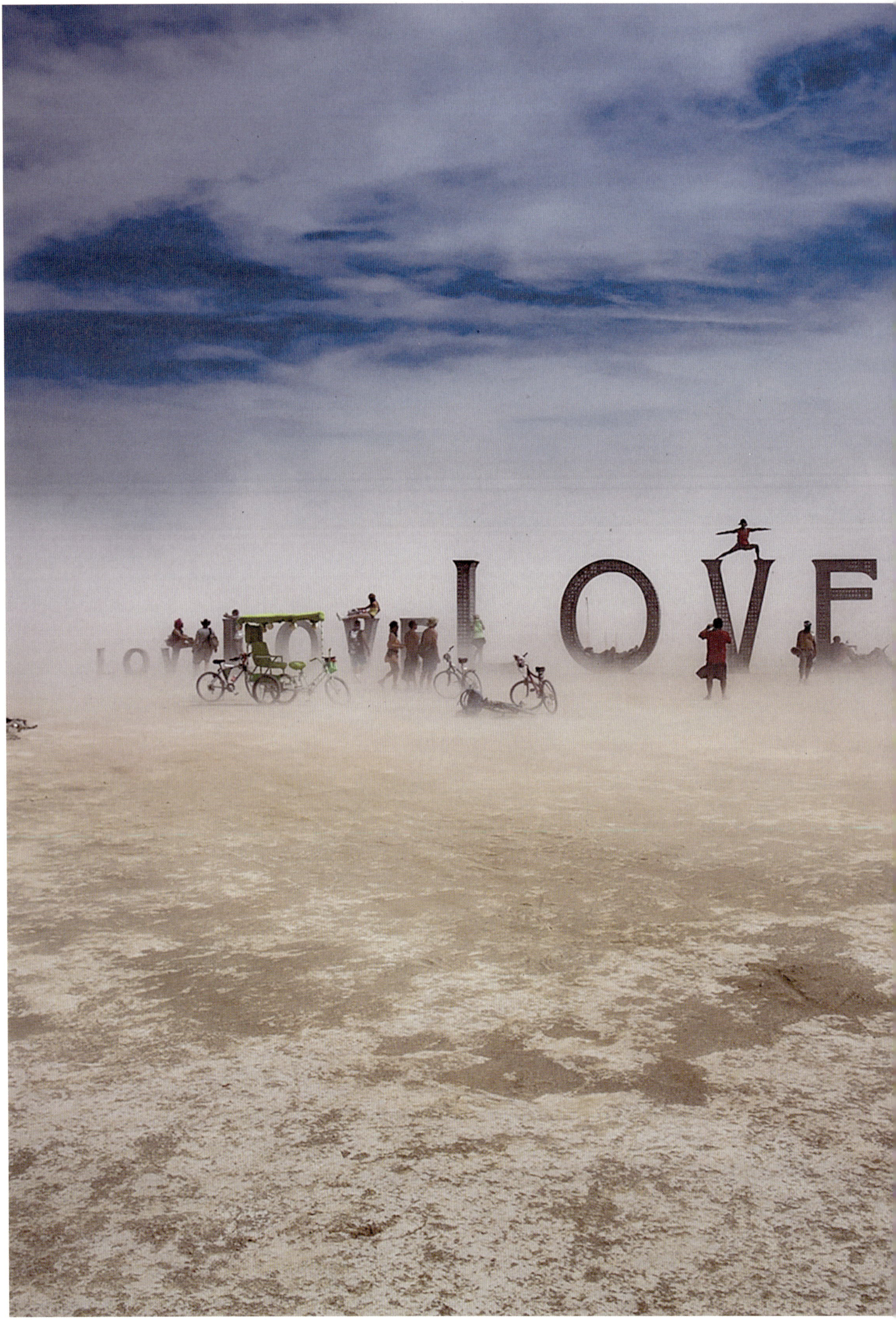
LOVE

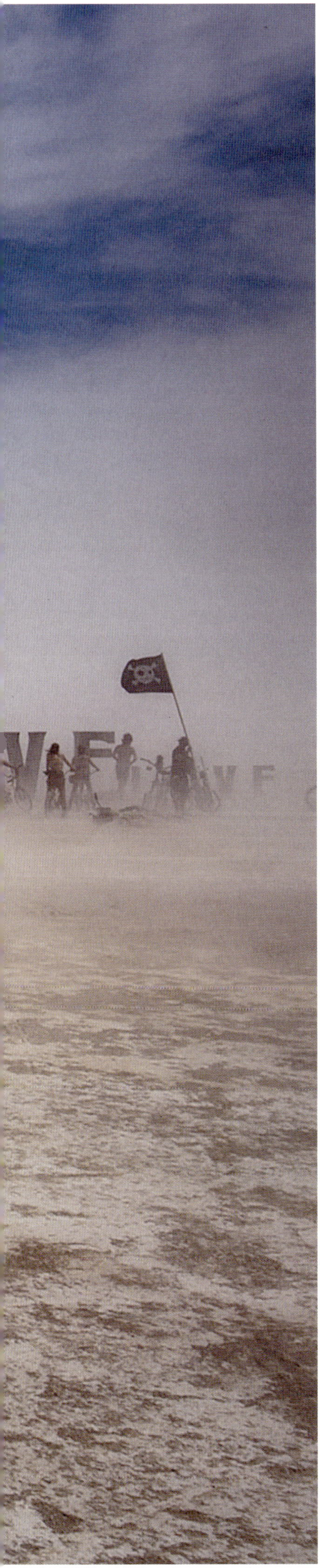

STRATEGIE

Ich übe mich darin, Furcht durch Hoffnung zu ersetzen. Furcht ist der Glaube, dass etwas Furchtbares passieren wird, während Hoffnung der Glaube ist, dass etwas Gutes passieren wird. Ich erkenne, dass Furcht und Hoffnung dasselbe sind: Projektionen in die Zukunft, die mein Handeln beeinflussen.

KAY KARL

Gong Sound Healing Artist / Gongklangbad-Meisterin

Kay Karl ist wie die Erde, ruhig und stabil. Sie strahlt eine besondere Kraft und Aufrichtung aus, die aus den Erfahrungen vieler Generationen von Frauen, Yoginis und Heilerinnen, genährt zu sein scheint. Wenn ich neben ihr sitze, werde ich entspannt und klar, ihre Präsenz schenkt mir Entschleunigung. Kay scheint in einer anderen Frequenz als die Menschen um sie herum zu schwingen. Vielleicht liegt das an ihrer Liebe zu den Gongs und deren wohltuender Wirkung auf den Körper? Wenn Kay zum Gongklangbad einlädt und ihre großen Gongs zum Schwingen bringt, verändern sich Raum und Zeit. Als Teilnehmer liegt man mit geschlossenen Augen bequem auf dem Boden und überlässt sich ganz dem inneren und äußeren Schwingen und Vibrieren. Es ist eine Art tiefer, heilsamer Meditation. Im Gongklangbad verändert und reinigt sich der Energiekörper, das Nervensystem entspannt in tiefer Harmonie. Ein äußeres Merkmal der Kraft aus dem Wurzelchakra ist Kays aufrechte Haltung. Ihre innere Aufrichtigkeit, die in jedem Gespräch angenehm auffällt, und ihre äußere Haltung harmonieren miteinander. Kommunikation mit Kay ist wohltuend tief, ohne schwer zu werden. Oberflächliches, Überflüssiges, Klatsch und Tratsch haben keinen Raum. Da jedes Wort Energie trägt und schwingt, ist Kays Wortwahl klar und liebevoll.

Annette[8]

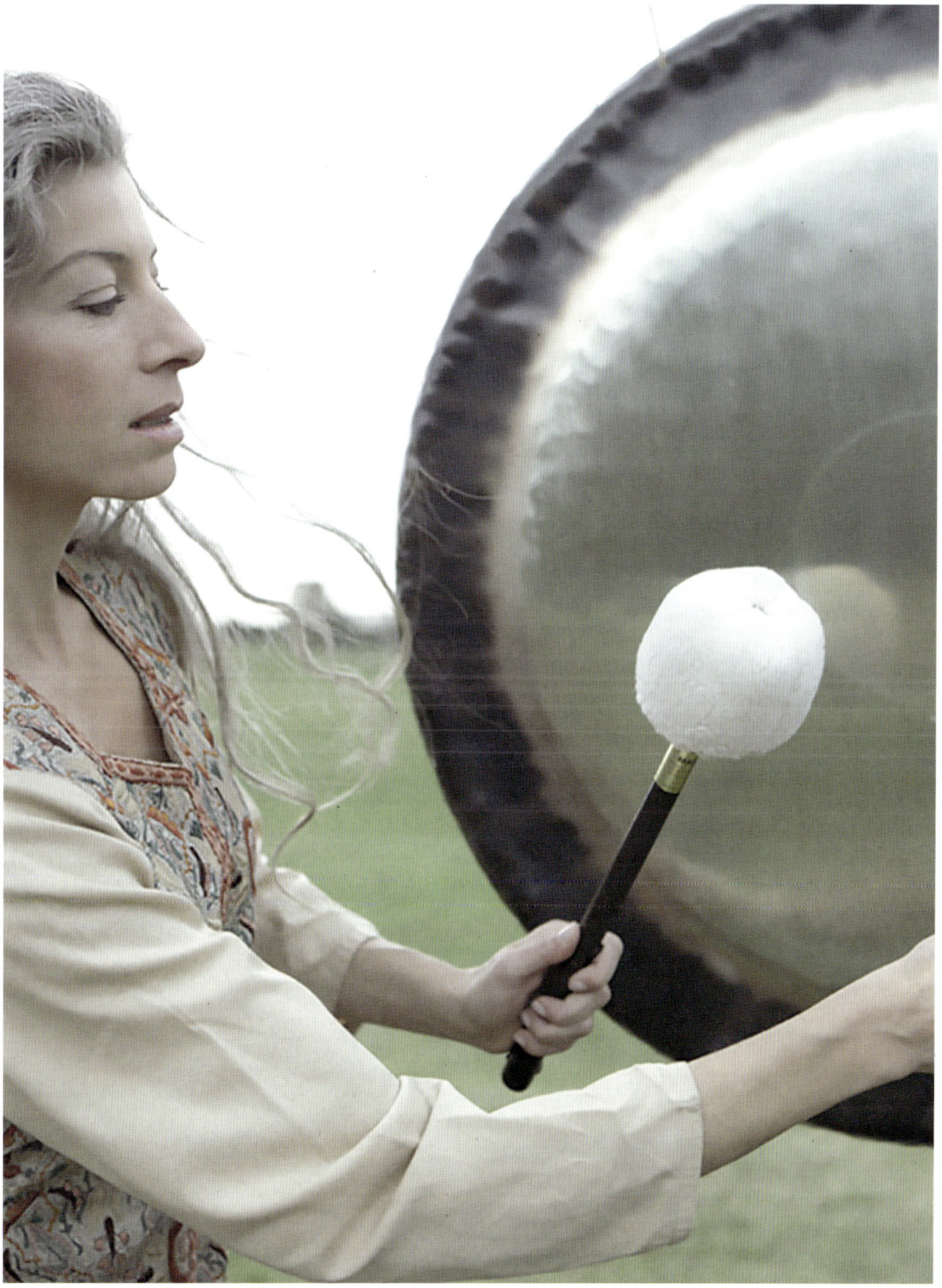

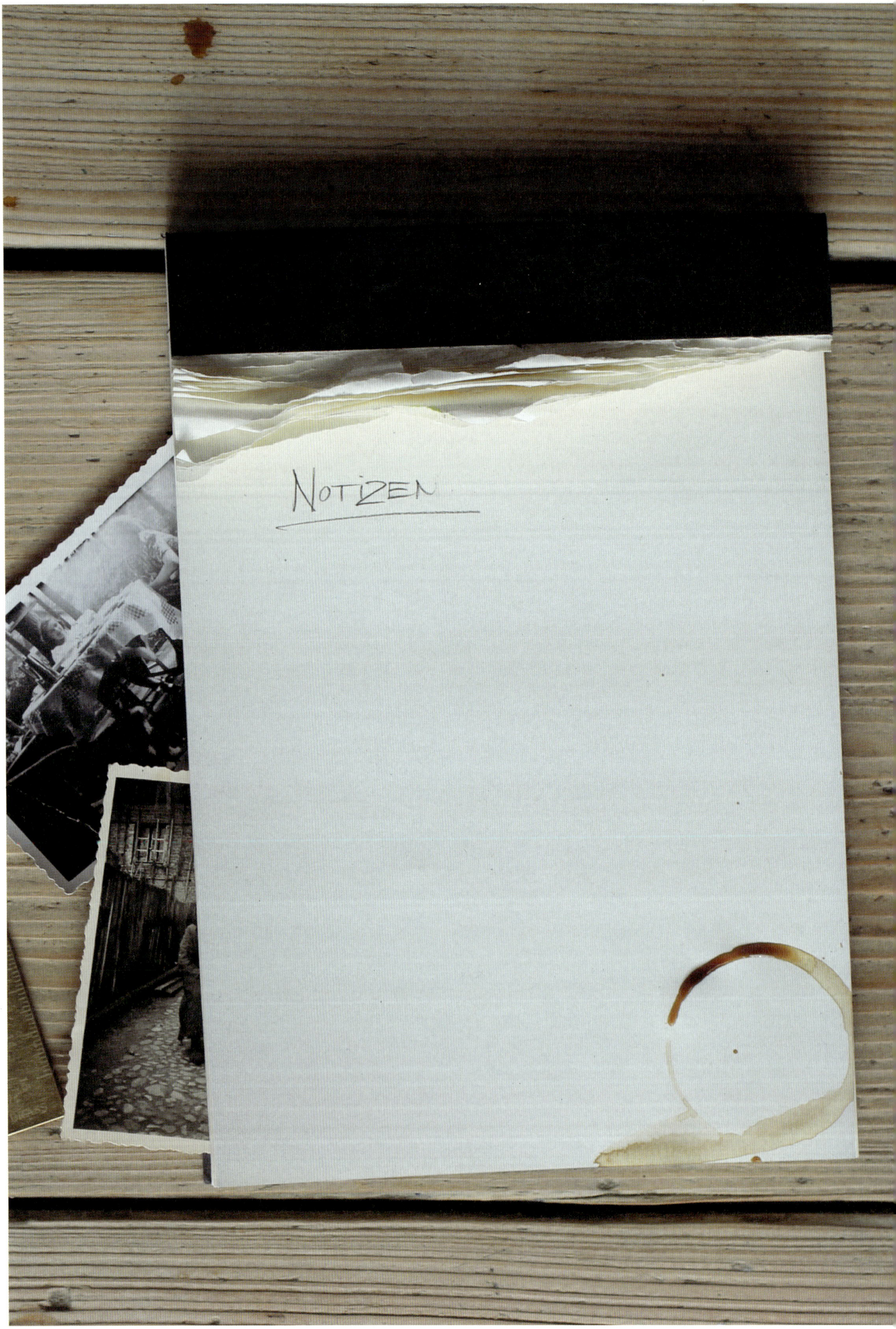
NOTIZEN

NOTIZEN

SVADHISHTHANA

(Sanskrit: *Sva* = „eigene“, *Adishthana* = „Sitz“)

PHYSISCH **LOCKERND**

EMOTIONAL **BEFREIEND**

MENTAL **ZULASSEND**

SPIRITUELL **ÖFFNEND**

S A K R A L C H A K R A

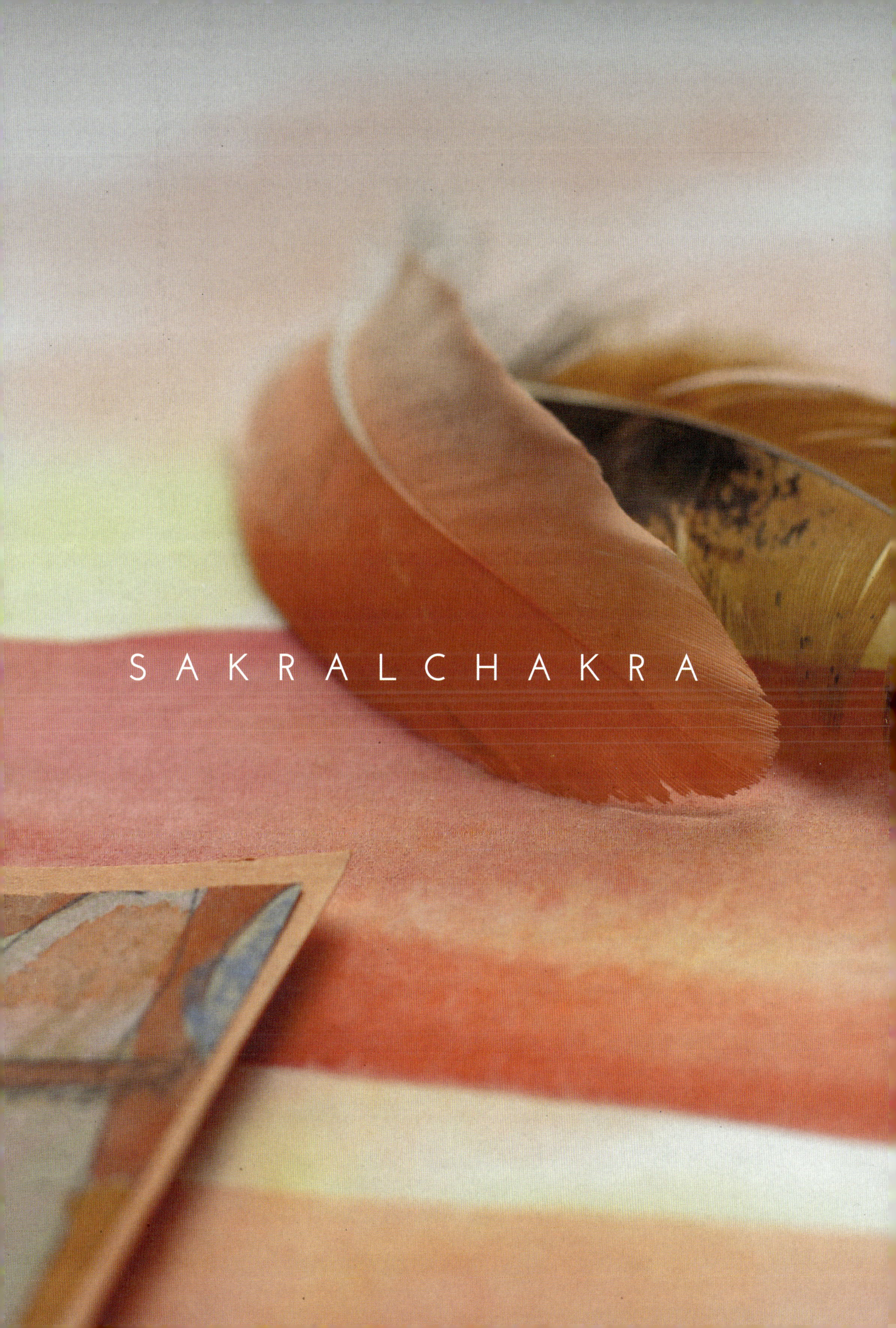

SAKRALCHAKRA

Das Sakral- oder Sexualchakra liegt etwa eine Hand breit unterhalb des Nabels in der Mitte des Beckens. Es ist für Freude im Leben, Kreativität, Fortpflanzung und Lust zuständig. Im Gegensatz zum ersten Chakra, in dem es um die Existenz des Einzelnen geht, hat das zweite Chakra den Aspekt der Zweisamkeit. Das Männliche und das Weibliche, du und ich. Inspiration durch andere Menschen ist ein Ausdruck von Verbindung. Dadurch finden wir einen Zugang zu unserer Kreativität, zum Spielen und zur Freude.

Im ausgeglichenen zweiten Chakra liegt auch die Möglichkeit, loszulassen und Dinge auf sich zukommen zu lassen, geschehen zu lassen, Hingabe zu entwickeln. Es ist eine Quelle der Sinnlichkeit und Weichheit, ohne zu werten. Wir teilen nicht nur unsere Lust am Leben, sondern auch die Lust der anderen. Wenn wir uns auf unsere Sinne einlassen, sind wir direkt verbunden mit der Welt um uns herum.

Das zweite Chakra wird dem Element Wasser zugeordnet. Das Becken ist also das Gefäß, das unsere Energie an dieser Stelle trägt und zusammenhält.

In einem ausgeglichenen zweiten Chakra entsteht unsere emotionale Intelligenz. Wir hören auf unser Bauchgefühl, geben ihm Raum und verlassen uns auf etwas, das wir spüren, ohne zu denken. Wir können uns gut nach außen abgrenzen, wissen, was uns guttut und richtig für uns ist. Gleichzeitig können wir auch genießen, was uns Freude macht, ohne dabei ein schlechtes Gewissen zu haben und Schuld zu empfinden.

Freude, Lust und Sinnlichkeit sind existenzielle Bedürfnisse des Menschen. Wir wollen alle begehrt werden, kreativ sein, verbunden sein. Unsere emotionale Intelligenz ist ein wichtiges Werkzeug, um schöne, tiefe und befriedigende Beziehungen im Leben aufzubauen.

„Wo immer der Tanzende mit dem Fuß auftritt, da entspringt dem Staub ein Quell des Lebens."
Rumi

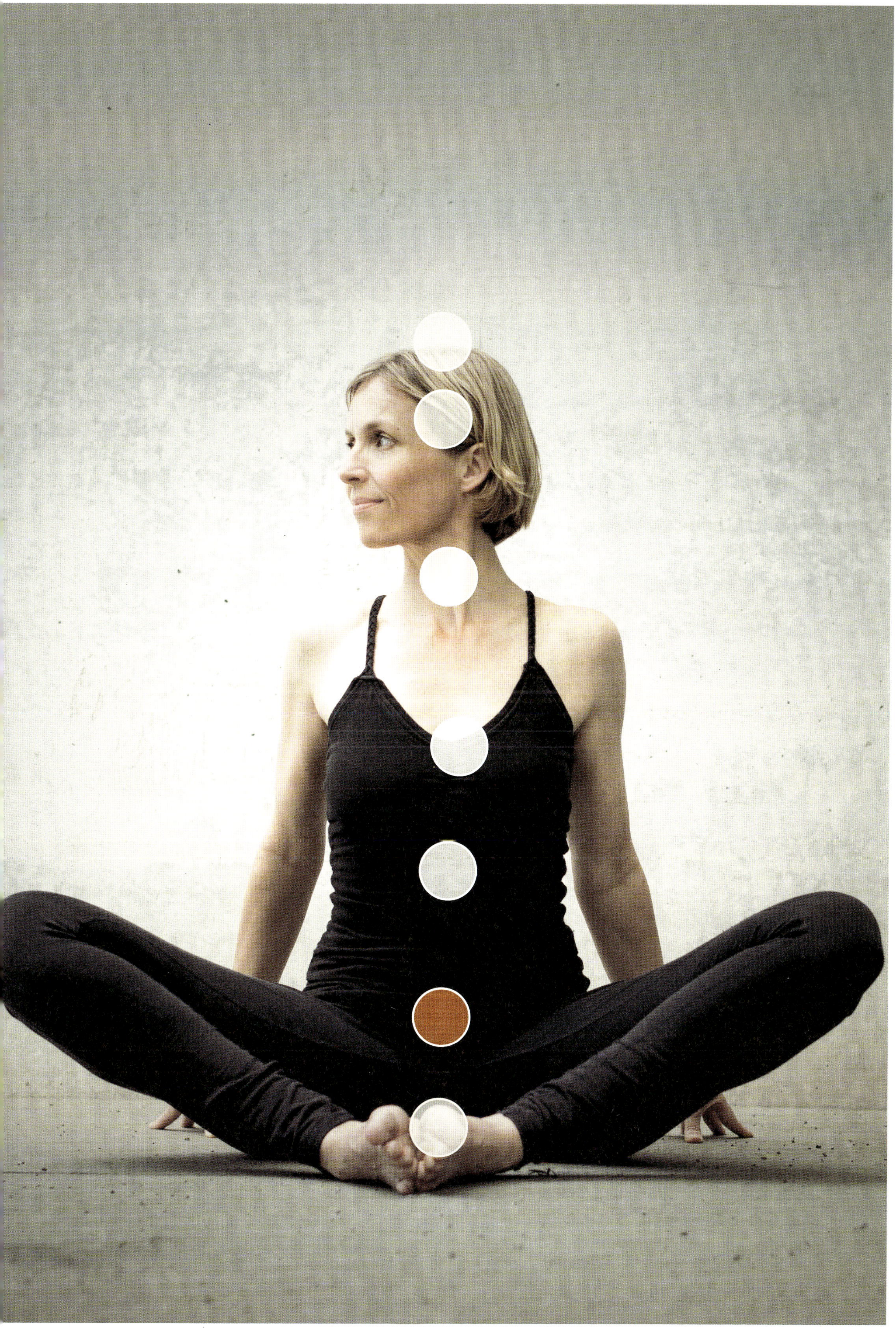

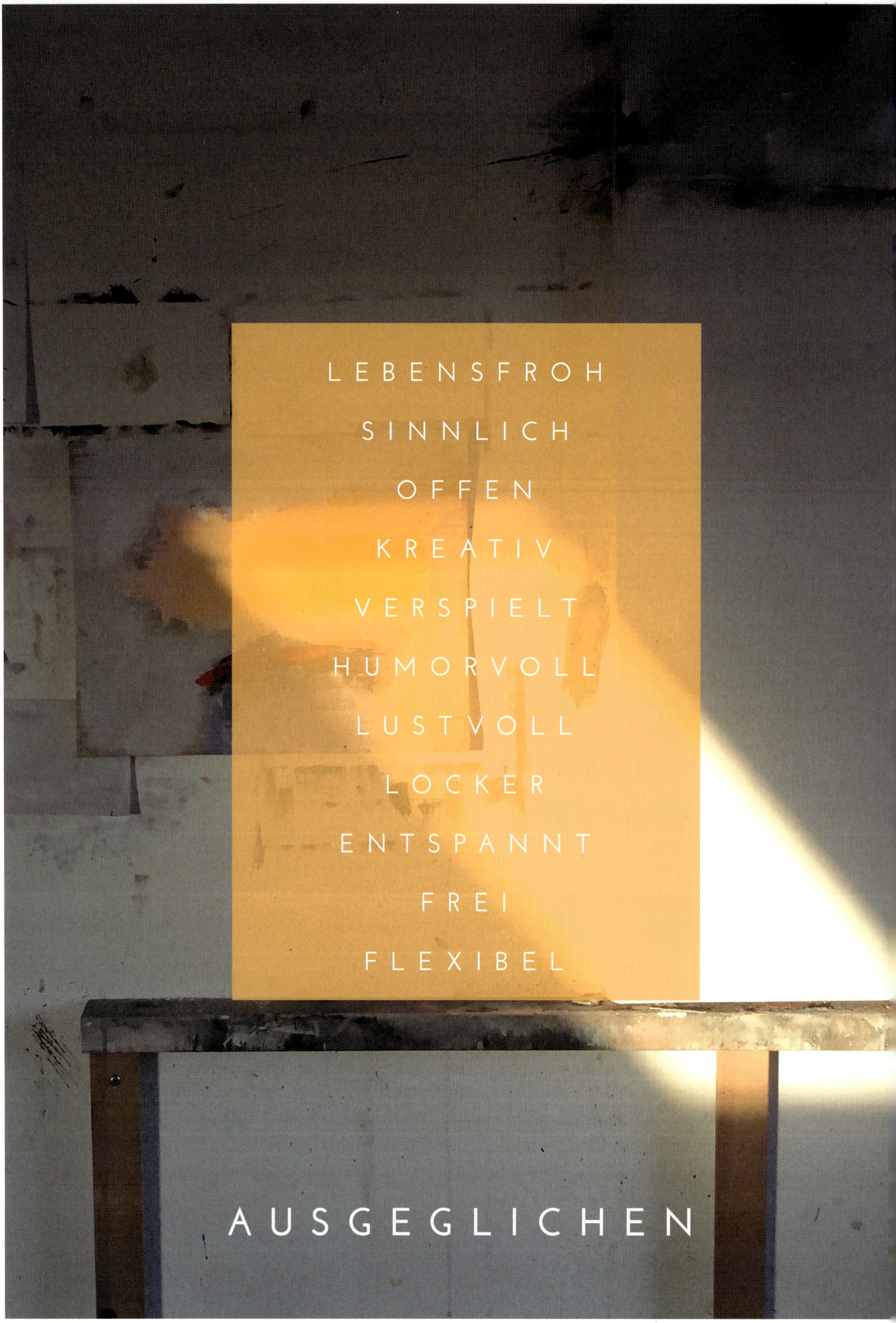
LEBENSFROH
SINNLICH
OFFEN
KREATIV
VERSPIELT
HUMORVOLL
LUSTVOLL
LOCKER
ENTSPANNT
FREI
FLEXIBEL
AUSGEGLICHEN

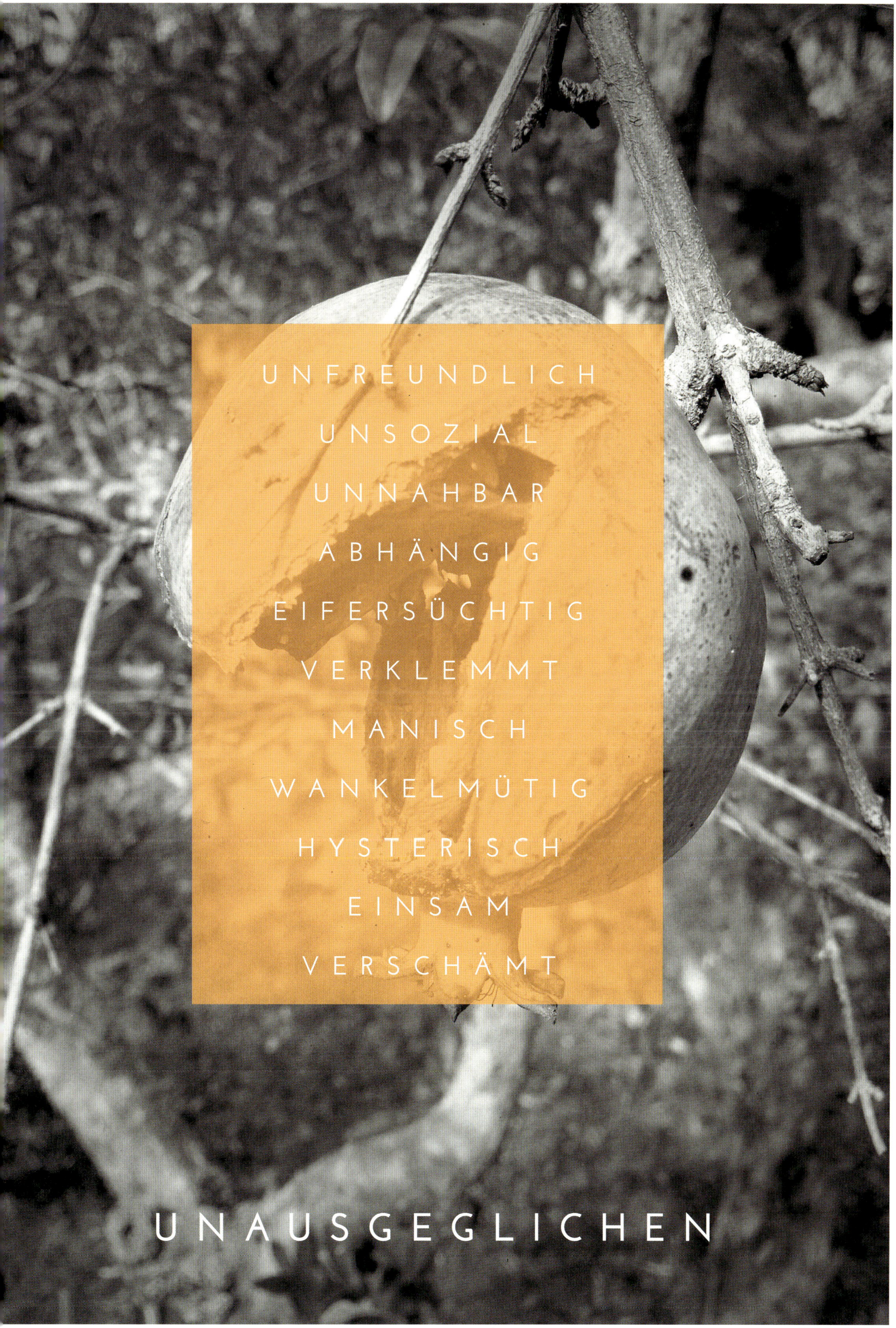
UNFREUNDLICH
UNSOZIAL
UNNAHBAR
ABHÄNGIG
EIFERSÜCHTIG
VERKLEMMT
MANISCH
WANKELMÜTIG
HYSTERISCH
EINSAM
VERSCHÄMT
UNAUSGEGLICHEN

INNERE EINSTELLUNG

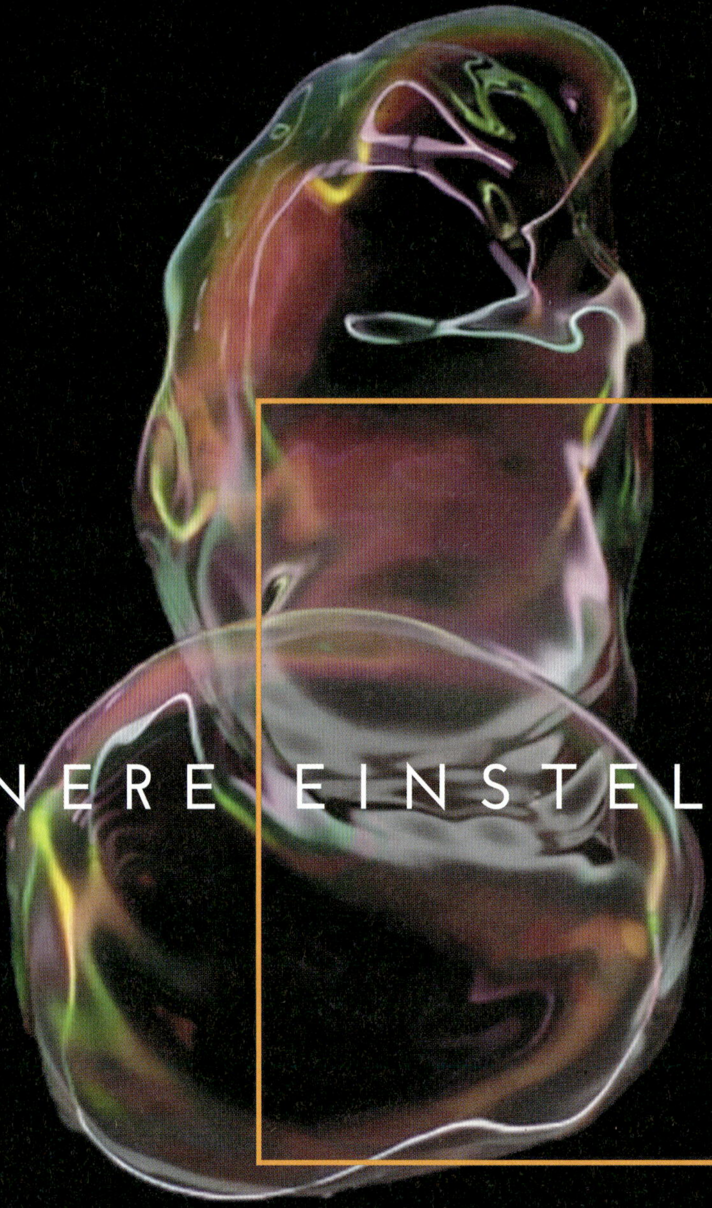

Ich nehme die Widersprüche in meinem Leben an. Nichts ist nur gut oder nur schlecht, nur schwarz oder nur weiß. Es gibt unendlich viele Zwischentöne. Ich nehme sie an, ohne zu urteilen, und beobachte, wie das Leben zwischen den Gegensätzen hindurchfließt.

Ich habe das Recht, zu fühlen und auf meine Gefühle zu vertrauen.

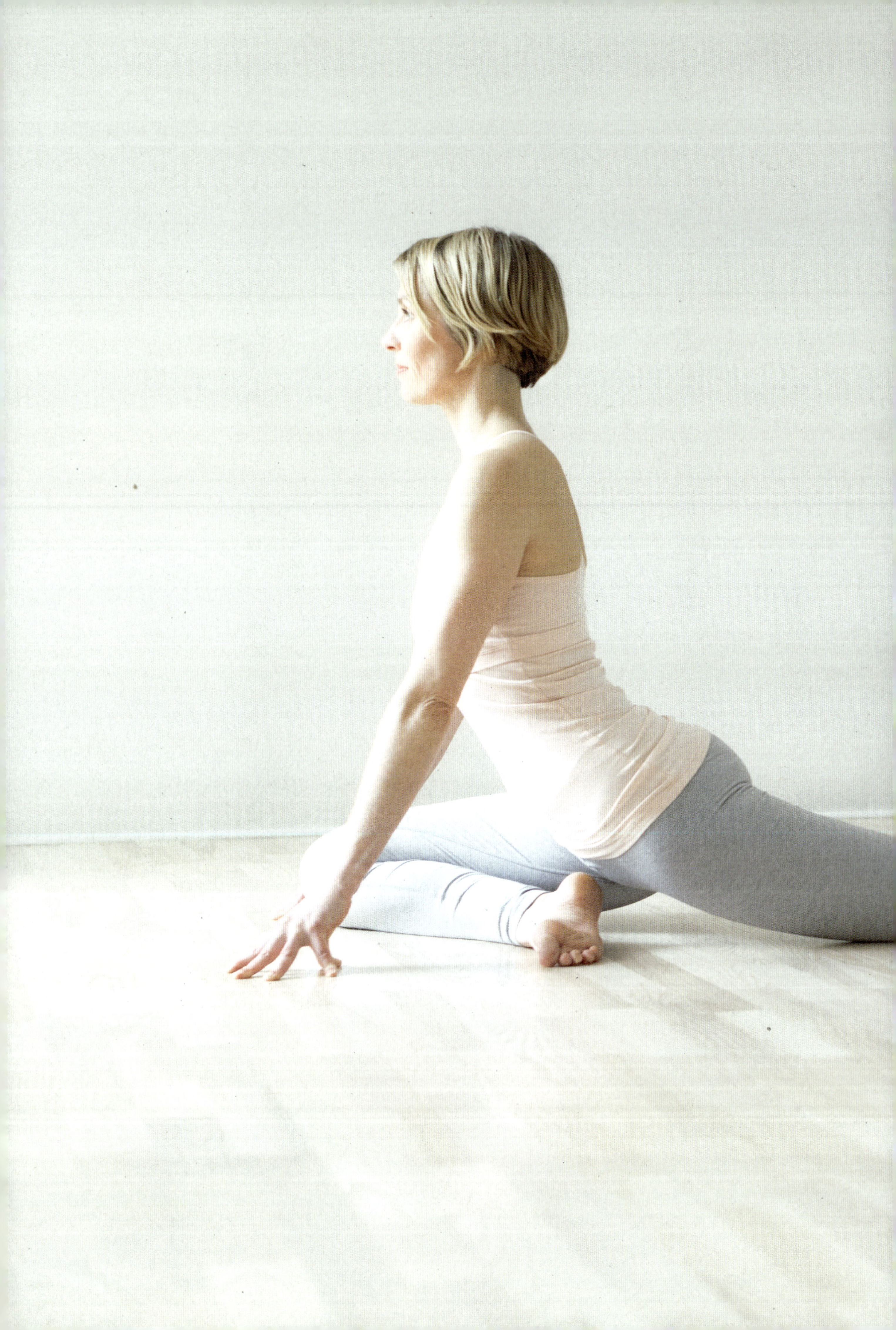

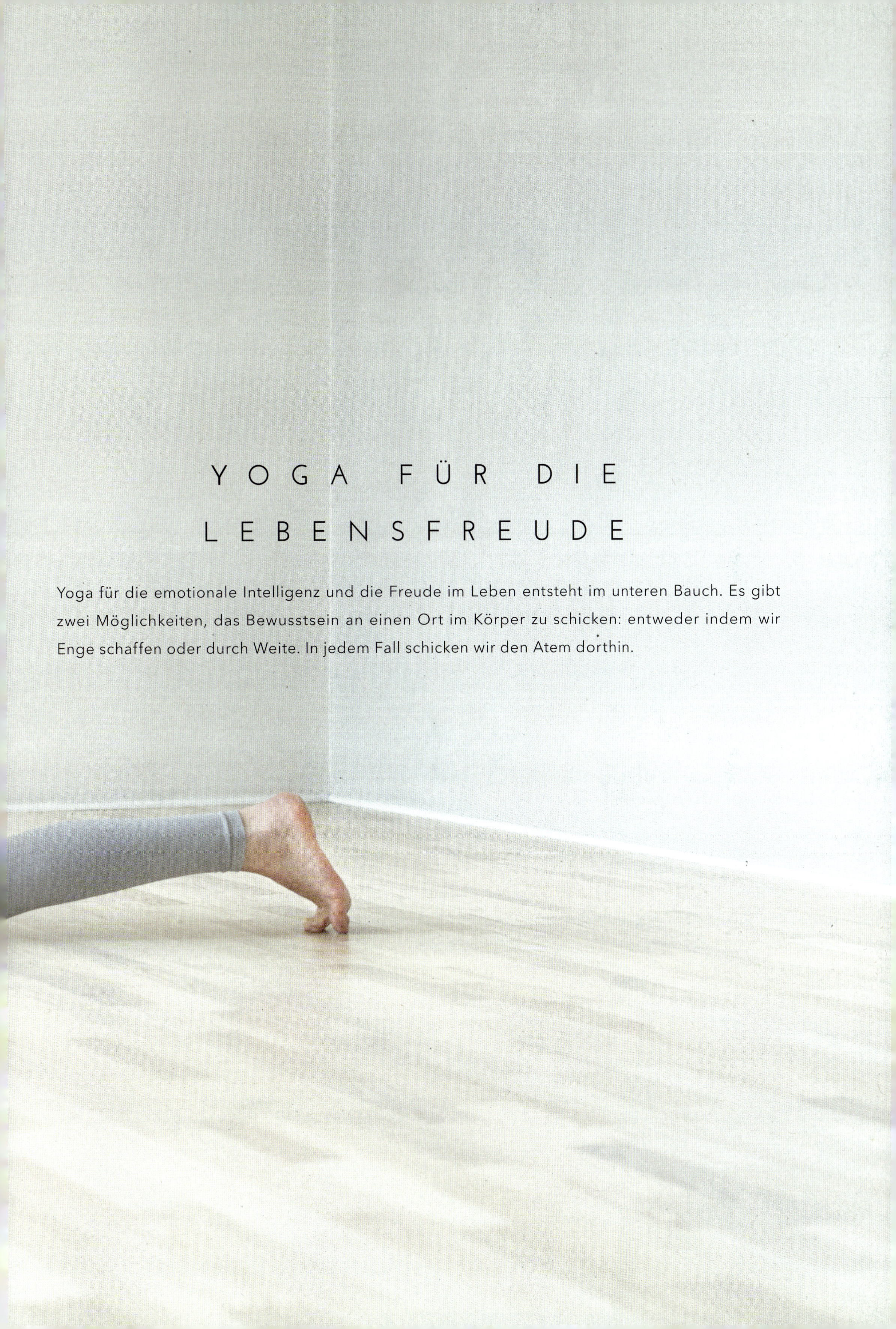

YOGA FÜR DIE LEBENSFREUDE

Yoga für die emotionale Intelligenz und die Freude im Leben entsteht im unteren Bauch. Es gibt zwei Möglichkeiten, das Bewusstsein an einen Ort im Körper zu schicken: entweder indem wir Enge schaffen oder durch Weite. In jedem Fall schicken wir den Atem dorthin.

PEAK POSE

EKA PADA RAJAKAPOTASANA – DIE TAUBE

Die Taube ist eine Übung zur Hüftöffnung, die intensiv und tief wirkt. Auf der physischen Ebene dehnt sie unseren größten Muskel, den Gesäßmuskel, aber auch auf der mentalen Ebene hat sie große Kraft. Unser Hüftbeuger, der bei Stress auf Flucht-oder-Kampf-Reaktion umschaltet, hält unsere Hüften fest. Wenn wir beginnen, an dieser Stelle weicher zu werden, entspannen wir, lassen los und öffnen uns für unsere spielerische Seite.

So geht's: Gehe aus dem nach unten schauenden Hund in einen weiten Ausfallschritt und lasse das hintere Knie zu Boden sinken. Bringe die Ferse des vorderen Fußes an den Ort des zweiten Chakras, also an den unteren Bauch, und drücke den Fußrücken aktiv in den Boden. Achte darauf, dass dein vorderes Knie etwas nach außen hin neben der Hüfte liegt. Ziehe die Seiten des Oberkörpers lang, komme auf die Ellenbogen, die direkt unter den Schultern platziert sind, und erde dich dort. Lasse dich von hier aus langsam nach vorne und über dein angewinkeltes Bein sinken. Übe beide Seiten.

Atmung: Atme ganz langsam und ruhig in deinen unteren Bauch, unterhalb des Nabels. Atme tief in den unteren Bauch ein und aus, und nutze deine Ferse, um den Ort des zweiten Chakras genau zu spüren.

Wichtiges Prinzip: *Atemfluss*
Nutze den Atem, um weicher und durchlässiger zu werden. Lasse den Bauch sich mit jeder Einatmung ausdehnen. Jede Ausatmung hilft dir, Anspannung in den Gesäßmuskeln loszulassen. Schicke deinen Atem bewusst an die Stellen im Körper, die sich eng anfühlen.

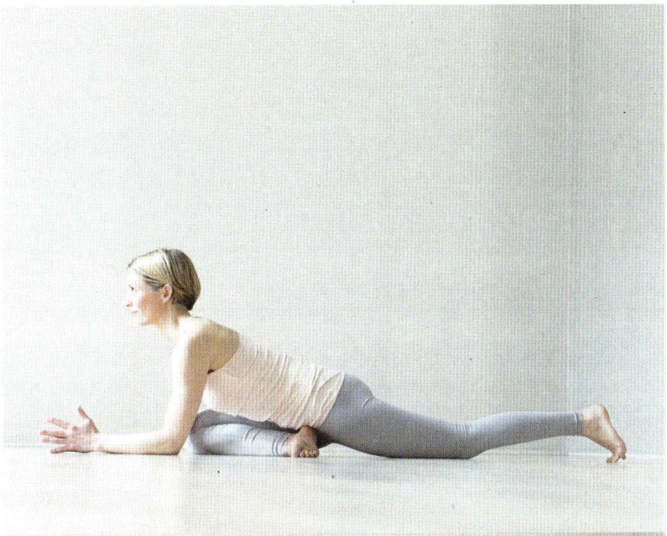

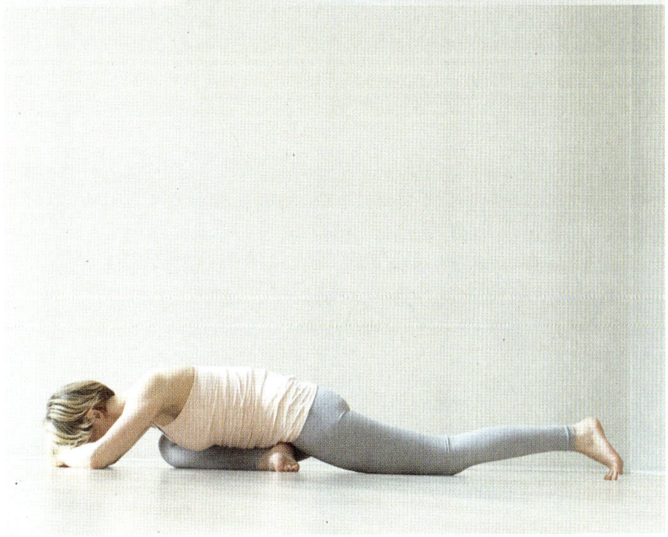

SAKRALCHAKRA-SEQUENZ

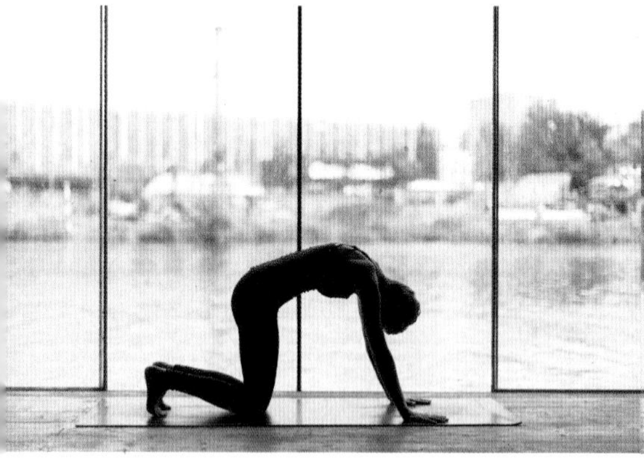

1

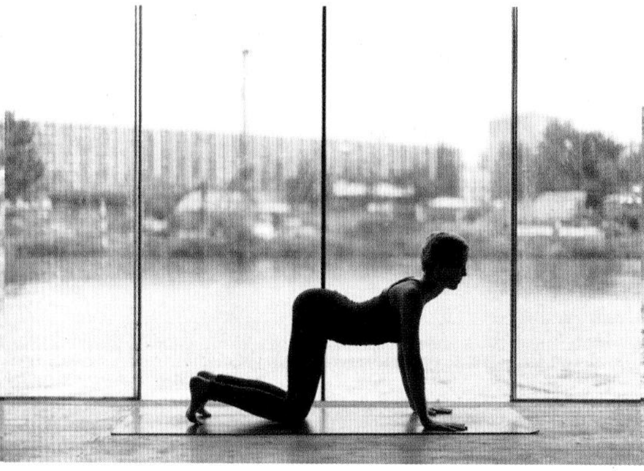

2

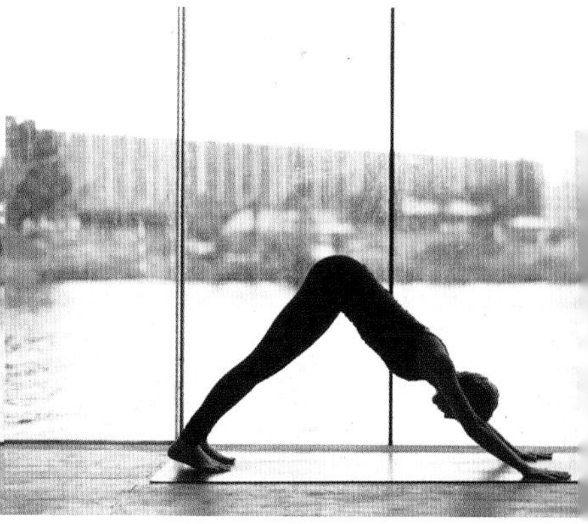

3

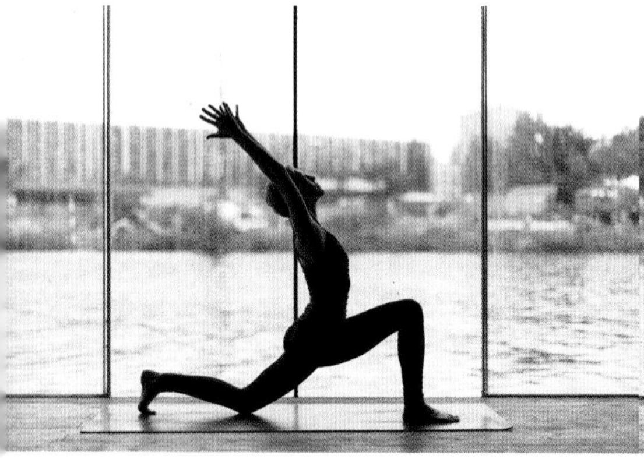

7

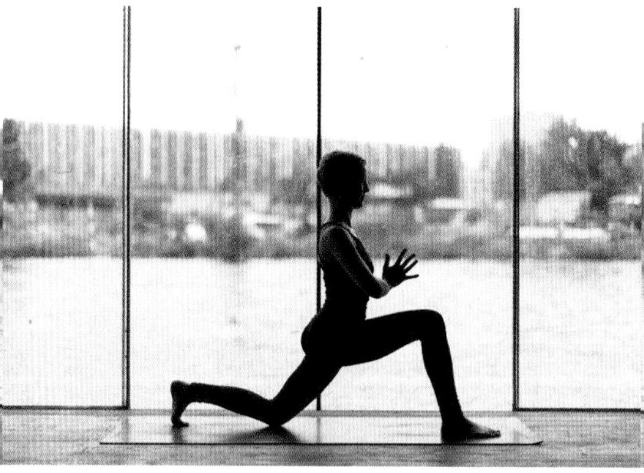

8

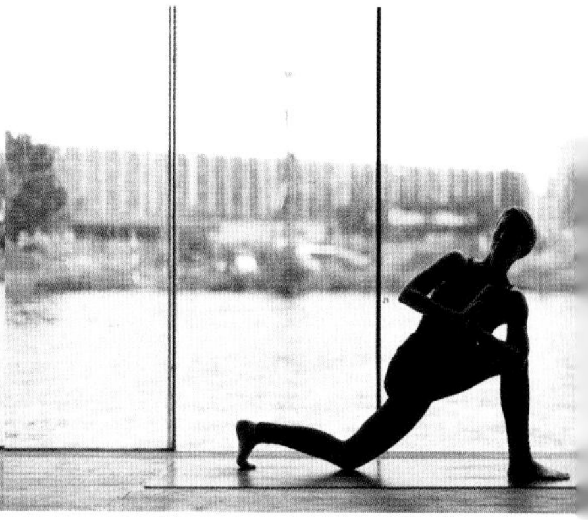

9

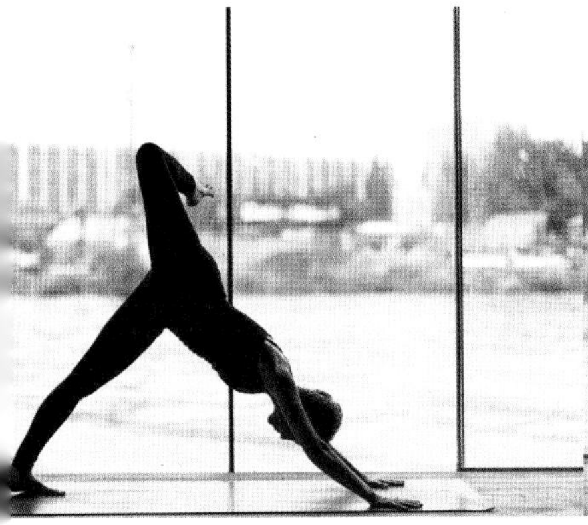

4

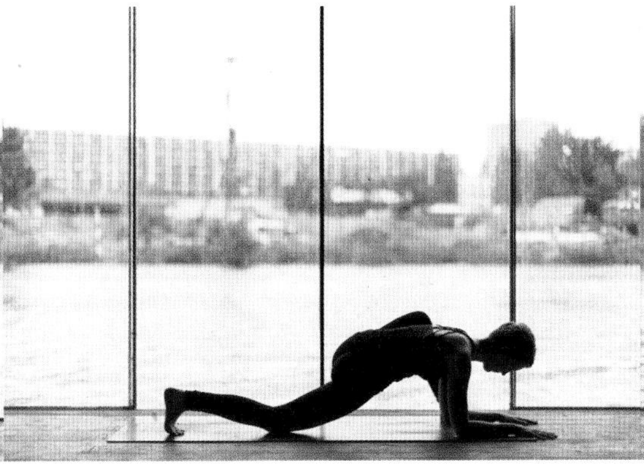

5

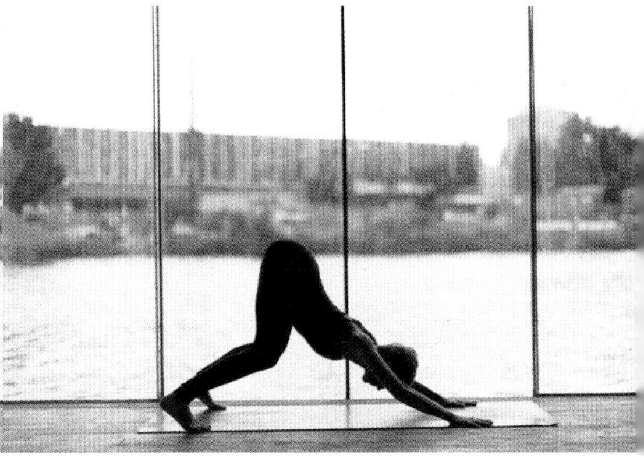

6

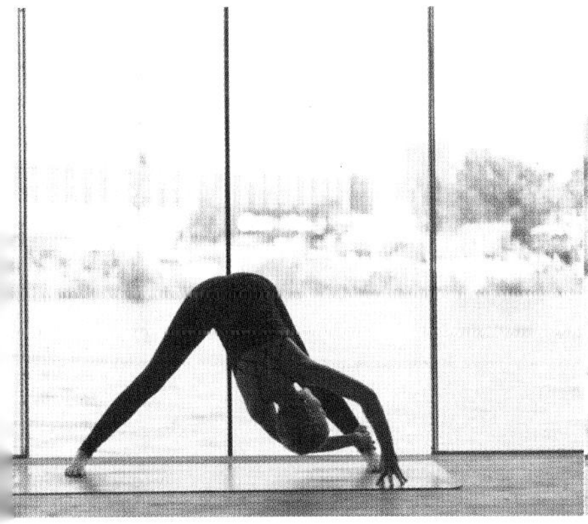

10

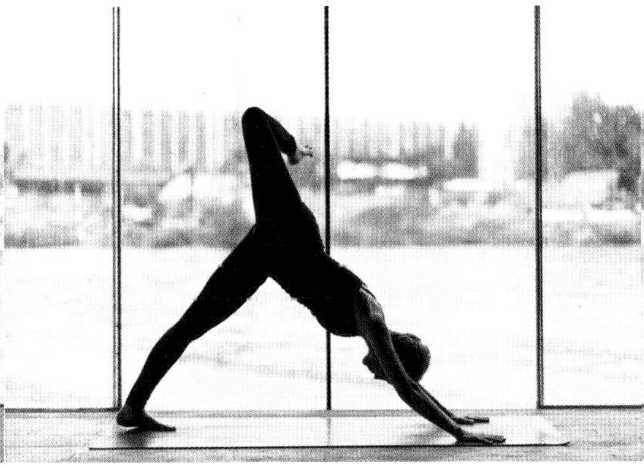

11

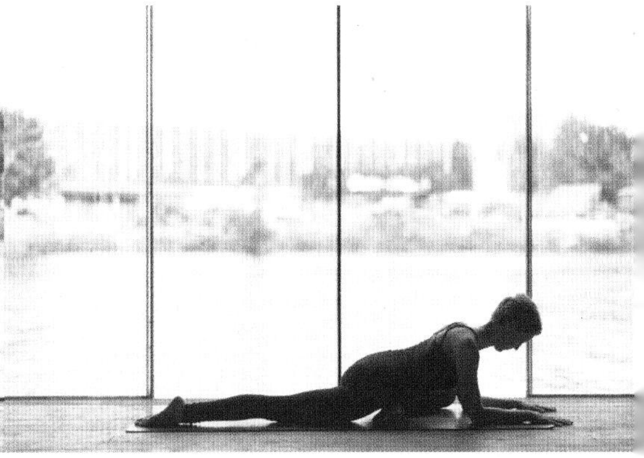

12

ALTERNATIVE ASANAS

Hüftöffnende Stellungen / Drehungen

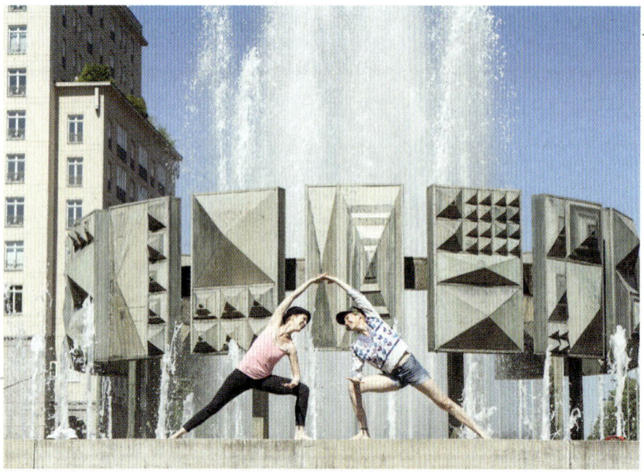

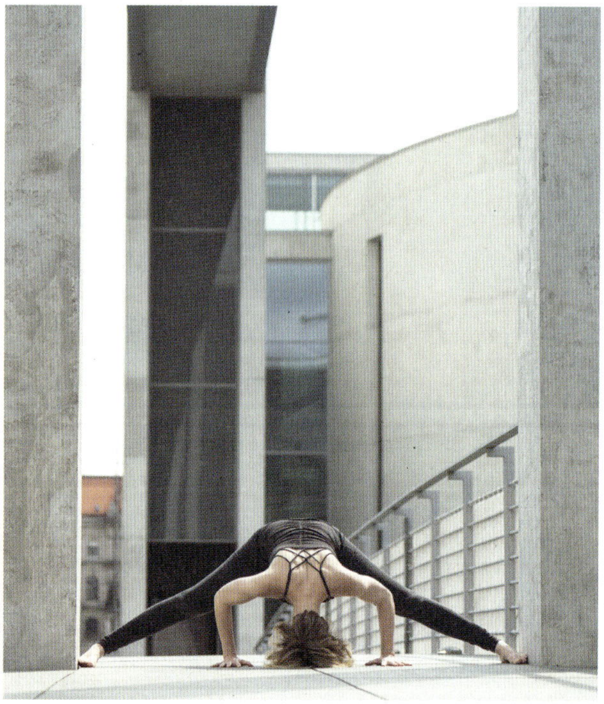

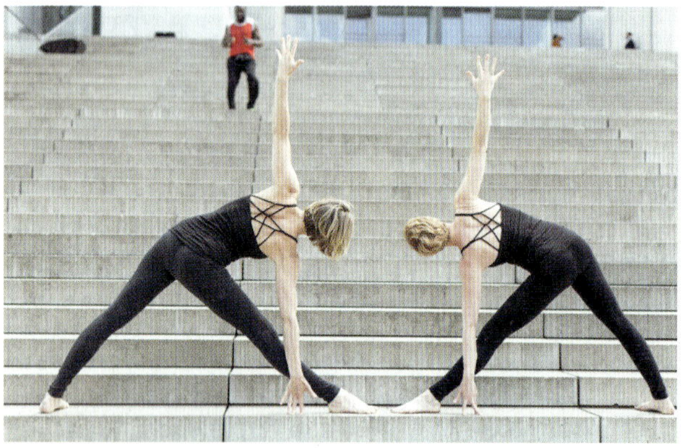

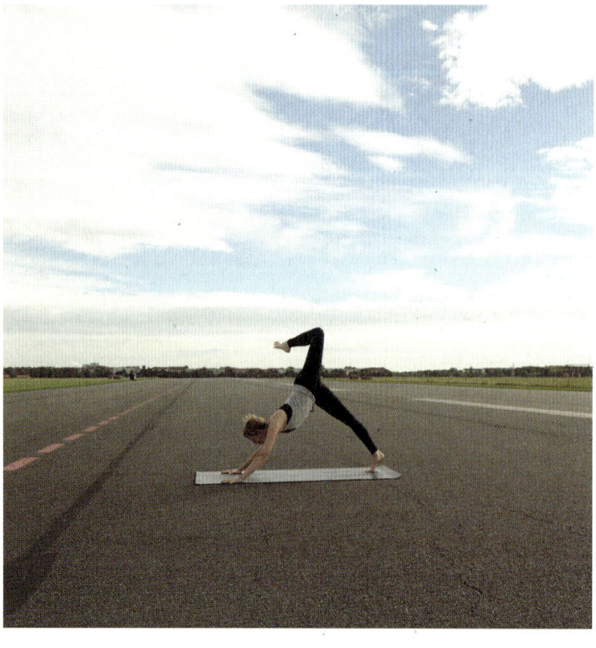

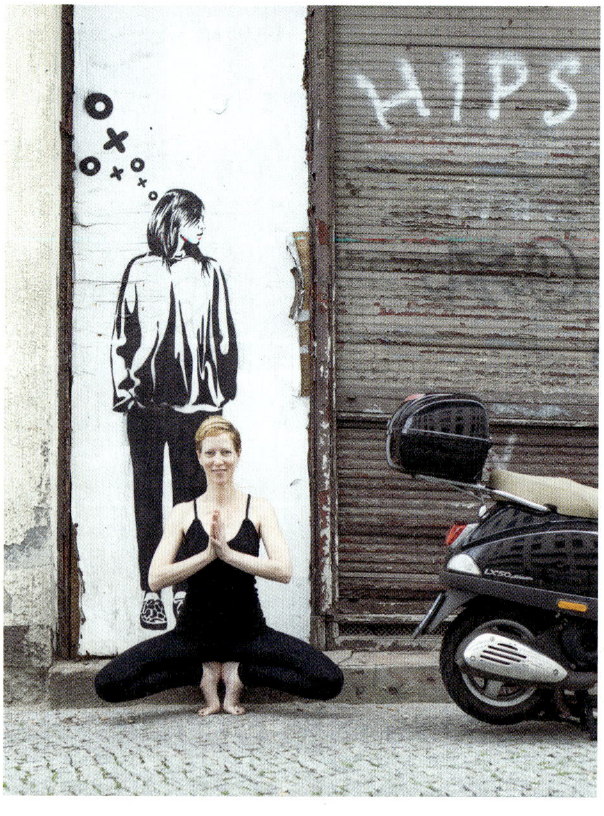

QUICKIE

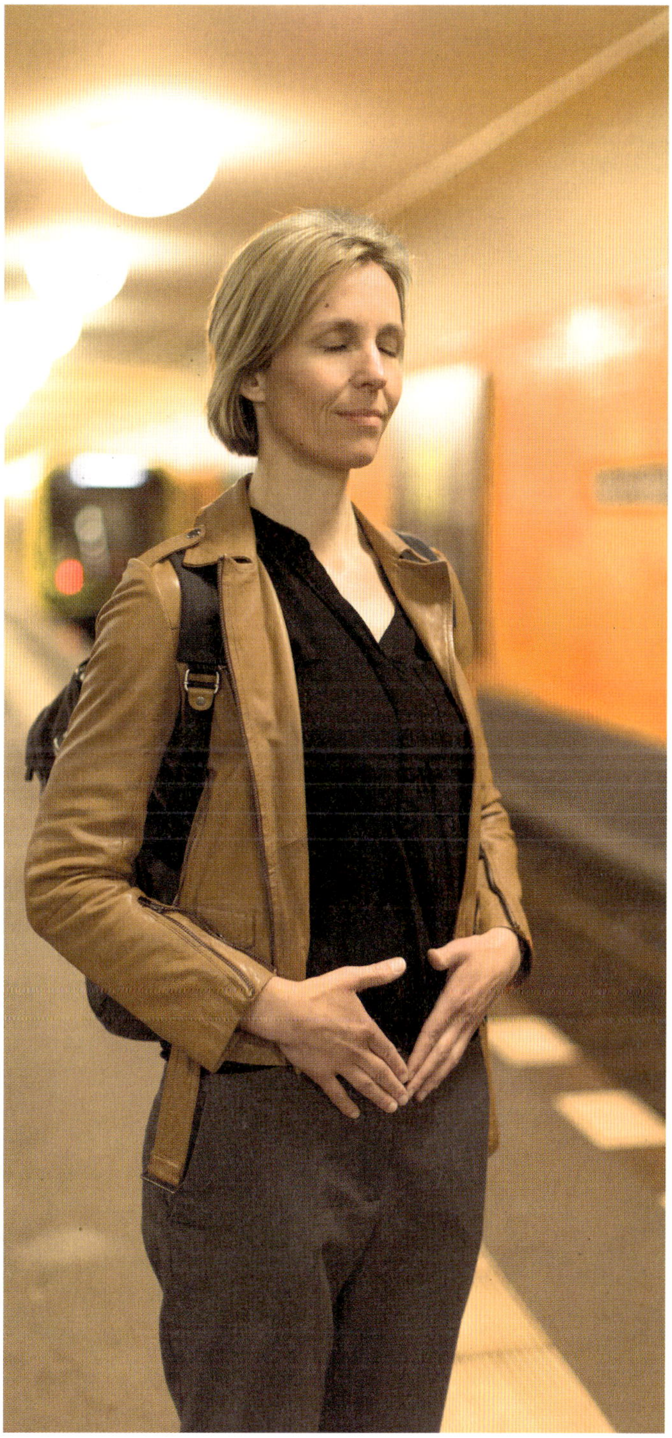

Lege deine Hände auf den unteren Bauch und atme unter deine Hände tief ein und aus.

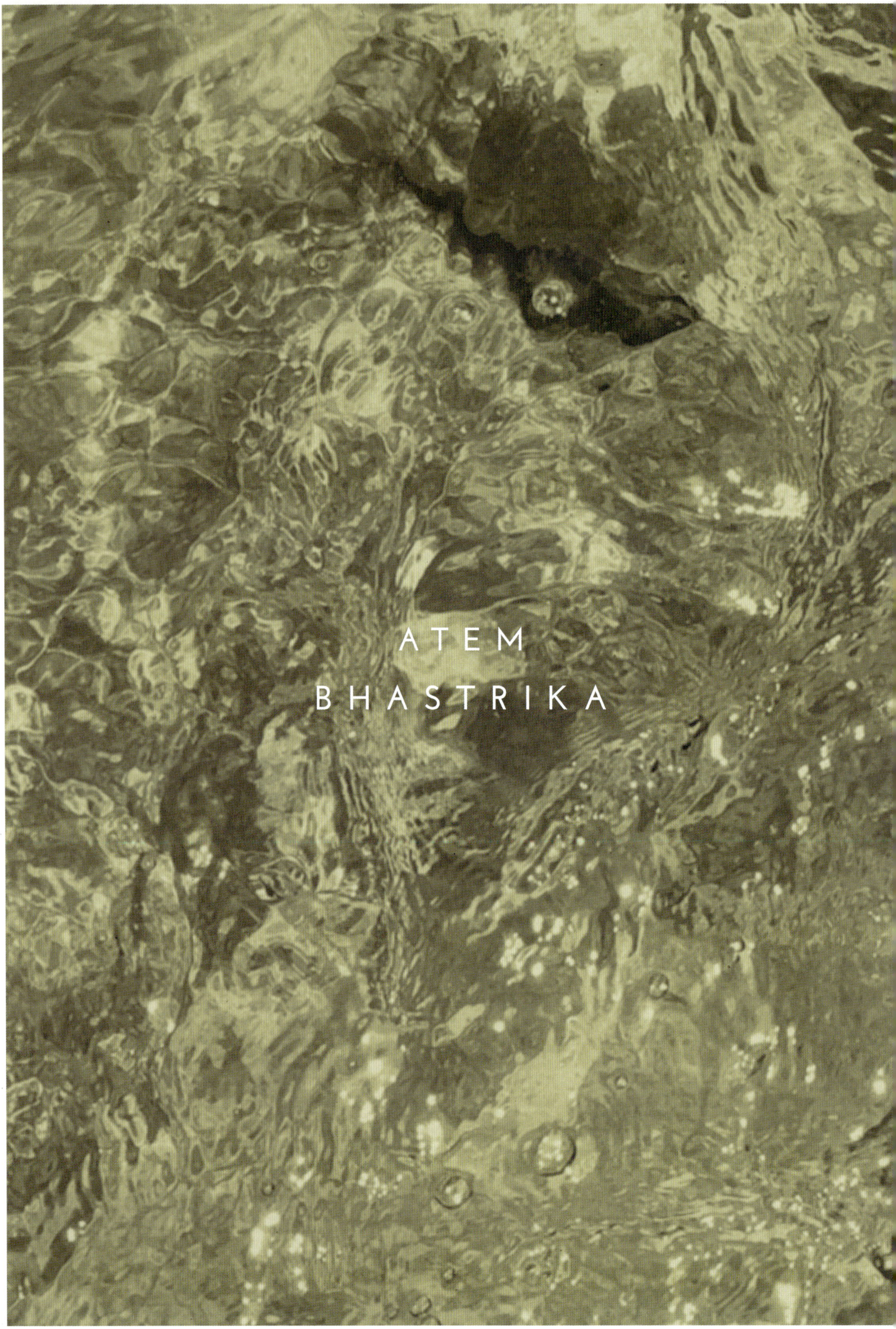
ATEM
BHASTRIKA

BHASTRIKA
(Sanskrit für „Blasebalg")

Bhastrika-Pranayama zieht wie ein Blasebalg frische Lebensenergie in uns hinein und stößt Altes und Überflüssiges wie Schlacken aus uns heraus. Es macht uns wach und reinigt durch das Anfachen des Verdauungsfeuers (Agni) unseren Körper. Zudem massiert der kraftvolle Atem die Eierstöcke.

Finde einen aufrechten und bequemen Sitz am Boden oder auf einem Stuhl. Lasse deinen Blick ruhig und weich werden. Schaue auf einen Punkt am Boden ein paar Meter vor dir. Lege deine Hände locker auf den unteren Bauch und atme mehrmals tief ein und aus. Spüre, wie der Atem deinen Bauch unter den Händen beim Einatmen weitet und beim Ausatmen wieder flacher werden lässt.

Stelle dir vor, du pustest mit der Einatmung einen Ballon in deinem Bauch auf und lässt ihn beim Ausatmen wieder leer werden. Ein- und Ausatmung sind dabei gleich stark und lang.

Werde nach ein paar Atemrunden dynamischer: Atme tief in deinen unteren Bauch ein und ziehe beim Ausatmen den Bauchnabel kraftvoll in Richtung Wirbelsäule. Du kannst die Geschwindigkeit der Blasebalgatmung jederzeit steigern oder verlangsamen. Achte dabei auf die Bedürfnisse und Möglichkeiten deines Körpers und deines Atems! (Fahre so für ca. 15 bis 25 Atemrunden fort und steigere die Frequenz je nach deinen Bedürfnissen und Möglichkeiten!)

Lasse danach den Atem einfach natürlich weiterfließen und wiederhole, sobald du so weit bist, die Blasebalgatmung.

CHAKRA DELIKAT

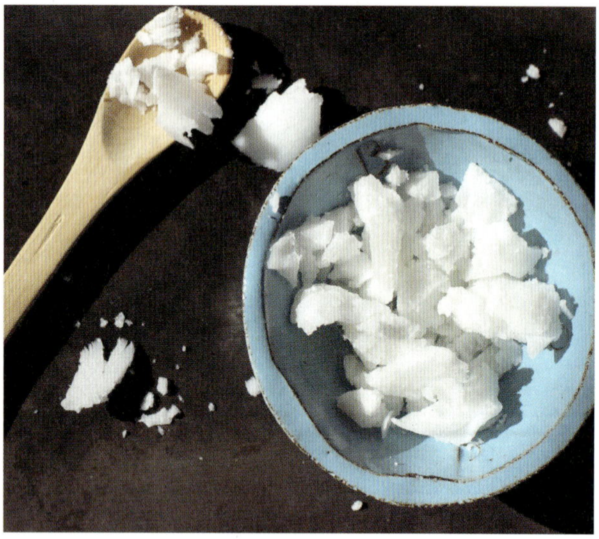

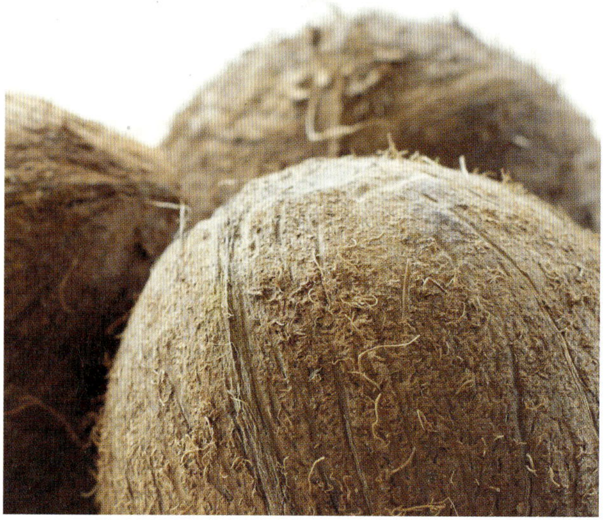

Kokosöl ist ein Multitalent. Es kann innerlich und äußerlich angewendet werden. Äußerlich ist es ein super Anti-Aging-Mittel; es pflegt die Haut, wirkt entzündungshemmend und unterstützt die Wundheilung. Kokosöl wirkt ausgleichend auf unser Nervensystem und die Hormonproduktion. Seine Fettsäuren sind gesättigt und helfen, Vitamine aufzuschließen.

Wenn wir es zu uns nehmen, kurbeln wir also unseren Stoffwechsel an und steigern unsere Energie. Die im Kokosöl enthaltene Laurinsäure, die auch in der wertvollen menschlichen Muttermilch vorhanden ist, verwandelt sich im Körper in Monolaurin, das auch wichtig ist für das Wachstum und die Entwicklung von Babys und Kindern. Monolaurin stärkt das Immunsystem, wirkt antibakteriell, antifungal und antiviral und fördert das Wohlbefinden.

Kokosöl wird bei ca. 25 Grad Celsius flüssig. Es kann in warmer Milch oder Reismilch oder in Smoothies getrunken und auch zum Braten und Kochen verwendet.

Tipp: Das Ölziehen mit Kokosöl desinfiziert den Mundraum und hilft dabei, die Zähne aufzuhellen.

AUFGABE

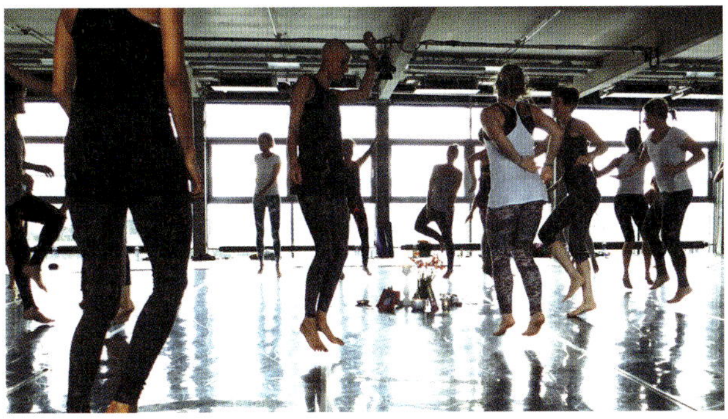

Erinnere dich an deine Kindheit. Nimm dir die Freiheit, kreativ zu sein.

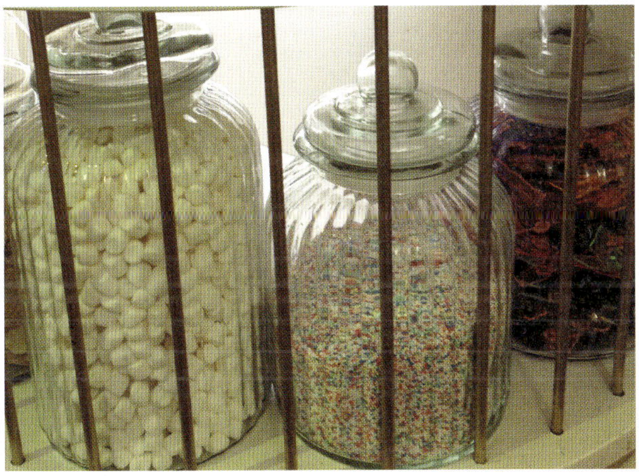

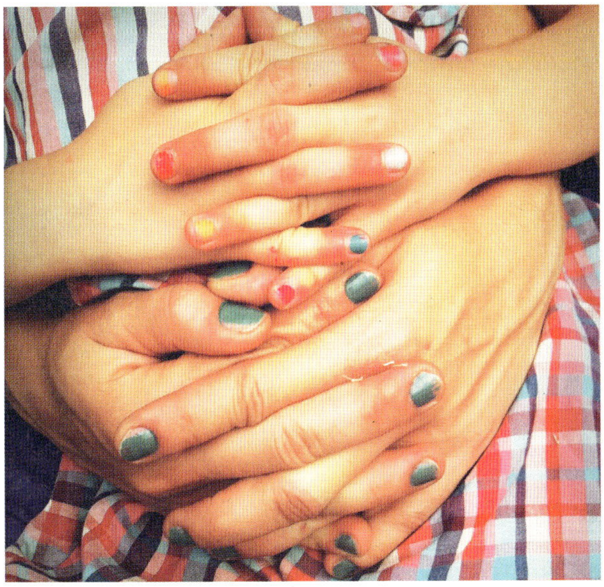

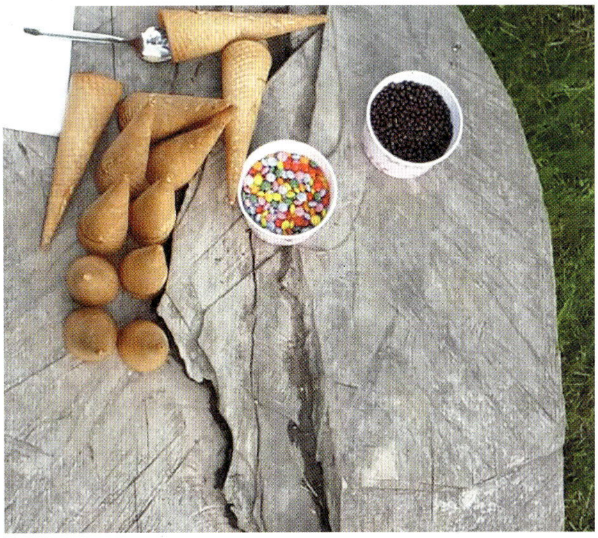

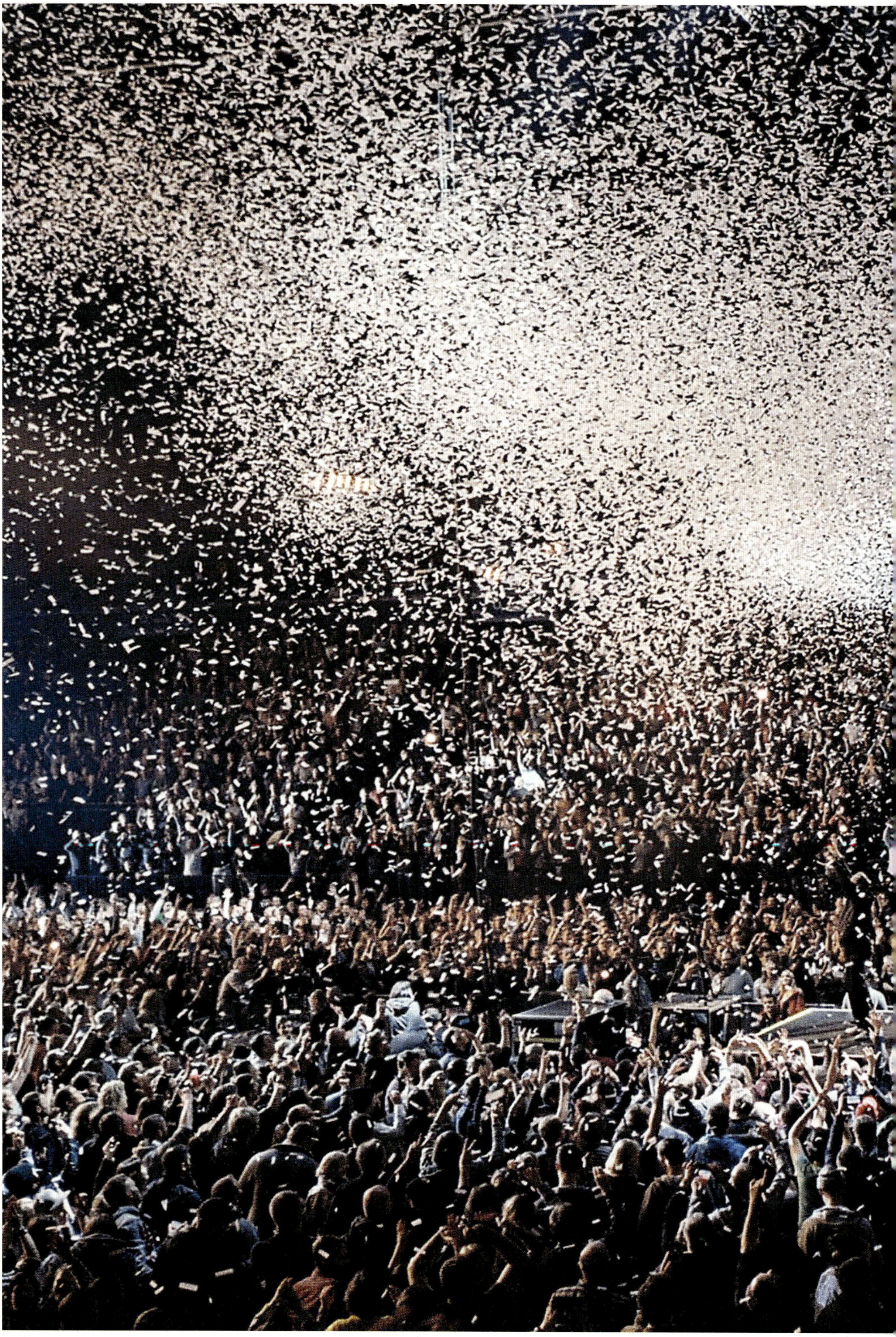

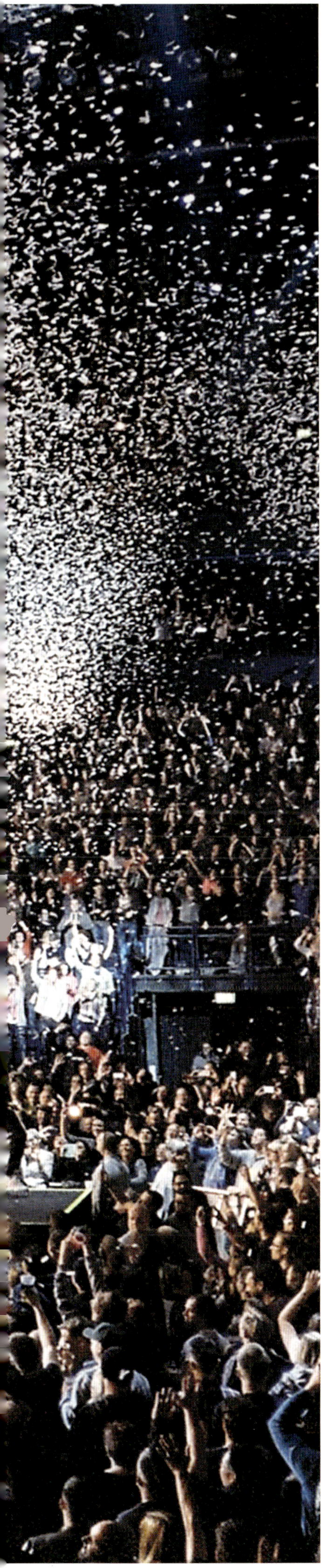

STRATEGIE

Kontrolle und Strenge sind das größte Hindernis beim Aufwecken des Sakralchakras. Nimm die Tatsache an, dass du das Leben nicht planen kannst. Es werden immer Dinge geschehen, die dich zum Umdenken zwingen. Lasse dich darauf ein, die Kontrolle auch einmal abzugeben, und versuche spielerischer mit Widerständen umzugehen. Lass es fließen!

ELENA VON MARTENS

Grafikdesignerin

Elena von Martens ist das älteste Kind, das ich kenne. Inzwischen über 70, spielt sie immer noch hingebungsvoll mit kleinen Kindern, tanzt, singt und übt Yoga. Von ihrer inneren wie äußeren Flexibilität bin ich immer wieder sehr beeindruckt. Sie ist für jeden lustigen Einfall zu haben und wenn es nach ihr ginge, hätte jeder Mensch auf der Welt mehr Spaß und Lebensfreude.

Sie hat ihr Leben lang kreativ gearbeitet, hat Trickfilme gemacht, ihre grafischen Entwürfe in Skulpturen und Reliefs umgesetzt, Holzarbeiten erschaffen und als Grafikerin in der Werbung gearbeitet. Sie zeichnet Comics und erfindet immer neue lustige Figuren für ihre Geschichten.

Elena hat es immer verstanden, ihre innere Freiheit zu bewahren und sich nicht einschränken zu lassen. Offen für das, was das Leben bietet, hat sie das Allerbeste daraus gemacht.

Obwohl sie ihre drei Söhne weitgehend allein groß gezogen hat, ist sie auf eine faszinierende Weise selbst nicht erwachsen geworden. Sie ist ein sehr verantwortungsvoller Mensch, ernsthaft und tiefgründig, aber das Kind in ihr ist hellwach. Mit blitzenden Augen und großartigem Humor, der sich natürlich auch in ihrer Arbeit wiederfindet. Elena findet es völlig normal, dass sie zweimal wöchentlich zur Tanz-Improvisation geht, zweimal in der Woche Yoga übt und einen Abend pro Woche im Chor singt. Das sind ihre wichtigen Termine, die sie zum Strahlen bringen.

Im Laufe ihrer 72 Lebensjahre gab es einige sehr schwere Jahre, harte, bittere Jahre und auch Jahre voller Trauer. Trotzdem ist ihre innere Verspieltheit nie ganz verschwunden. Und sie hat immer wieder einen Weg gefunden, zurückzukehren zu der Elena, die liebt, sich freut, spielt und ihrer Kreativität freien Lauf lässt.

Elena von Martens ist für mich pure Lebensfreude.

Elena

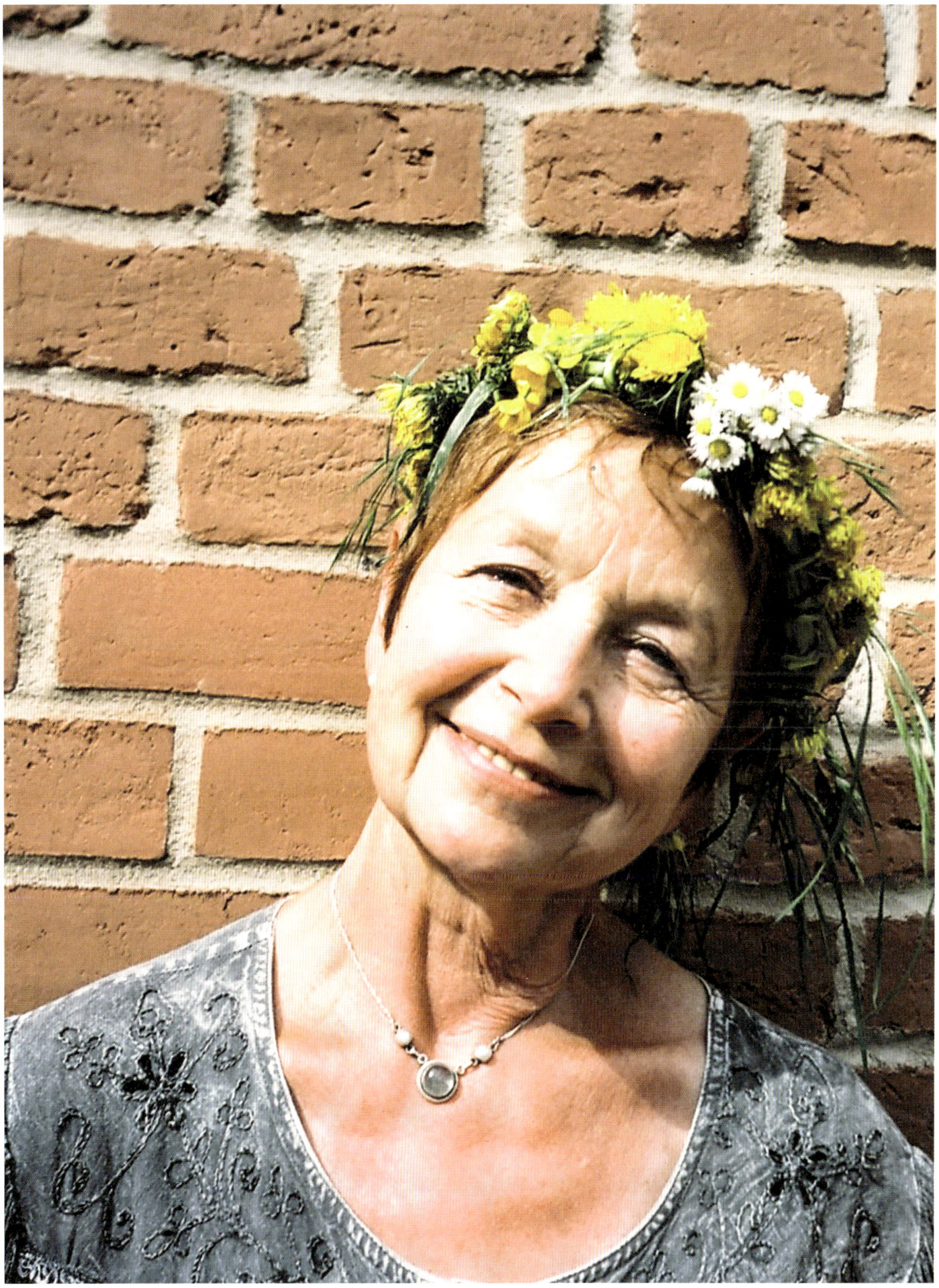

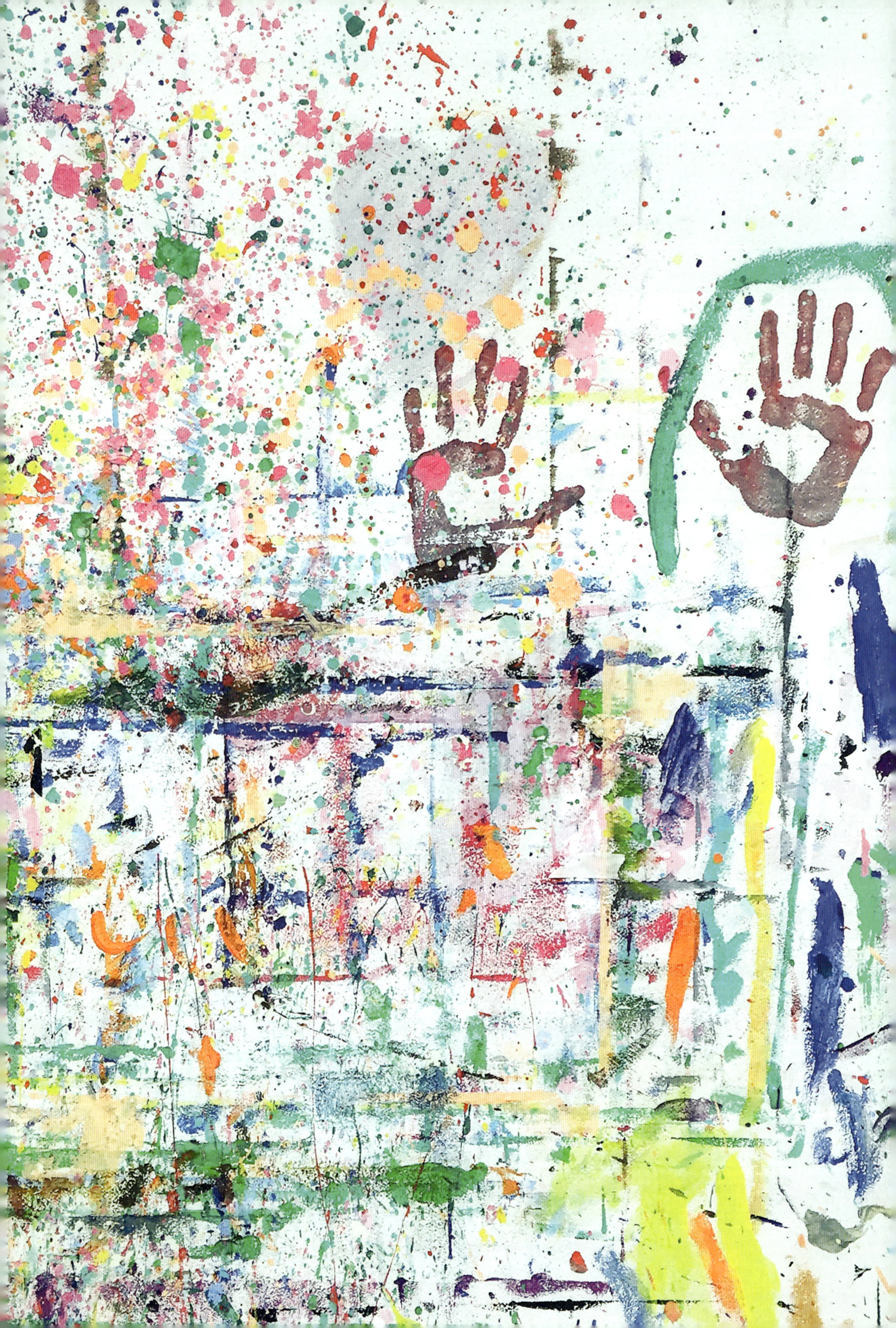

NOTIZEN

MANIPURA

(Sanskrit für „leuchtendes Juwel")

PHYSISCH	STÄRKEND
EMOTIONAL	AUFBAUEND
MENTAL	FOKUSSIEREND
SPIRITUELL	AKTIVIEREND

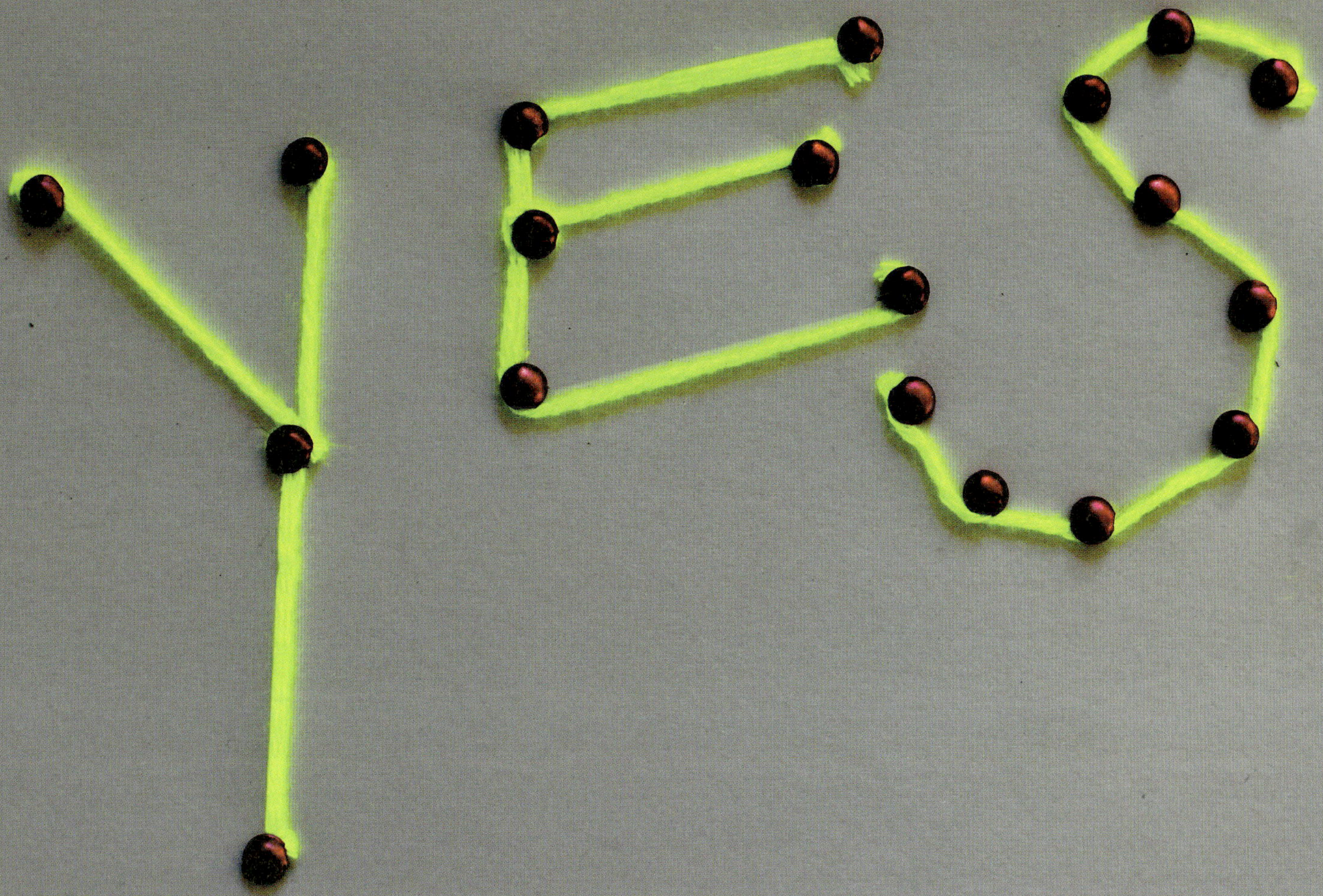

NABELCHAKRA

NABELCHAKRA

Das dritte Chakra liegt zwischen den unteren Rippenbögen, eine Hand breit unterhalb des Brustbeines. Es steht für das Recht zu handeln, zu sagen, was wir wollen, aktiv zu werden, Dinge in die Hand zu nehmen. Das bedeutet auch, uns gegen Übergriffe anderer abgrenzen zu können und klare Ansagen zu machen. Im Yoga ist das Wort „Ego" oft verpönt. Im Zusammenhang mit dem dritten Chakra soll es als etwas verstanden werden, das uns ausmacht und unsere Individualität zeigt. Das muss nicht zwingend heißen, dass wir ichbezogen oder egoistisch werden. Es gibt uns vielmehr den Raum für unsere eigene Macht im Sinne von „machen" und „ermächtigen".

Ein ausgeglichenes drittes Chakra lässt uns unsere Kraft und unsere Möglichkeiten ausschöpfen, ohne dabei unsensibel für die Bedürfnisse anderer zu werden. Wir übernehmen Verantwortung für unser Handeln und stehen für unsere Fehler ein. Auch wenn wir Fehler machen, können wir diese als Motivation ansehen, um uns zu entwickeln und zu lernen.

Die Konsequenz daraus ist, dass wir keine Opferhaltung mehr einnehmen können. Was uns passiert, haben wir selbst mitgestaltet. Die Chance, unsere Probleme zu lösen, liegt in erster Linie bei uns selbst.

„Alle Handlungen, alle Werke, alles Karma gehören zur Natur, nicht zum Göttlichen. Der Mensch ist es, der sein irdisches Los bestimmt. Die Menschen besiegeln ihr Schicksal selbst."
Bhagavadgita

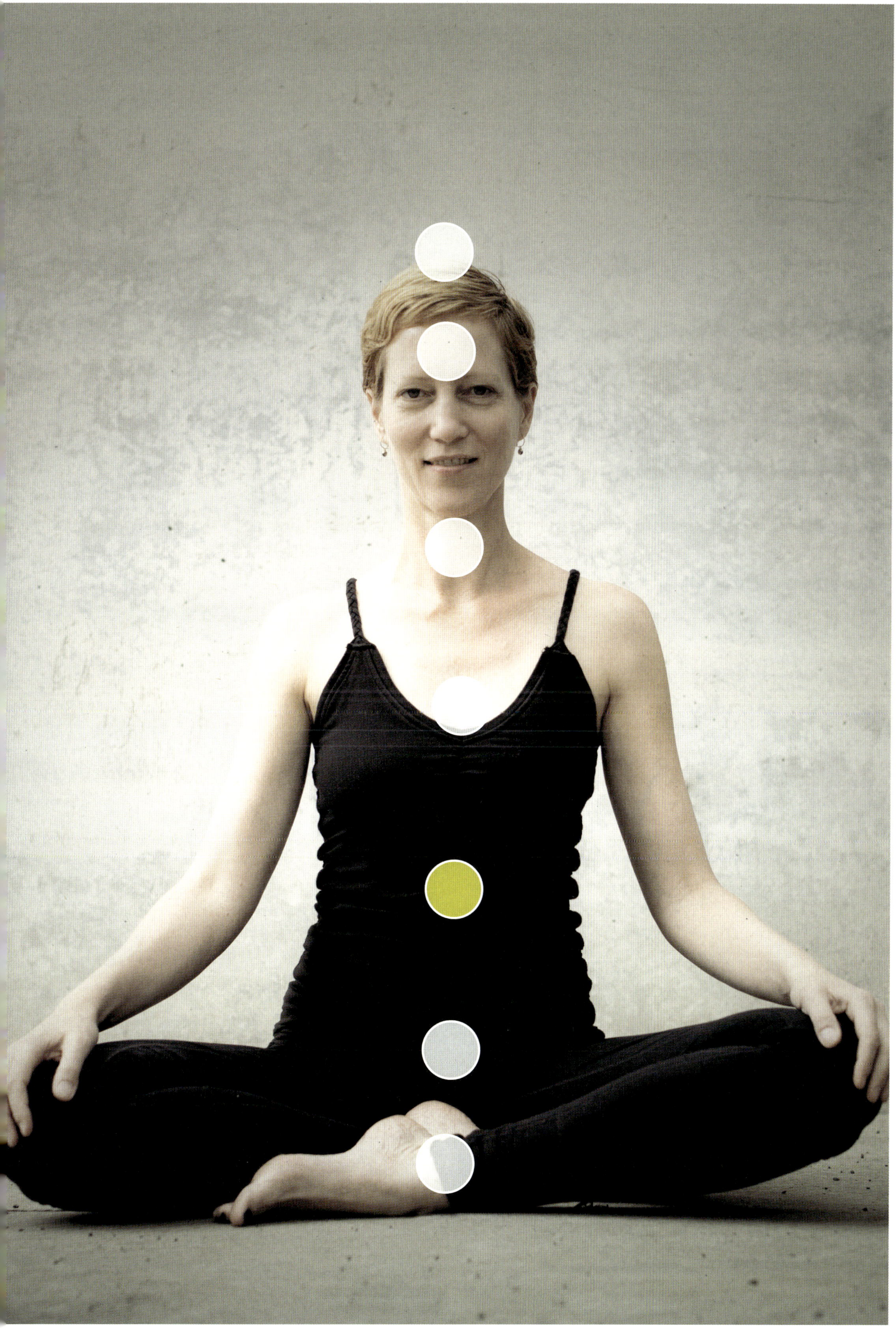

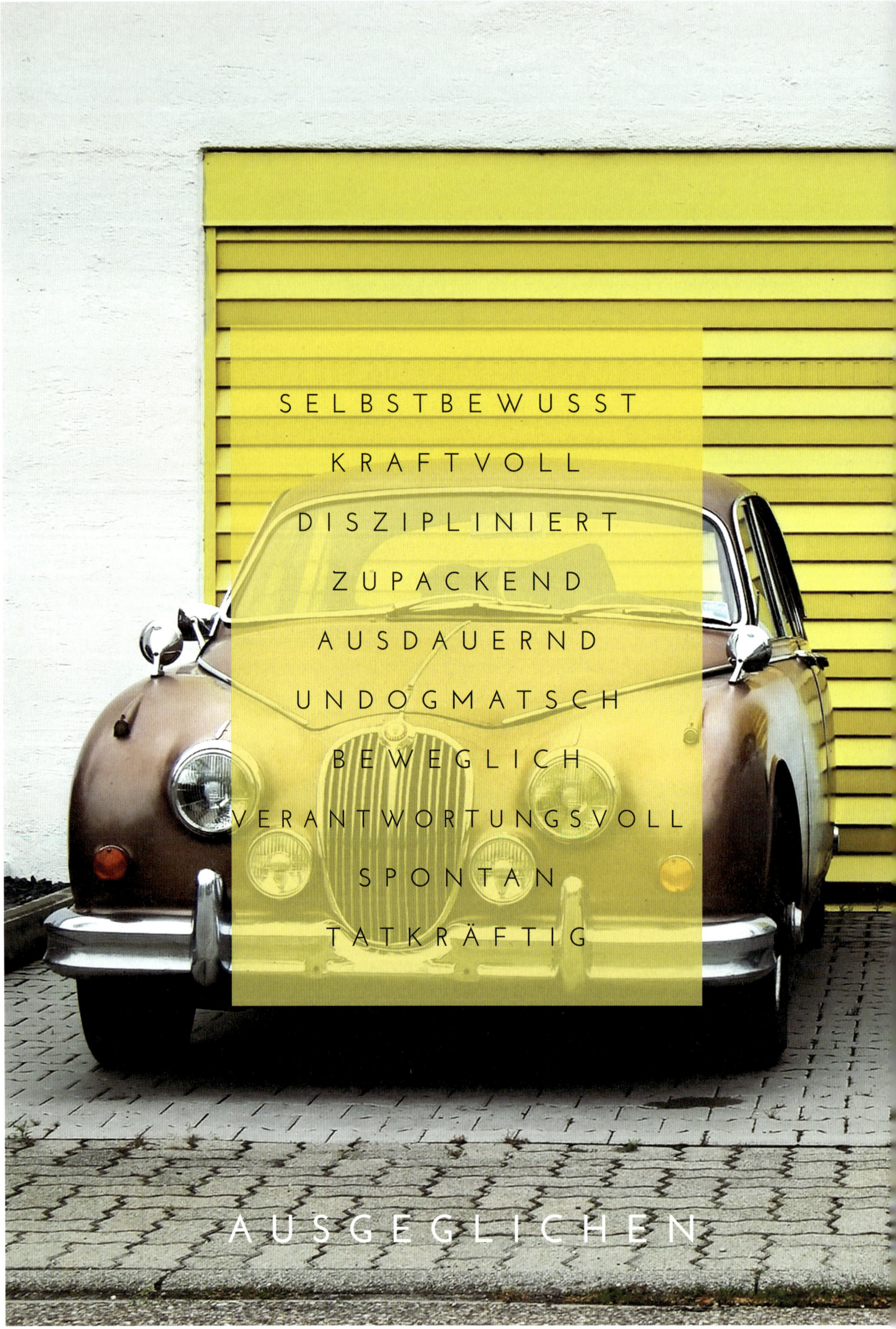
SELBSTBEWUSST
KRAFTVOLL
DISZIPLINIERT
ZUPACKEND
AUSDAUERND
UNDOGMATSCH
BEWEGLICH
VERANTWORTUNGSVOLL
SPONTAN
TATKRÄFTIG
AUSGEGLICHEN

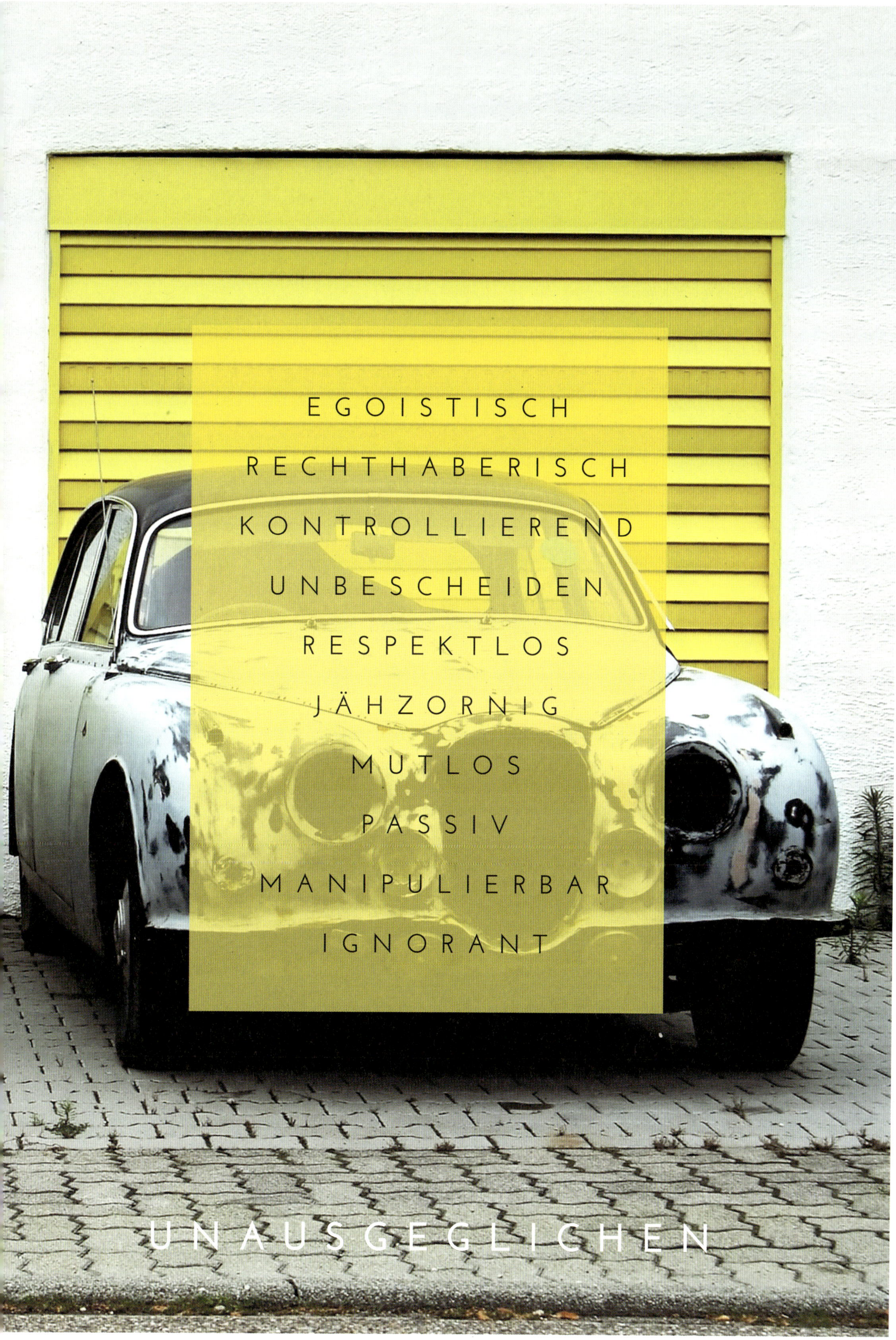
EGOISTISCH
RECHTHABERISCH
KONTROLLIEREND
UNBESCHEIDEN
RESPEKTLOS
JÄHZORNIG
MUTLOS
PASSIV
MANIPULIERBAR
IGNORANT
UNAUSGEGLICHEN

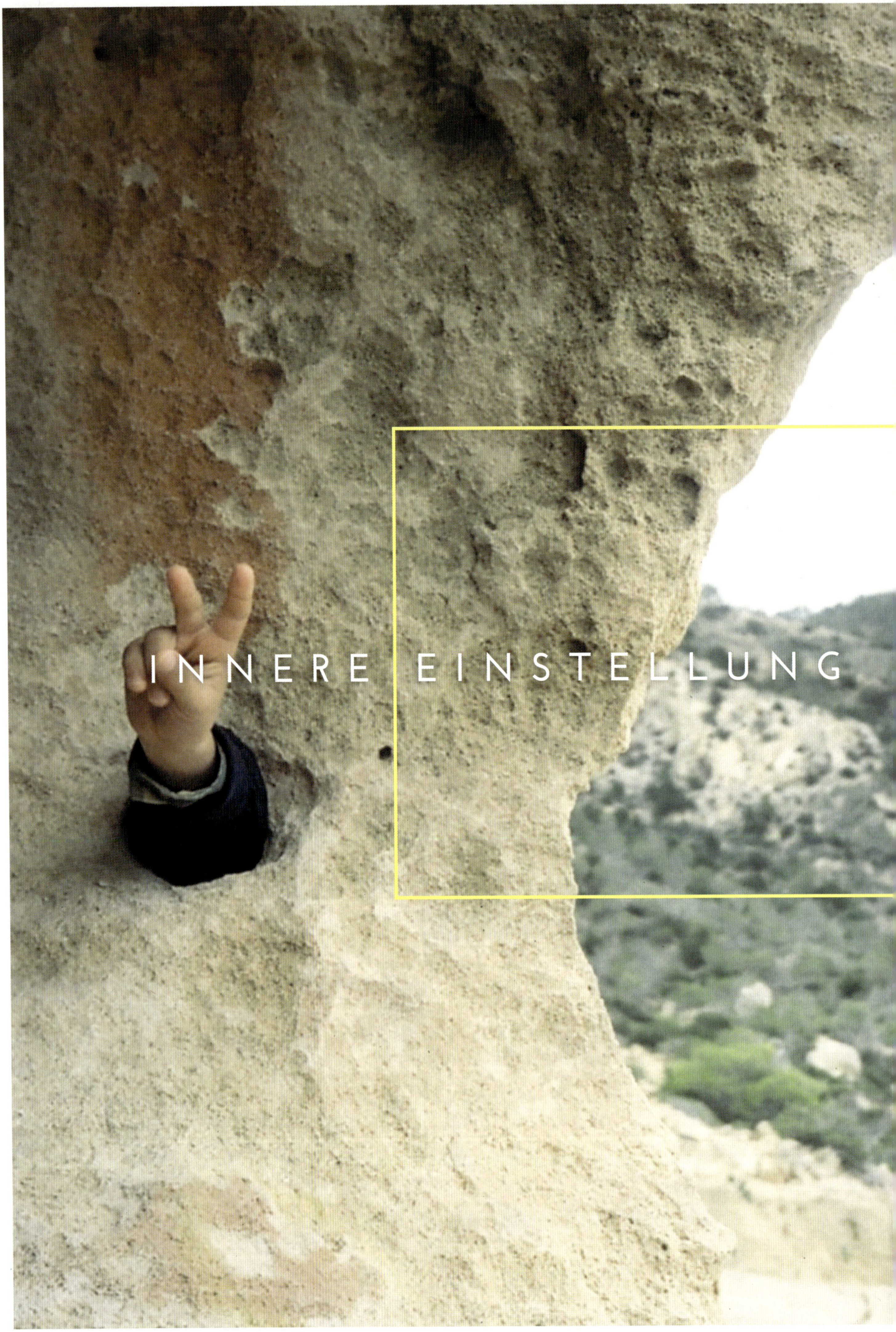
INNERE EINSTELLUNG

Ich nehme die Verantwortung an, die ich für mein Leben trage. Ich bleibe bei der Sache, ohne dabei meine eigenen Grenzen zu ignorieren.

Ich habe das Recht zu handeln.

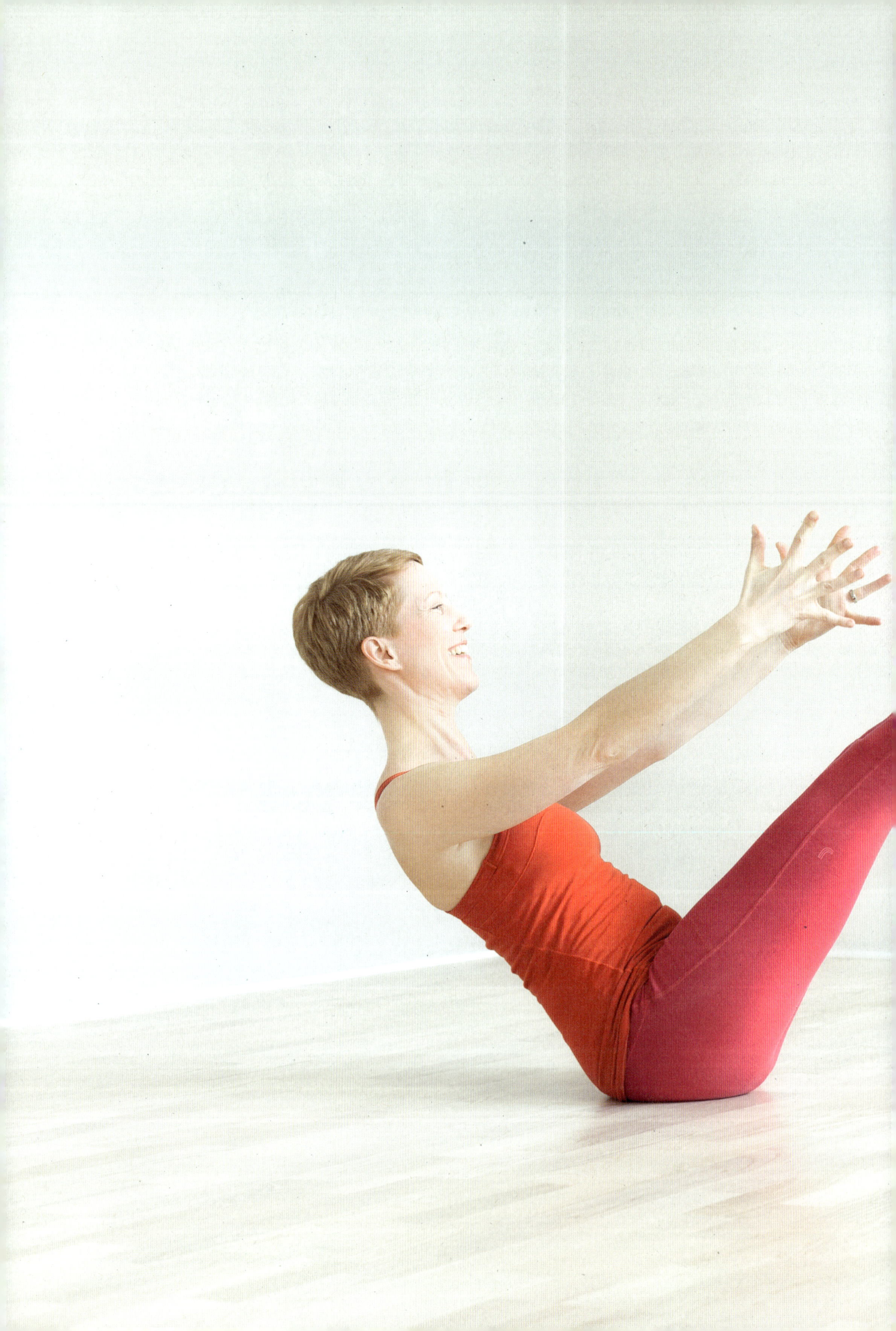

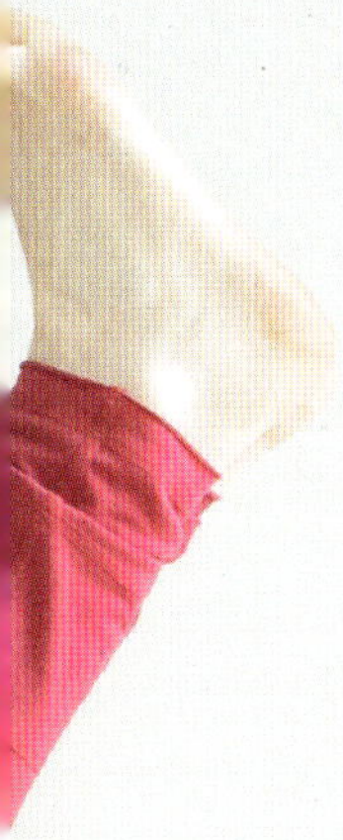

YOGA FÜR DAS SELBSTBEWUSSTSEIN

Wir stärken unsere physische Mitte, um unsere mentale und geistige Mitte zu stärken. Ohne Selbstvertrauen und Willenskraft sind wir nicht in der Lage, die folgende Sequenz auszuüben. Wir brauchen Durchhaltevermögen und Atemkraft, um uns in unserer Mitte zu halten. Unser Ego kann uns hier sehr nützlich sein, indem es uns sagt: Du schaffst das!

PEAK POSE

NAVASANA – DAS BOOT

Im **Boot** müssen wir nicht nur die Bauchmuskulatur aktivieren, sondern auch den Rücken lang und gerade halten. Da diese Stellung schnell anstrengend wird, hilft uns ein gleichmäßiger und starker Atem dabei, den Kopf auszuschalten und den Körper zu spüren.

So geht's: Du sitzt auf dem Boden, deine Füße sind vor dir aufgestellt. Greife mit den Händen von außen unter deine Oberschenkel, ziehe den Oberkörper lang und richte dich auf. Halte diese Aufrichtung bei, lehne dich etwas zurück und hebe die Unterschenkel an, sodass sie parallel zum Boden ausgerichtet sind. Die Knie bleiben dabei gebeugt. Strecke deine Arme in Richtung der Füße aus und aktiviere sie bis in die Fingerspitzen.

Um auch die seitlichen Bauchmuskeln zu erreichen, nimmst du beide Arme auf die rechte Seite deiner Beine und verlagerst dein Gewicht auf die linke Gesäßhälfte – und umgekehrt.

Atmung: Gerade in anstrengenden Asanas neigen wir dazu, die Luft anzuhalten. Nutze die Einatmung, um deine Wirbelsäule aufzurichten, und die Ausatmung, um die Länge zu halten. So sicherst du den Atemfluss.

Wichtiges Prinzip: *Muskuläre Energie*
Ziehe mit der Einatmung die Kraft von außen zur Mittellinie deines Körpers, um sie von dort aus mit der Ausatmung gleichmäßig in alle Richtungen auszustrahlen.

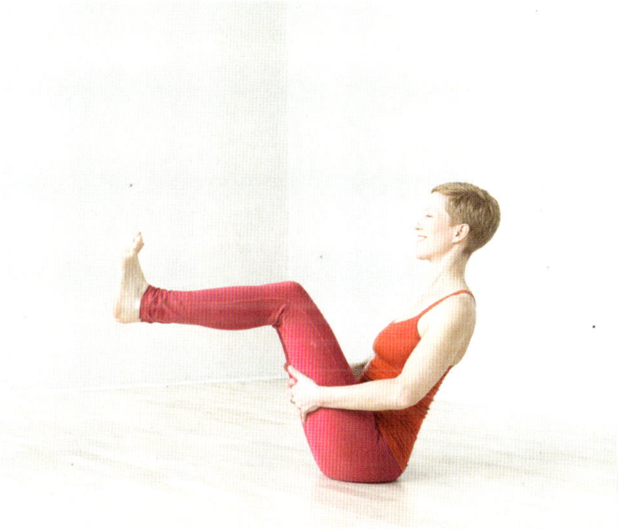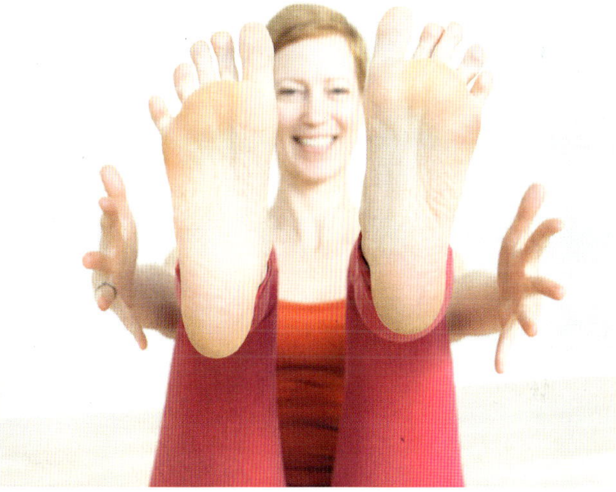

NABELCHAKRA-SEQUENZ

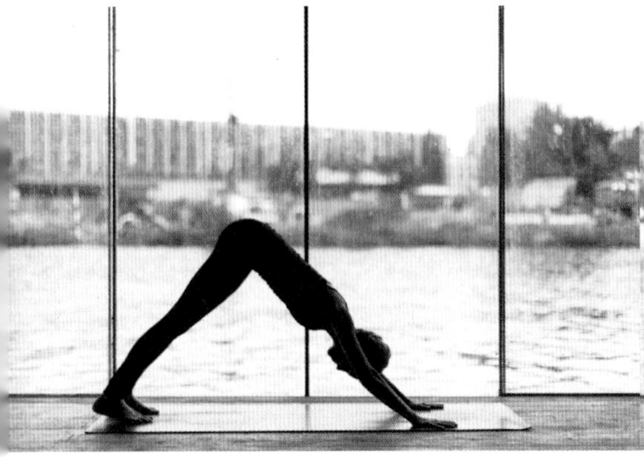

1

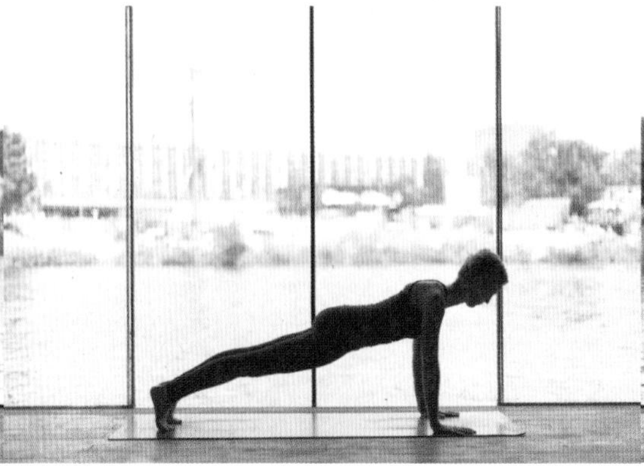

2

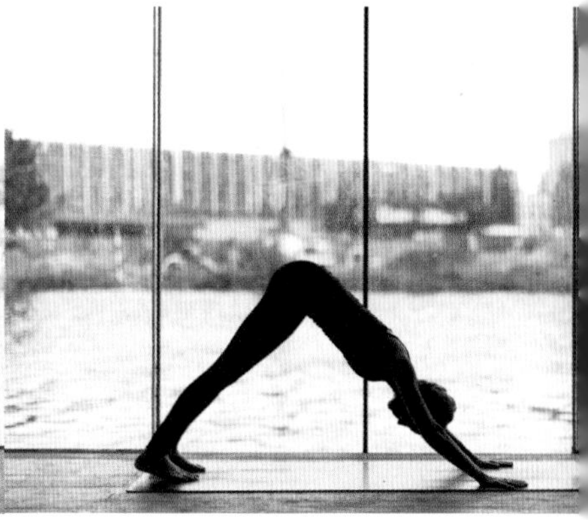

3

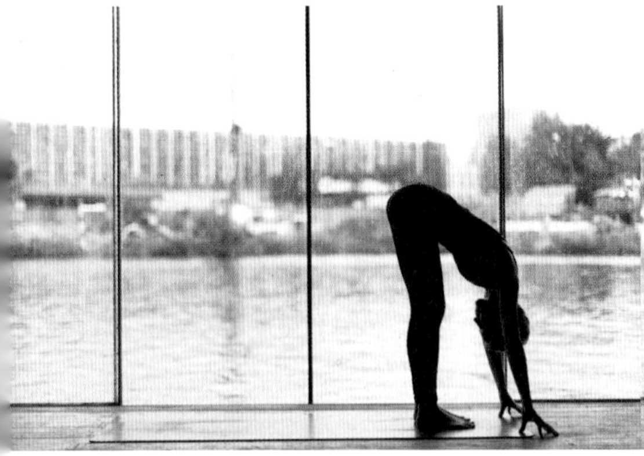

7

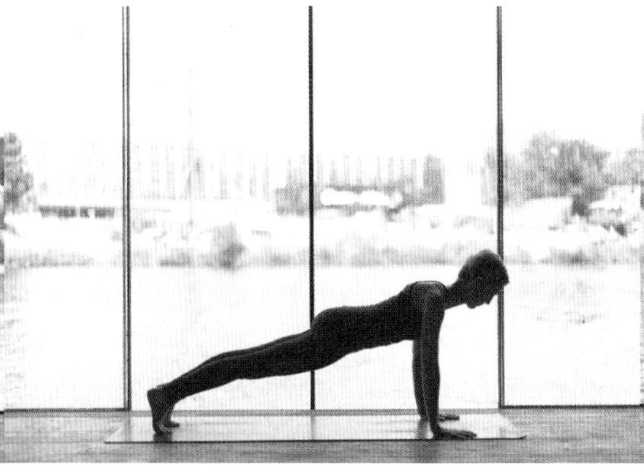

8

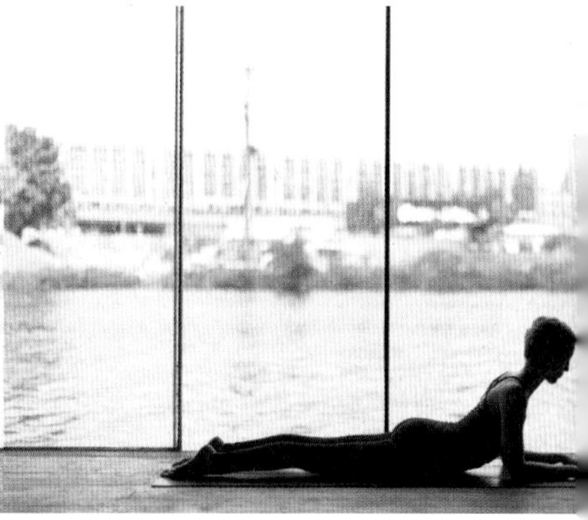

9

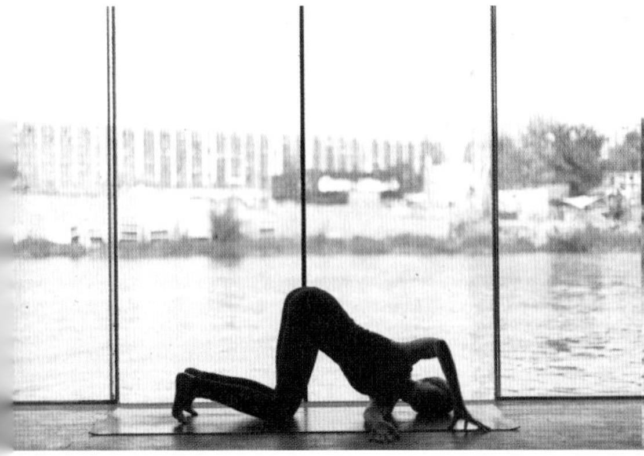

13

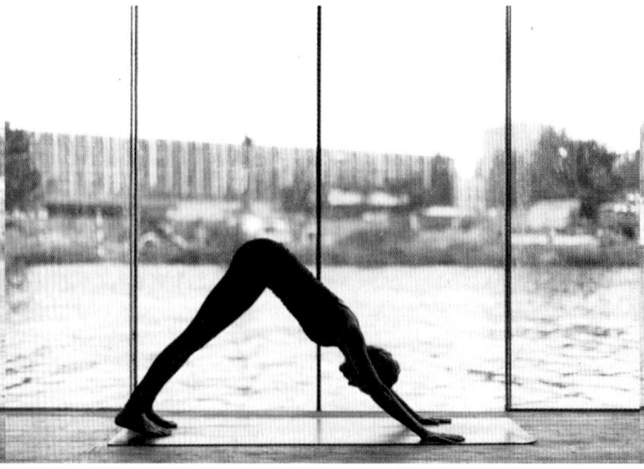

14

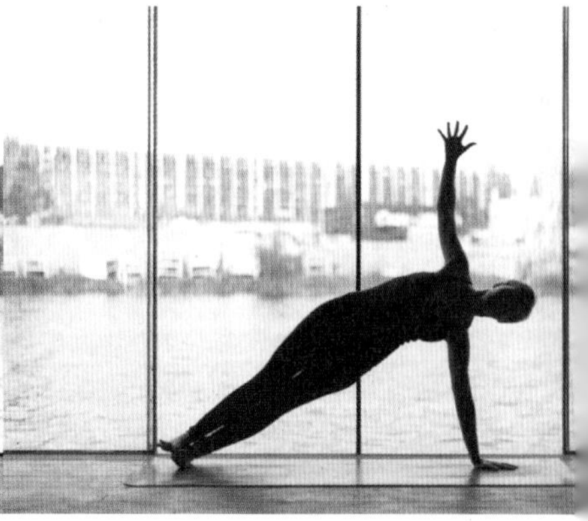

15

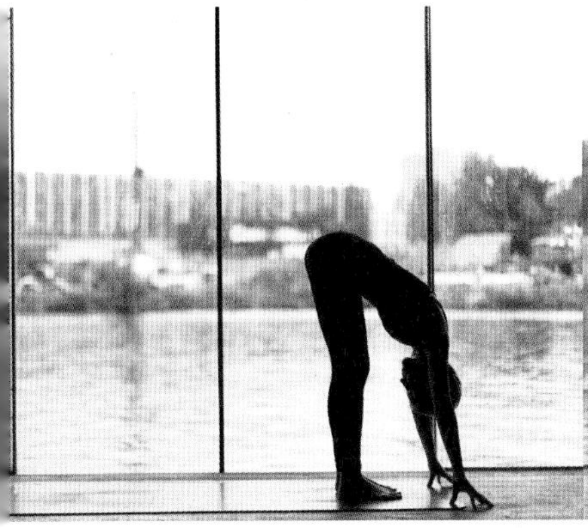

4

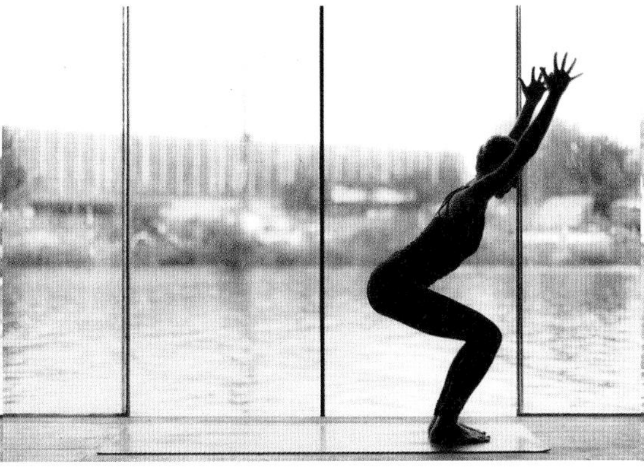

5

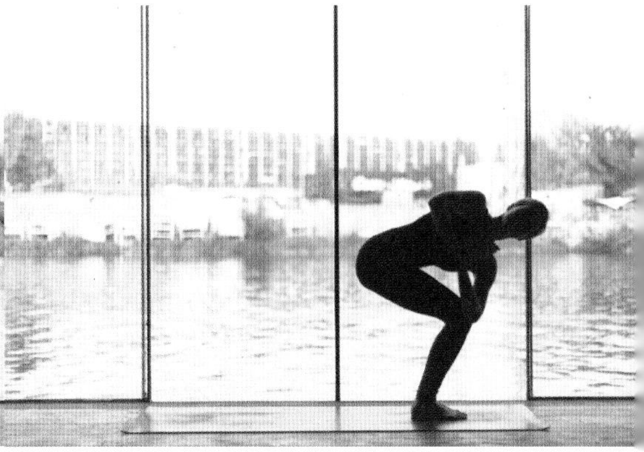

6

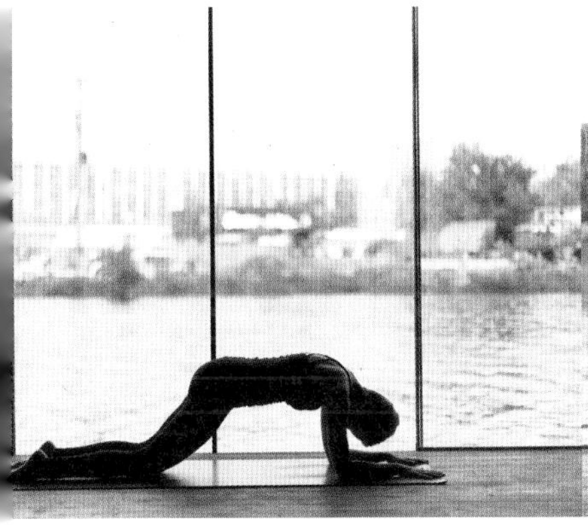

10

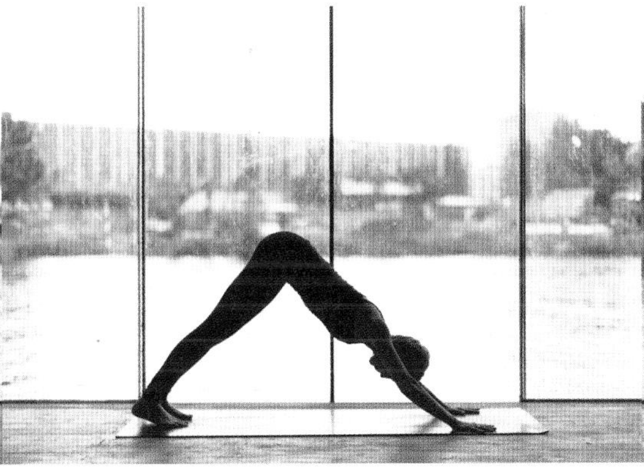

11

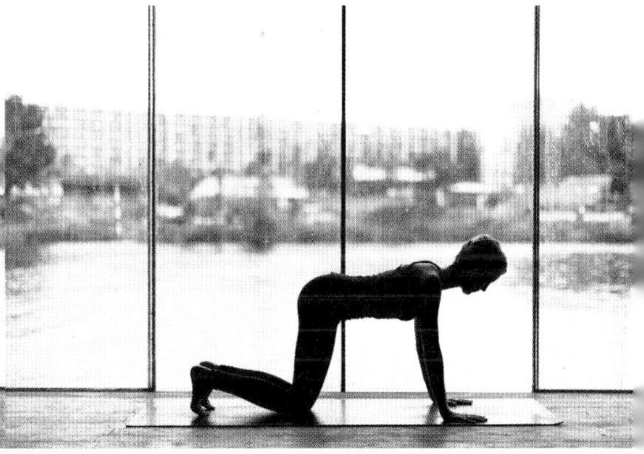

12

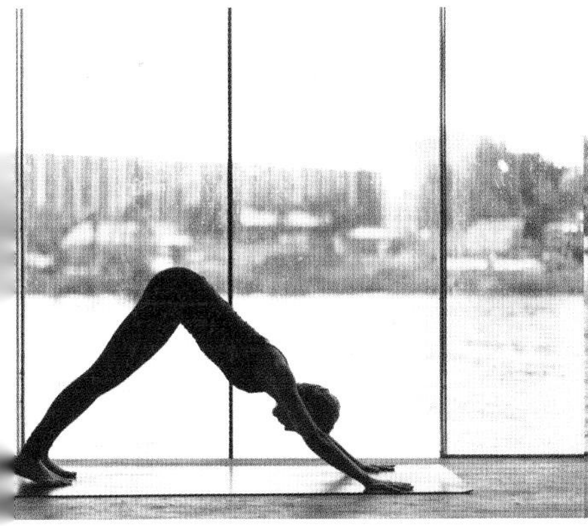

16

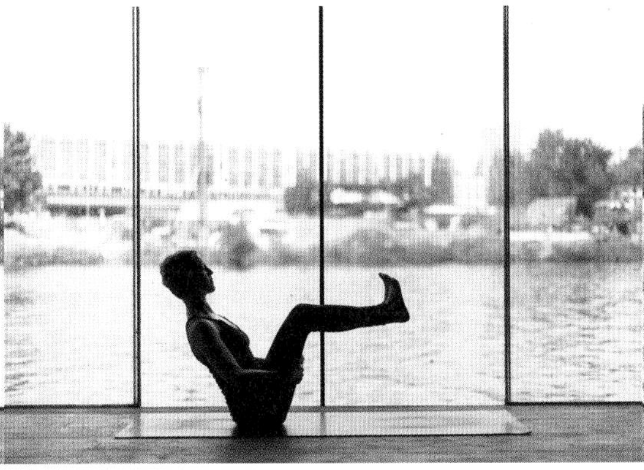

17

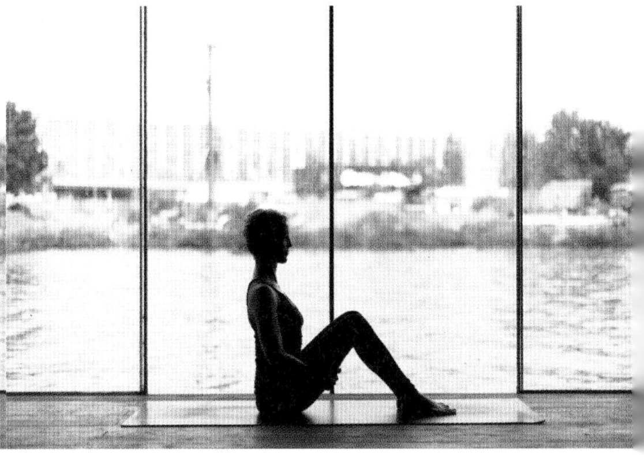

18

ALTERNATIVE ASANAS

Stellungen für die Bauchmuskulatur / Drehungen / Armbalancen

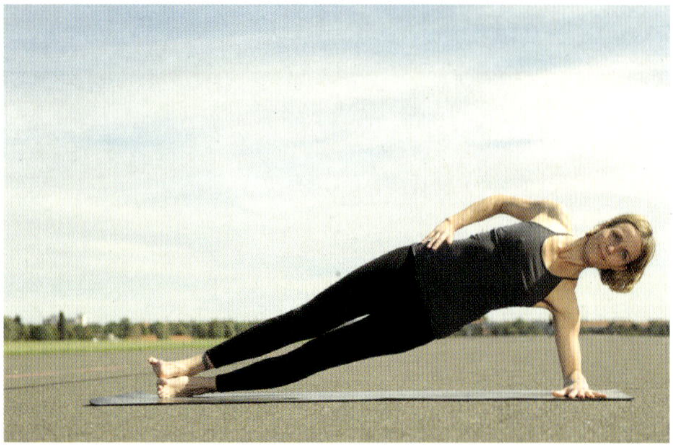

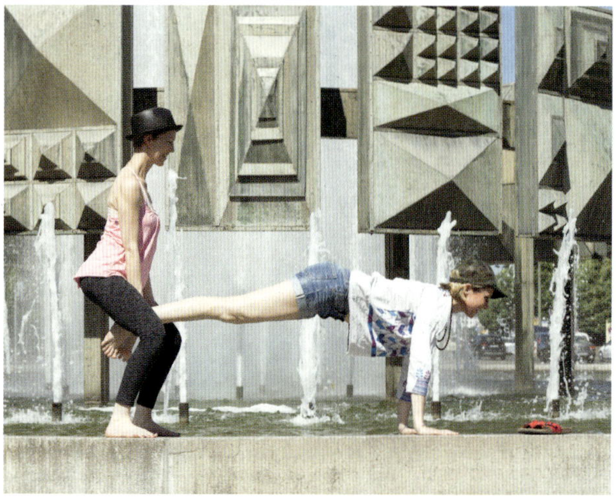

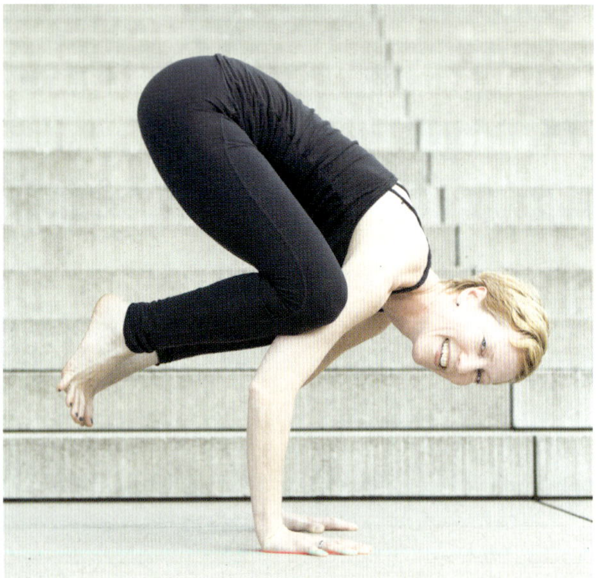

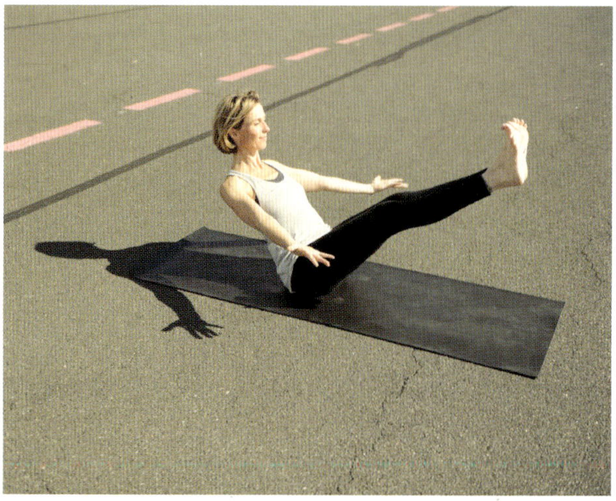

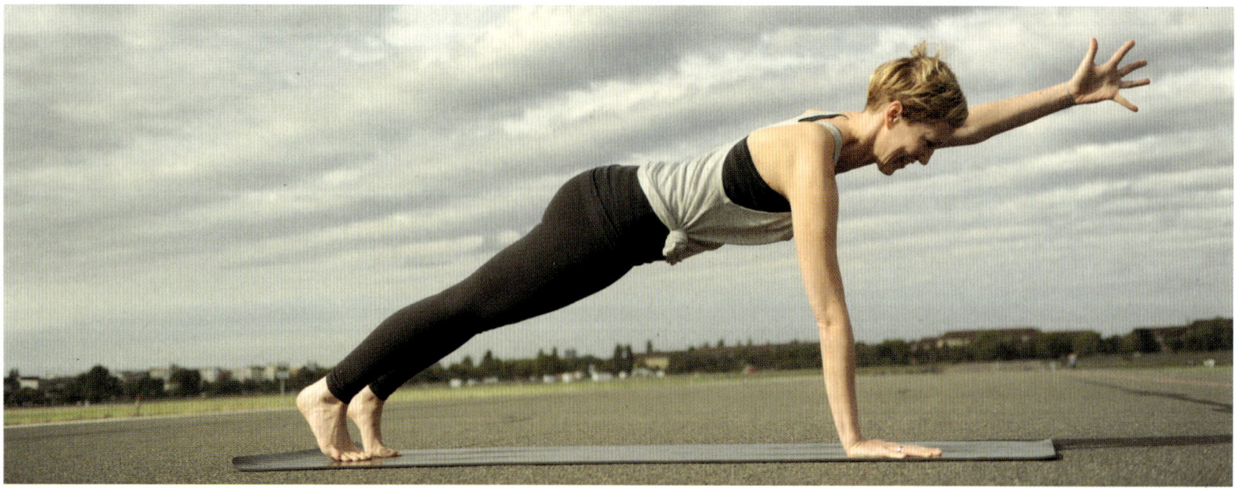

QUICKIE

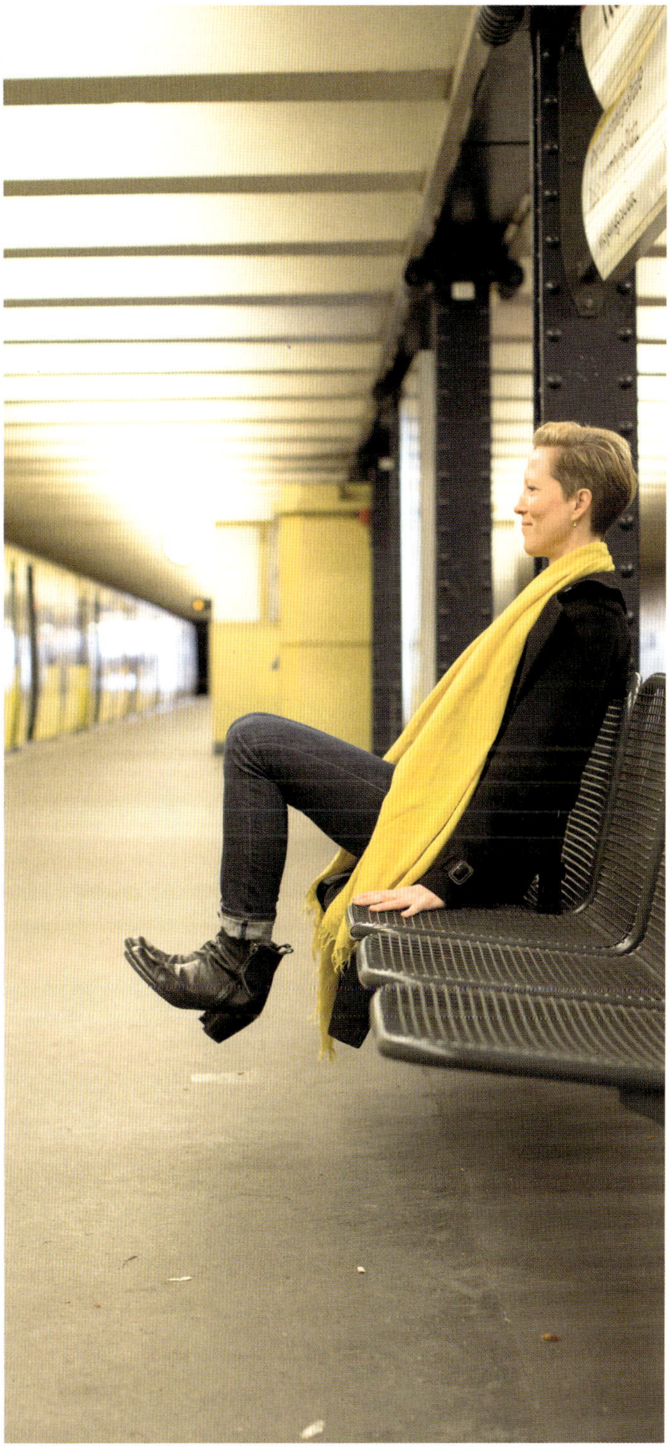

Setze dich aufrecht auf einen Stuhl oder Hocker, lehne dich nach hinten und ziehe die Füße vom Boden weg.

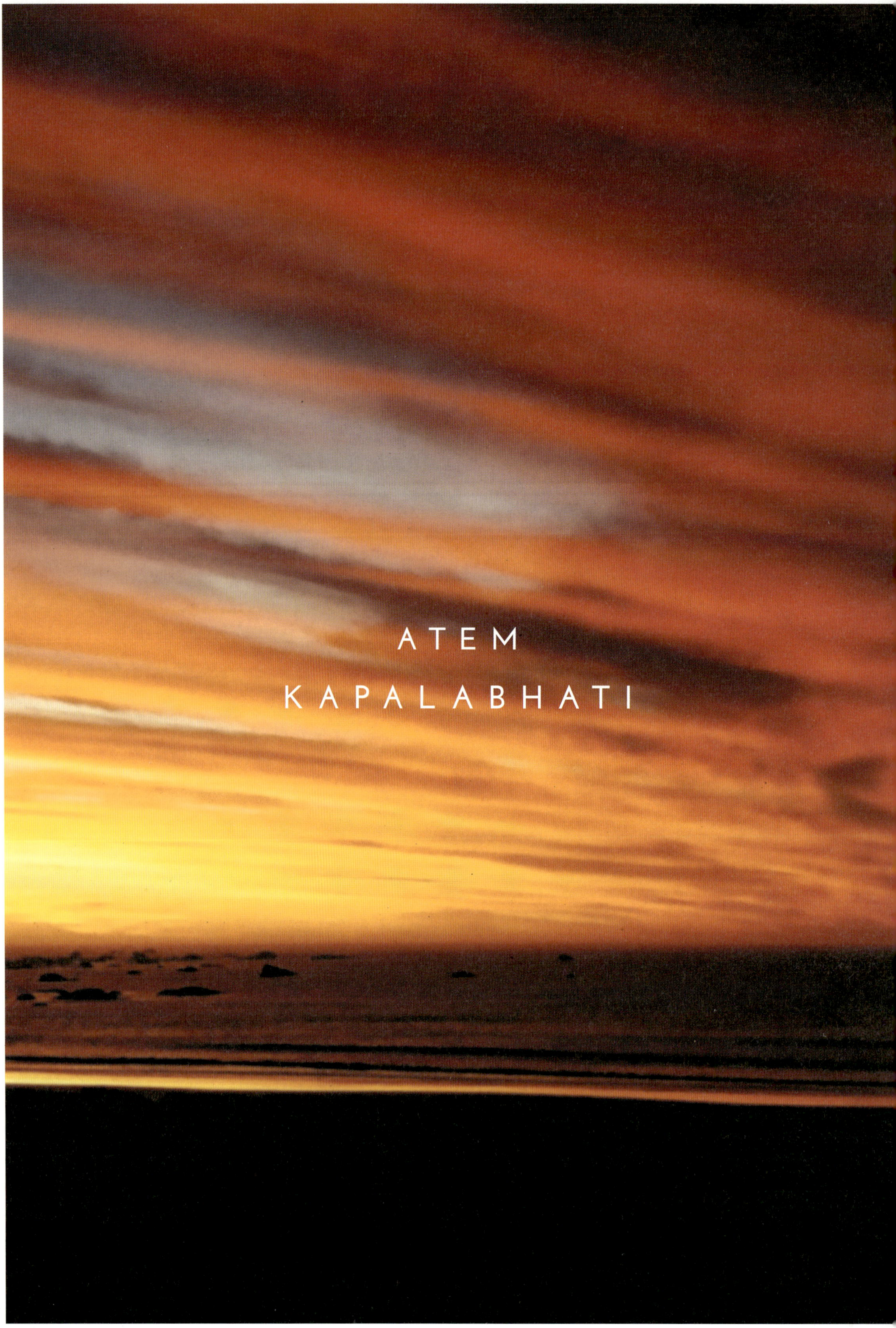

ATEM
KAPALABHATI

KAPALABHATI

(Sanskrit für „strahlender Schädel")

Der Feueratem reinigt und regt an. Er kann stärker als ein guter Espresso wirken, vermeide den Feueratem also kurz vor dem Schlafgehen. Nutze den Feueratem maßvoll. Er soll dich nicht „verbrennen", sondern klar werden lassen.

Finde einen aufrechten und bequemen Sitz am Boden oder auf einem Stuhl. Lasse deinen Blick ruhig und weich werden, schaue auf einen Punkt am Boden ein paar Meter vor dir. Lege deine Hände locker auf den unteren Bauch und atme mehrmals tief ein und aus. Spüre, wie der Atem deinen Bauch unter den Händen beim Einatmen weitet und beim Ausatmen wieder flacher werden lässt.

Stelle dir nun vor, dass du einen Fussel in deiner Nase hast. Mit deiner Ausatmung versuchst du, den Fussel aus der Nase zu befördern. Ziehe dafür die Bauchdecke kraftvoll nach innen. Dann lasse deinen Bauch los und lasse die Einatmung reflexhaft folgen. Finde dein eigenes Tempo und wiederhole diese Atmung zehnmal. Atme im Anschluss entspannt durch. Mit jedem Üben kannst du die Schnelligkeit und Frequenz erhöhen, bis hin zu drei Runden mit jeweils 50 Wiederholungen.

Fühle dich wohl mit deinem Atem, er ist dein Freund. Es sollte dir dabei niemals eng oder gar schwindelig werden. Übe nur mit leerem Magen. Verzichte auf Kapalabhati während der Menstruation. Falls du Operationen im Bauchraum hattest oder schwanger sein könntest, frage einen erfahrenen Yogalehrer, bevor du den Feueratem übst!

CHAKRA DELIKAT

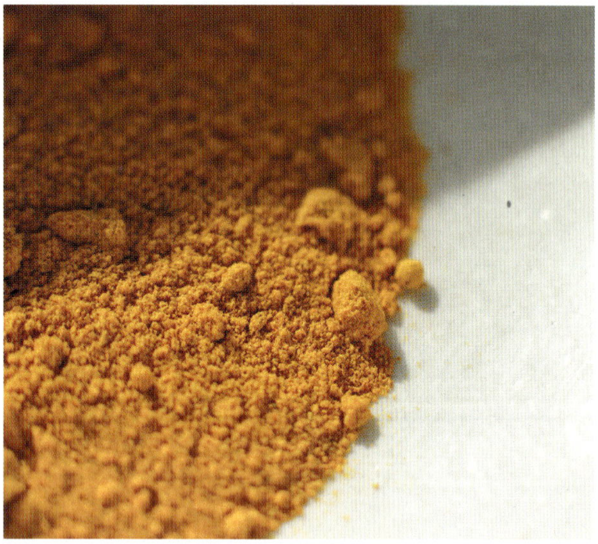

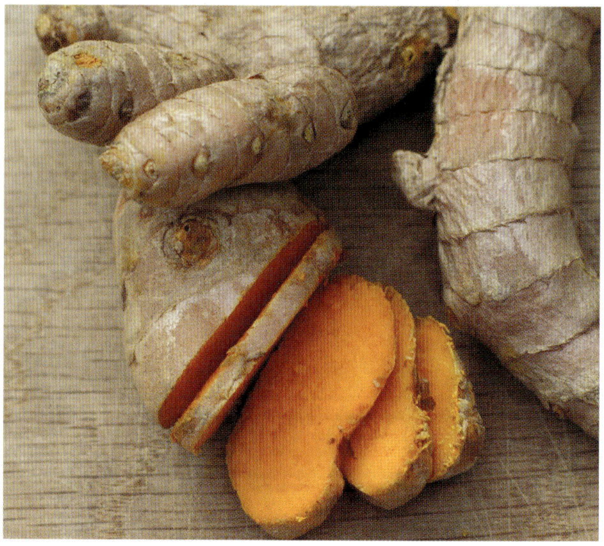

Die leuchtend gelbe Farbe von Kurkuma passt perfekt zum dritten Chakra.

Kurkuma ist ein Gewürz, das wegen seines positiven Einflusses auf die Gesundheit auch gern in der traditionellen indischen Medizin verwendet wird. Es ist ein starkes Antioxidans, das heißt, es schützt den Körper vor freien Radikalen und hat entzündungshemmende, antibakterielle, antivirale sowie antimikrobielle Eigenschaften. Kurkuma stimuliert also das gesamte Immunsystem und lindert Verdauungsstörungen sowie Menstruationsprobleme. Durch seine stoffwechselaktivierenden Eigenschaften hat es auch eine feurige und wärmende Wirkung.

Tipp: Schwarzer Pfeffer erhöht die Kurkuma-Aufnahme um ein Vielfaches.

AUFGABE

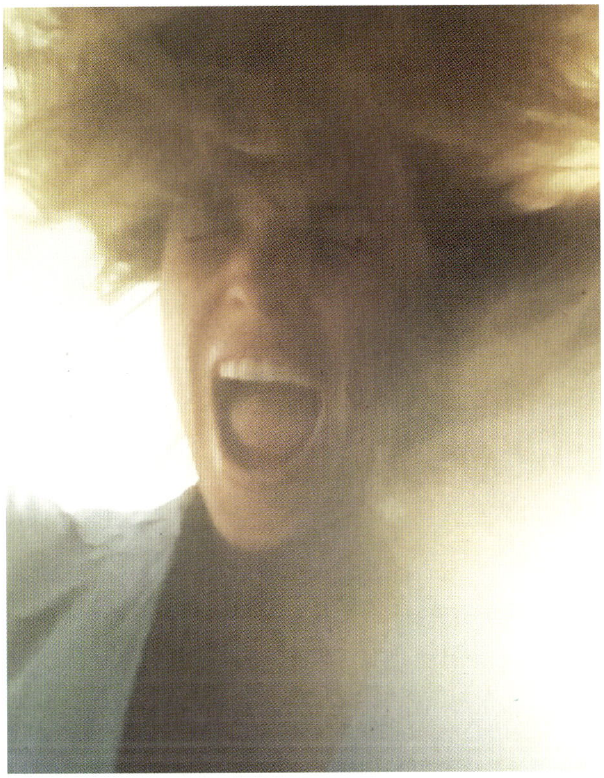

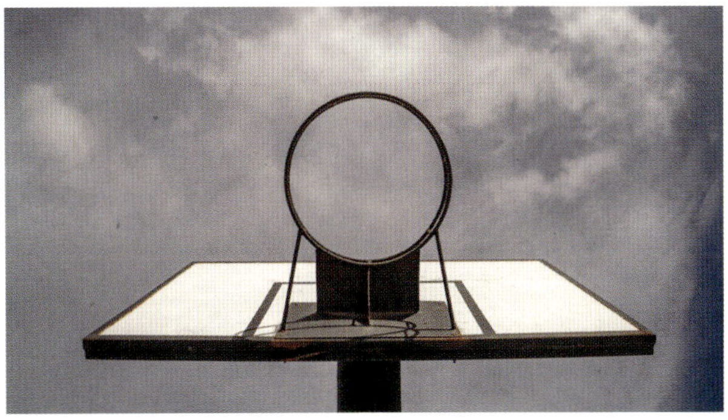

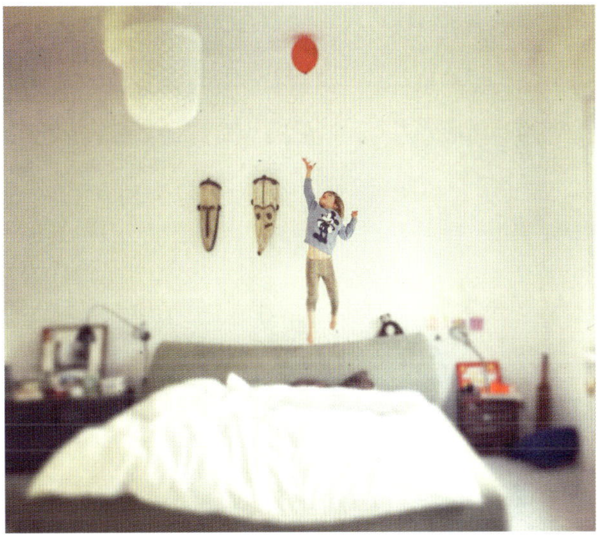

Nimm Herausforderungen an. Gehe los, einen Schritt nach dem anderen.

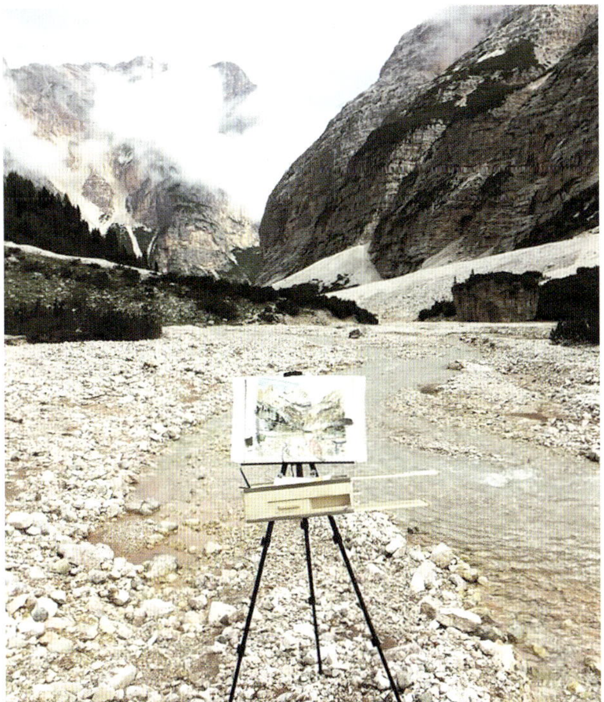

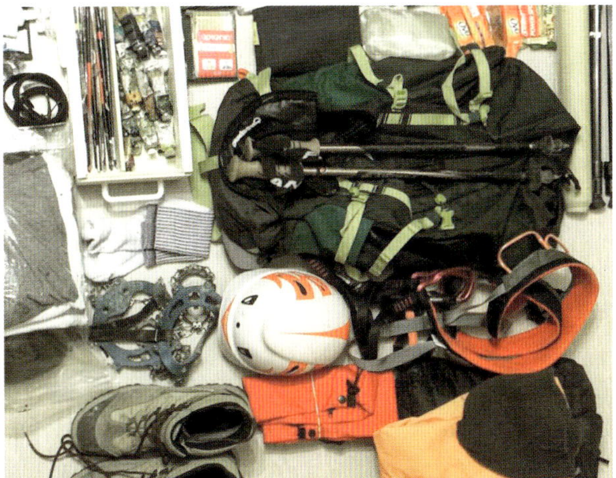

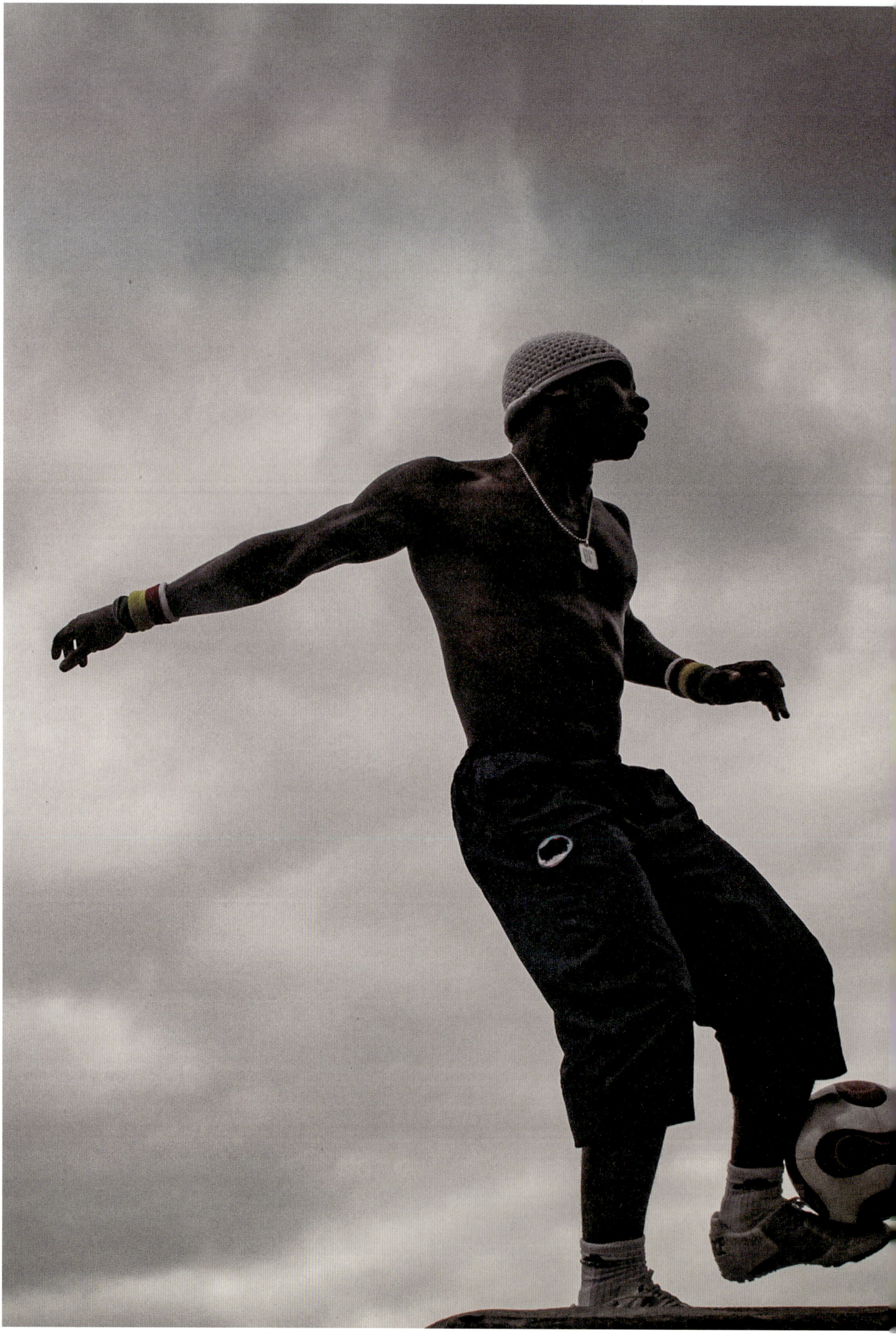

STRATEGIE

Stehe zu deinen Bedürfnissen, formuliere sie, fordere sie ein. Bestimme jederzeit, wie du agierst oder auch reagierst. Sei dir bewusst, dass eine Reaktion auch eine Aktion ist. Finde heraus, ob es gerade wichtig ist, aktiv zu handeln, oder ob es besser ist, abzuwarten und anderen den Raum zu geben. Handele aus deiner inneren und eigenen Überzeugung heraus.

YUKI TANJI

Tai-Chi- und Qigong-Lehrerin

Yukis besondere Kraft vereint sich mit Eleganz und Disziplin. Als Balletttänzerin erlernte Yuki in Japan die strenge Beherrschung ihres Körpers, später kamen große Willenskraft und der Respekt vor den Lehrern beim Kung-Fu dazu.

Durch ihre Schwangerschaft bedingt entschied sie sich für sanftere Formen des Kampfsports und lernte mit angesehenen Meistern die hohe Kunst des Tai-Chi und des Qigong.

Ich habe Yuki als Tai-Chi-Lehrerin kennengelernt und fühlte mich sofort in den Bann gezogen von der absoluten Präsenz, mit der sie mich leitete. Scheinbar mühelos und mit großer Anmut bewegt sich Yuki durch komplizierte Abfolgen, während sie mit sanfter Stimme von den Namen und Bedeutungen der Übungen erzählt. Ihre Ausstrahlung ist wie ein Magnet; auch wenn ich nicht annähernd ihre Fähigkeiten besitze, erfahre ich direkt im Körper und im Geist die Energie des Chi. Es braucht jahrelanges und hingebungsvolles Training, um als Lehrer so überzeugend zu sein.

Es ist eine Sache, im geschützten Raum eines Sportstudios Tai-Chi zu üben, etwas ganz anderes passiert oft im öffentlichen Raum: Yuki erzählt, dass sie während der Demonstration ihrer Kampfkunst auf öffentlichen Plätzen und in Grünanlagen verbal und auch körperlich angegriffen wurde. In diesen Momenten zeigt sich wahre Willenskraft. Bei sich zu bleiben, auch wenn das Gegenüber respektlos ist, keine Angst zu haben, auch wenn der Angreifer stärker und größer ist. Yukis Selbstvertrauen liegt in dem Bewusstsein ihrer Möglichkeiten. Sie weiß, welche Kräfte sie in sich trägt. Statt Flucht wählt sie ihre Art von Konfrontation: ihre Kraft aus der Mitte.

Annette

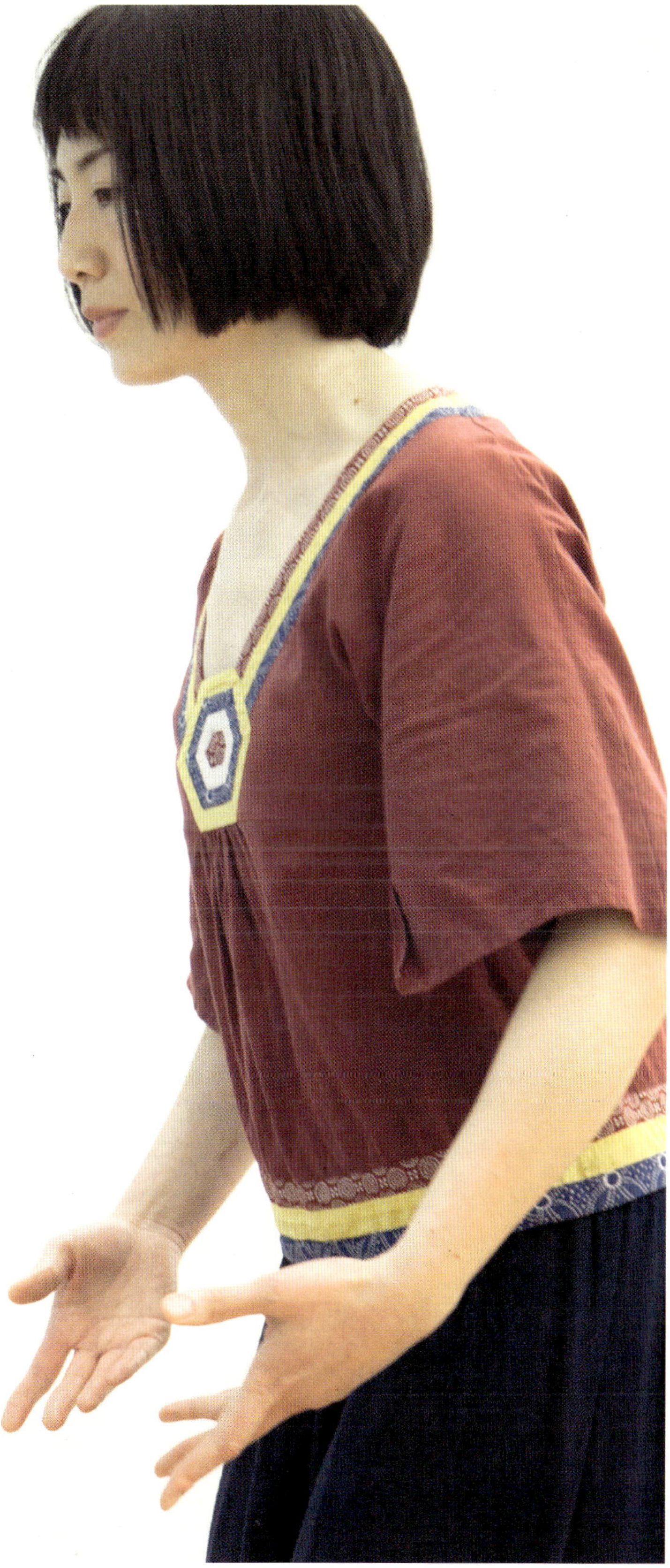

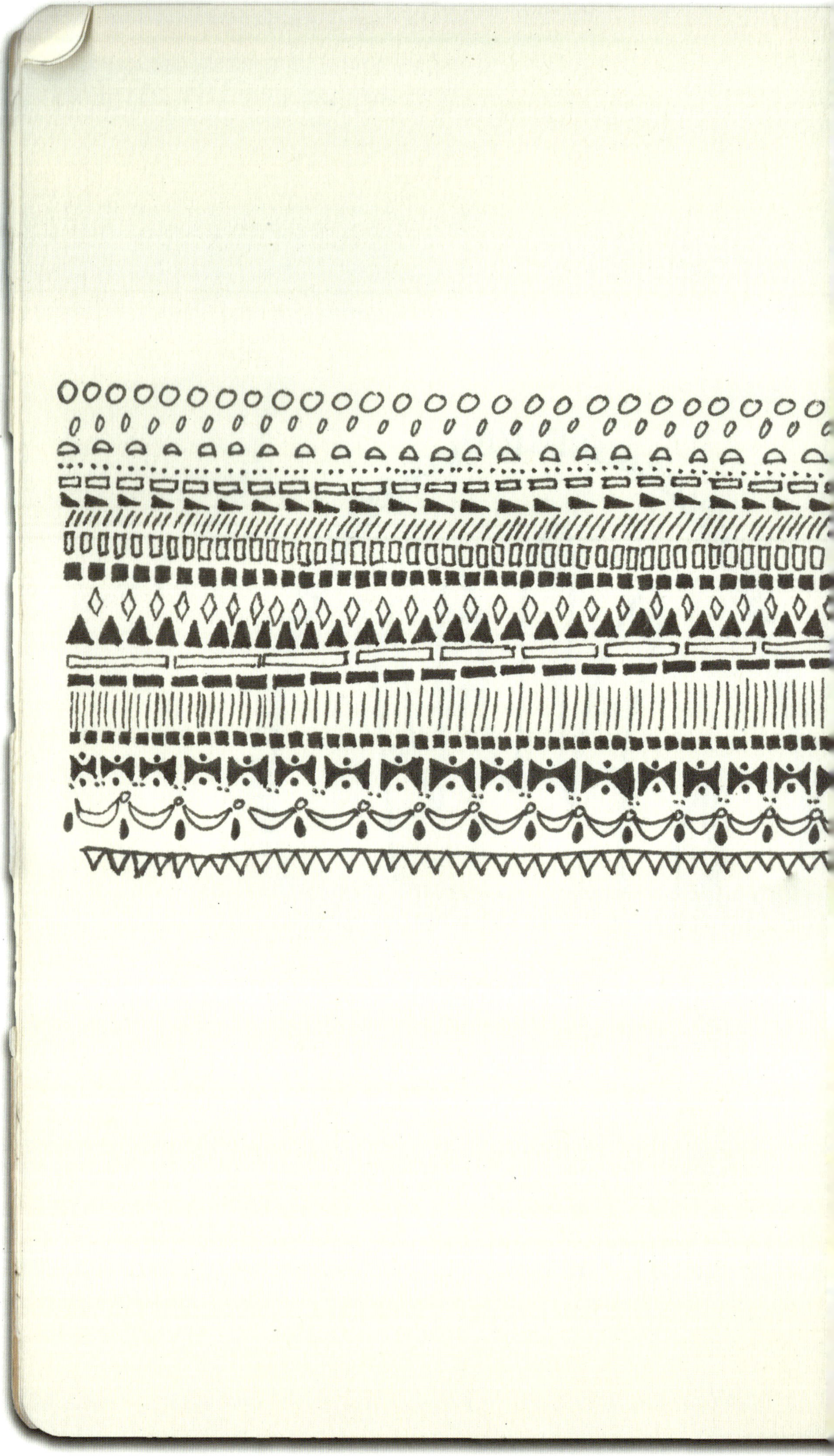

NOTIZEN

ANAHATA

(Sanskrit für „unverletzt")

PHYSISCH **WEITEND**

EMOTIONAL **ZUWENDEND**

MENTAL **ÖFFNEND**

SPIRITUELL **VERBINDEND**

HERZCHAKRA

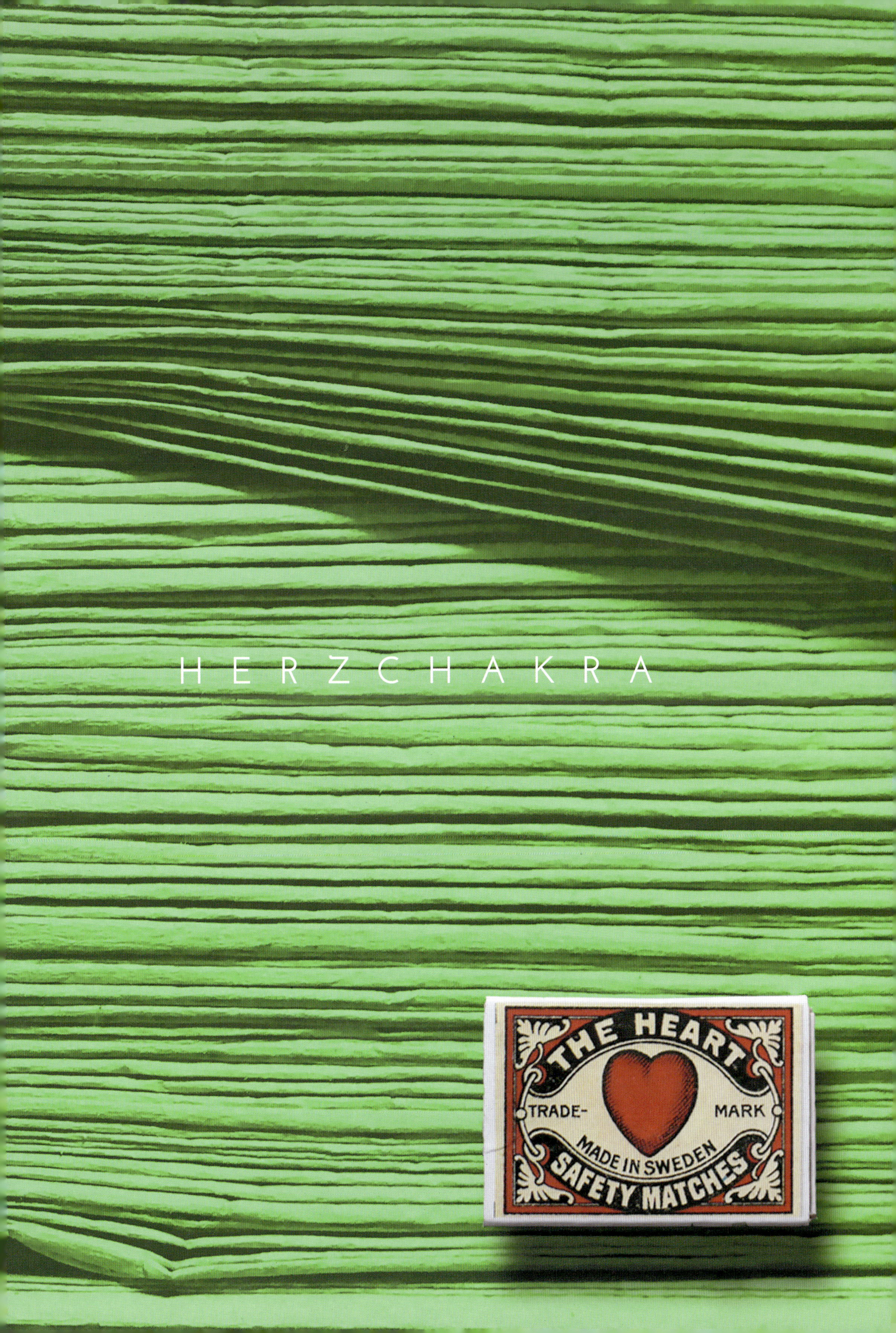

HERZCHAKRA

Das vierte Chakra liegt zwischen den drei unteren und den drei oberen Chakras in der Mitte des Brustkorbes. Die unteren Chakras stehen für Stabilität, die oberen für Freiheit. Das Herzchakra trägt die Qualität des Ausgleichs, der Mitte und vor allem die Qualität der Liebe und des Mitgefühls. Die Liebe ist die Kraft, die unser Leben antreibt. Nichts ist so erhebend wie das Gefühl wahrer Liebe. Wenn wir geliebt werden, nehmen wir uns selbst stärker wahr. Selbstwahrnehmung ist die Voraussetzung für Selbstliebe. Selbstliebe wiederum ist die Voraussetzung dafür, andere wahrhaftig lieben zu können.

Das Herz ist unser Motor, der Sitz unserer inneren Lebenskraft. Bevor unser Gehirn im Mutterleib ausgebildet wird, kann man auf dem Ultraschall schon einen Herzschlag erkennen.

Wir verbinden in unserem Herzen unsere weiblichen und männlichen Qualitäten und nehmen an, dass wir gleichzeitig weich und fest, offen und stark, stabil und frei sein können.

In unserer Sprache sind eine Menge Herz-Assoziationen zu finden: ein schweres Herz, aus vollem Herzen, Hand aufs Herz, Herz aus Stein, herzlich, herzhaft, gutherzig, herzensgut usw.

Ein ausgeglichenes viertes Chakra gibt uns den Raum, das Positive genauso annehmen zu können wie das Negative. Wir können uns der Freude, Liebe und Erfüllung genauso öffnen wie der Sorge und Trauer und dadurch eine intensive Tiefe im Leben erfahren.

„Ich habe verstanden, dass die Menschen vergessen werden, was du gesagt und getan hast. Aber sie werden nie vergessen, welche Gefühle du in ihnen hervorgerufen hast."
Maya Angelou

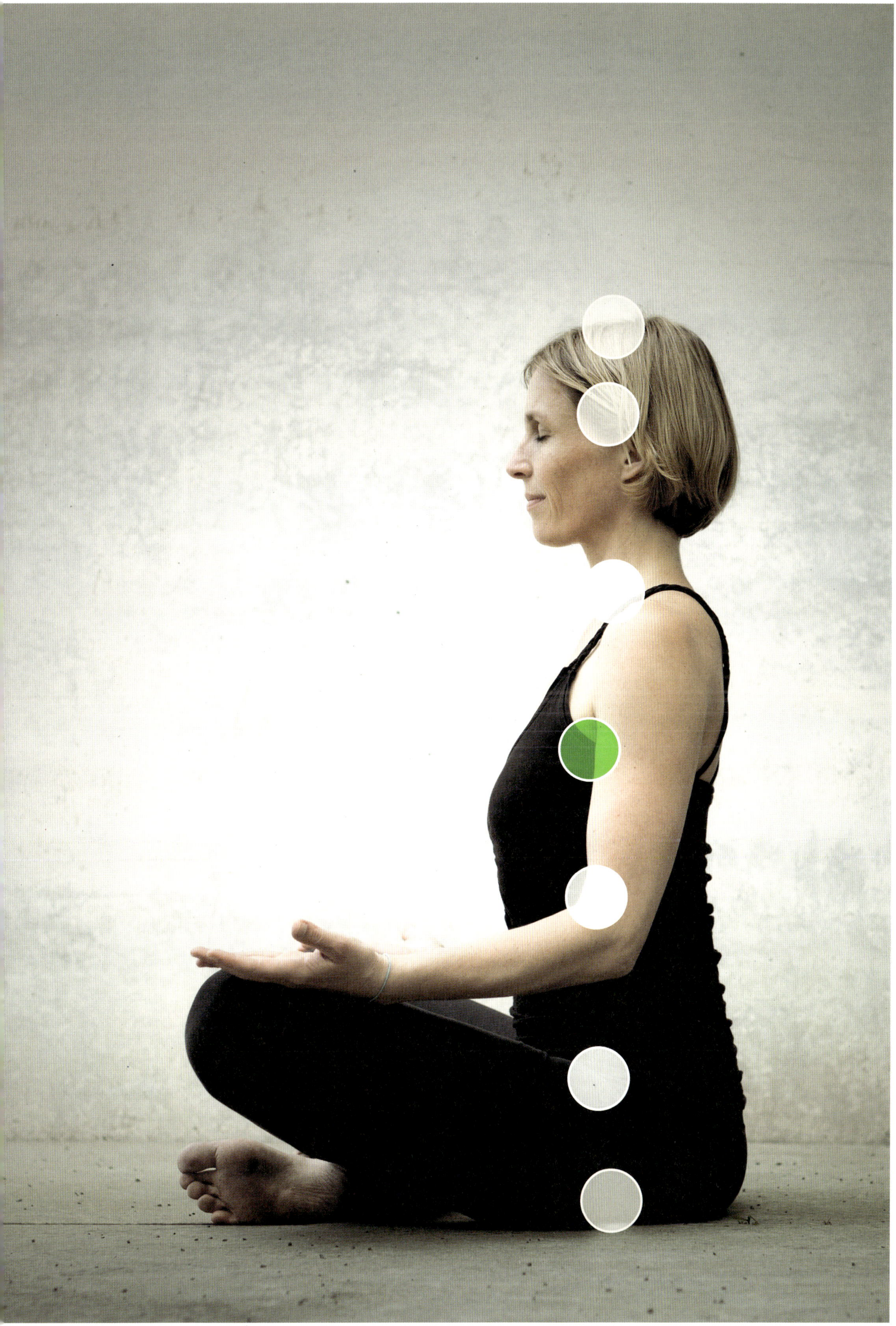

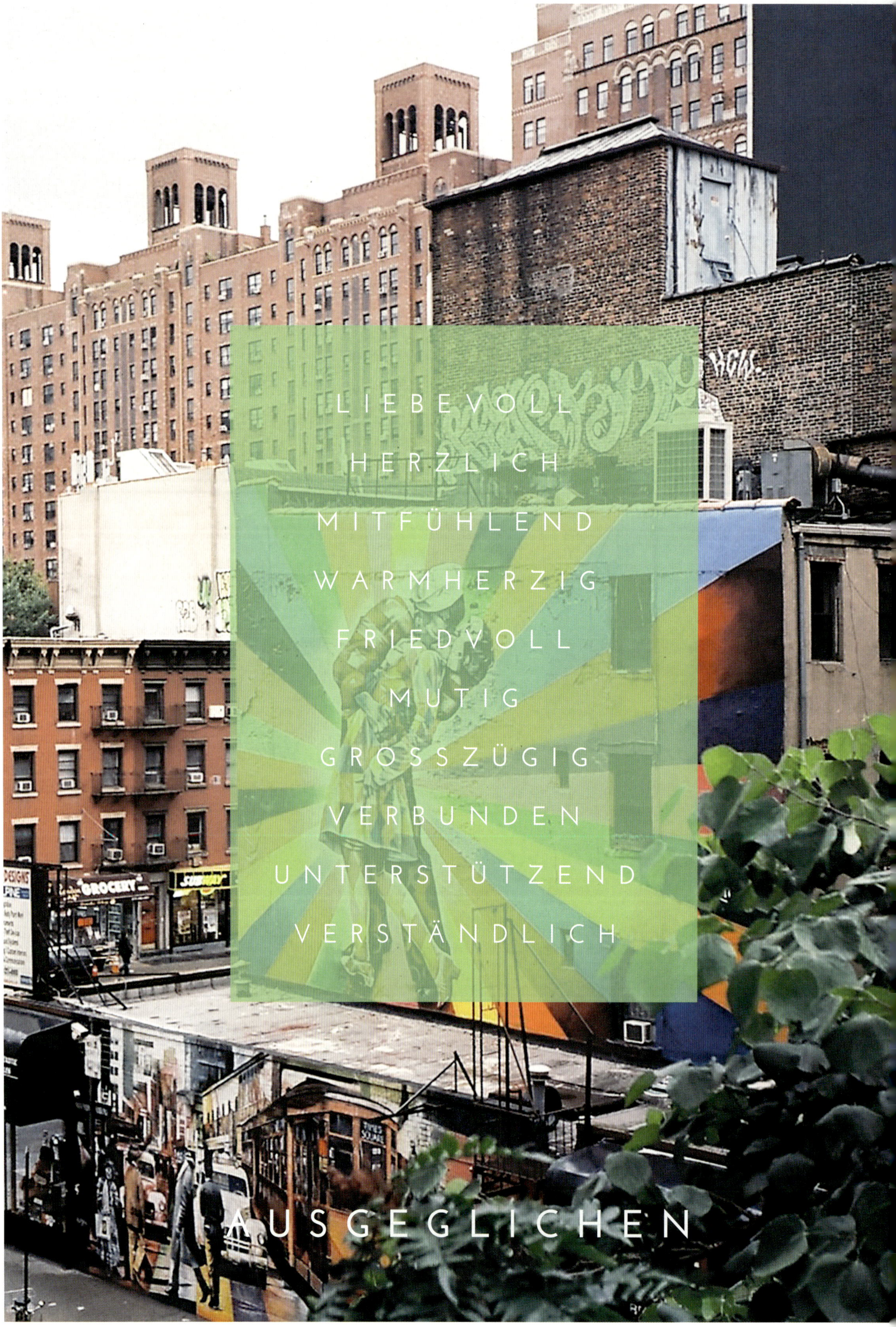
LIEBEVOLL
HERZLICH
MITFÜHLEND
WARMHERZIG
FRIEDVOLL
MUTIG
GROSSZÜGIG
VERBUNDEN
UNTERSTÜTZEND
VERSTÄNDLICH
AUSGEGLICHEN
GROCERY

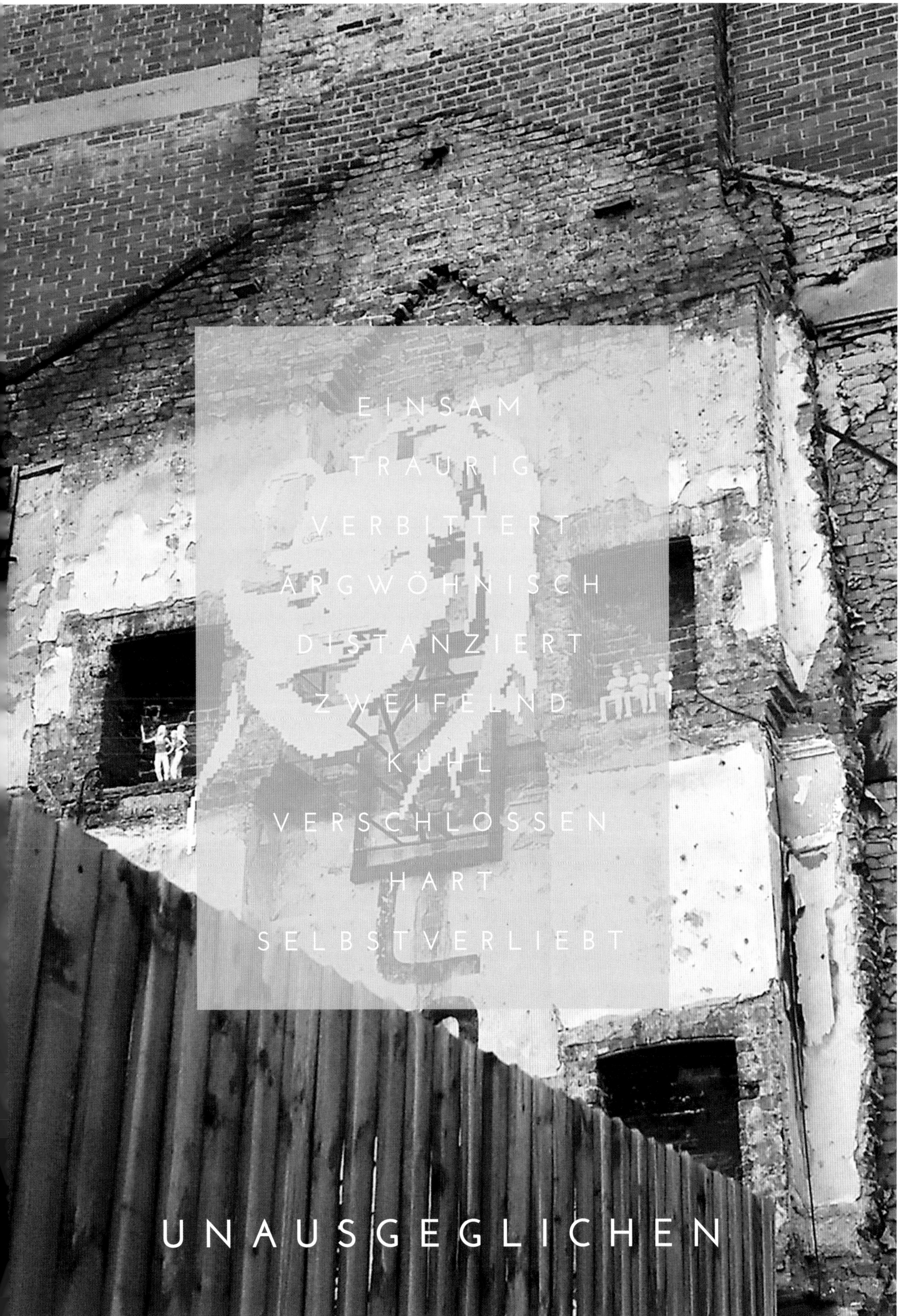

EINSAM

TRAURIG

VERBITTERT

ARGWÖHNISCH

DISTANZIERT

ZWEIFELND

KÜHL

VERSCHLOSSEN

HART

SELBSTVERLIEBT

UNAUSGEGLICHEN

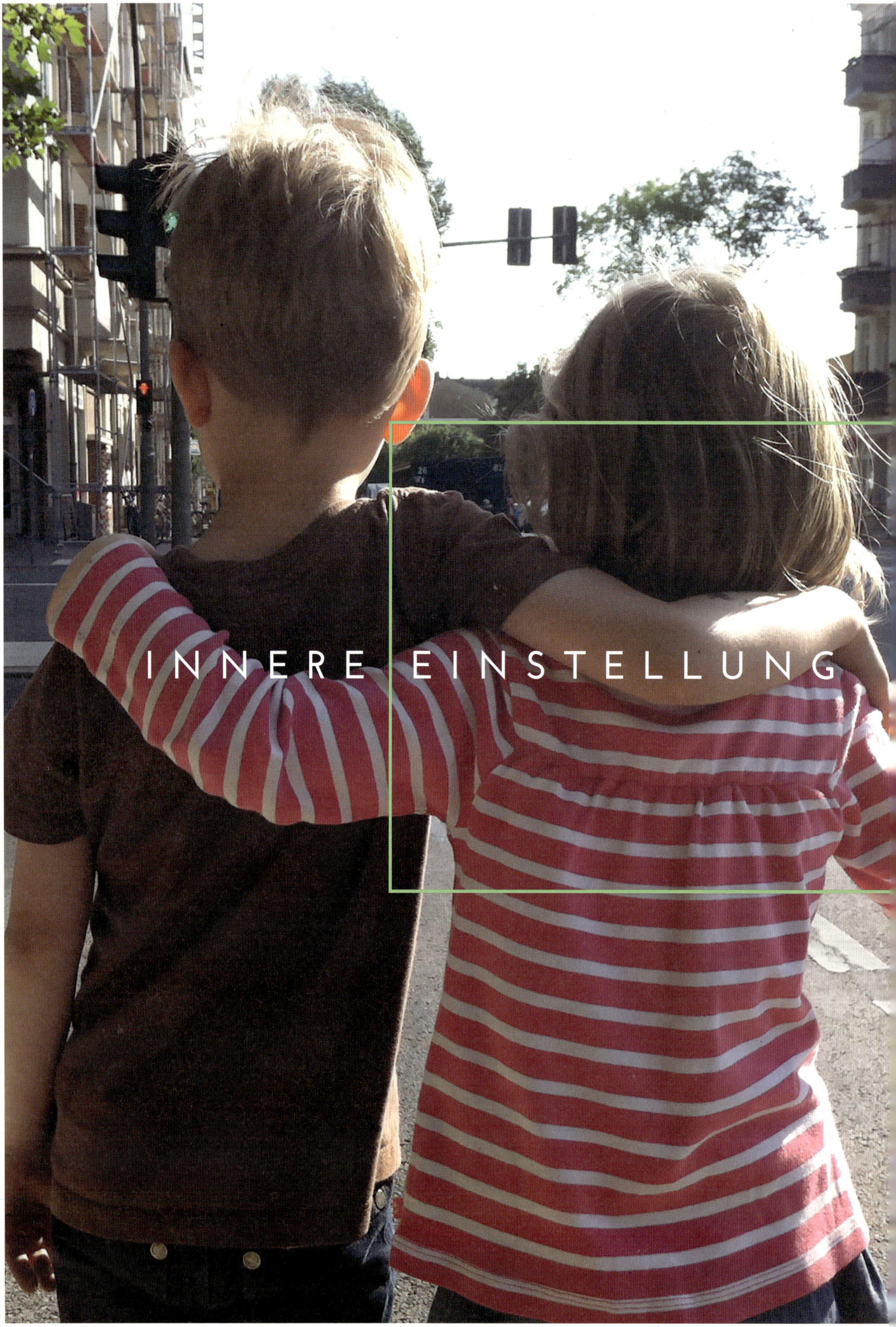
INNERE EINSTELLUNG

Ich liebe mich selbst, so wie ich bin: mit Respekt, Ehrlichkeit, Verständnis und Geduld. Ich sehe diese Qualitäten auch in anderen. Echtes Mitgefühl entsteht. Ich habe das Recht, zu lieben und geliebt zu werden.

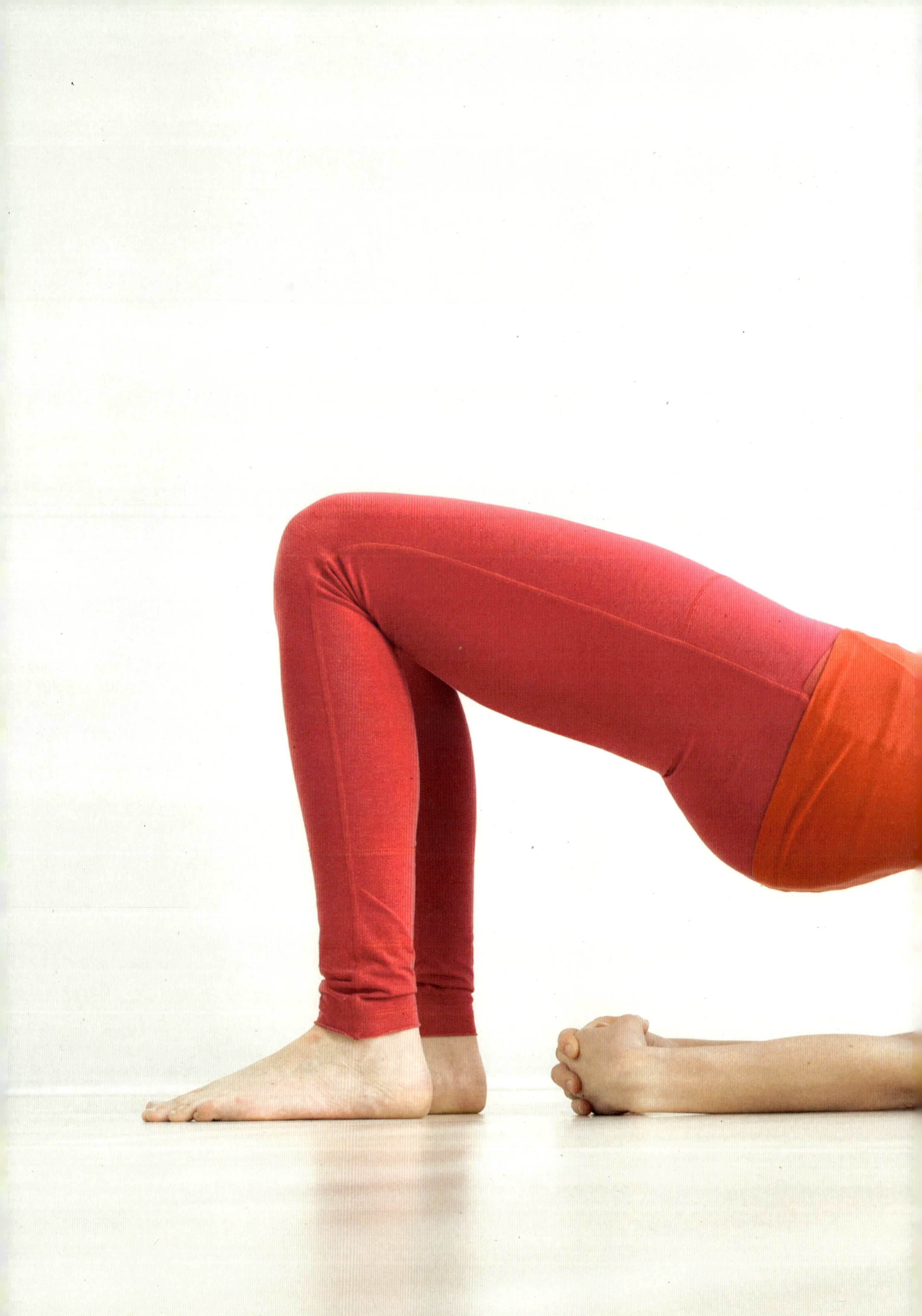

YOGA FÜR DAS MITGEFÜHL

Wir alle kennen das Gefühl, die Welt umarmen zu wollen. Das Herz fließt über vor Freude, Liebe und Glück. Da wir uns gerne öfter so fühlen wollen, können wir durch eine herzöffnende Yogapraxis unser viertes Chakra aufladen und ausgleichen. Von Liebe und Mitgefühl kann nie zu viel da sein!

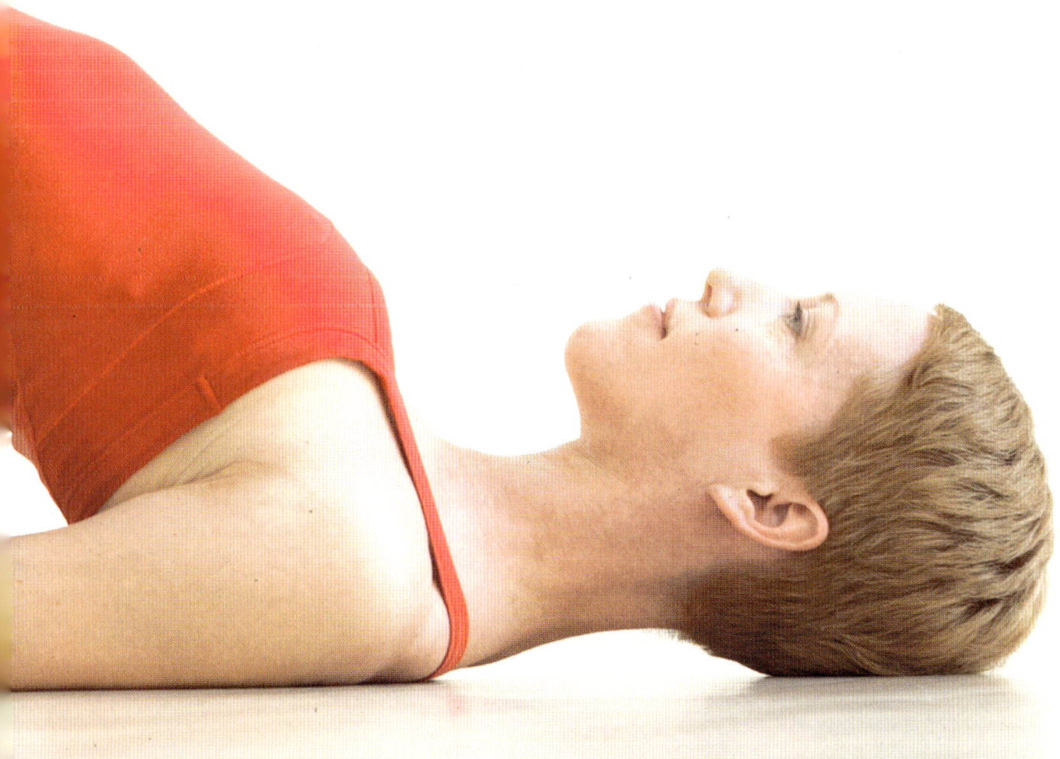

PEAK POSE

SETHUBHANDA – DIE SCHULTERBRÜCKE

Die Schulterbrücke gibt uns die Möglichkeit, unseren Herzraum ganz weit zu öffnen. Wir sind stabil und geerdet, und aus dieser Sicherheit heraus können wir weit werden. Das Zusammenspiel von Kraft und Öffnung lässt uns unsere männlichen und weiblichen Qualitäten gleichzeitig wahrnehmen; sie wirken aufeinander wie Yin und Yang. Das Streben nach Ausgleich ist in diesem Asana perfekt vereint.

So geht's: Lege dich auf dem Rücken und stelle die Füße unter den Knien auf. Winkle die Arme an und drücke Ellenbogen und Hinterkopf gleichzeitig in den Boden, sodass der Brustkorb sich hebt und du die Schulterblätter hinter dem Herzen zusammenziehen kannst. Hebe das Becken mit der Einatmung vom Boden ab und verschränke deine Hände am Boden unterhalb des Gesäßes. Drücke Füße, Schultern und Hinterkopf weiterhin fest in den Boden, um so Stabilität zu schaffen und dich zu erden. Lasse deinen Brustkorb weit werden.

Atmung: Atme tief in den Bereich zwischen deinen Schulterblättern und deinem Brustbein ein und lasse den Raum dort mit jedem Atemzug weiter werden.

Wichtiges Prinzip: *Schulter-Loop*
Hebe die Schultern an, rolle sie zurück und ziehe sanft deine Schulterblätter zueinander.

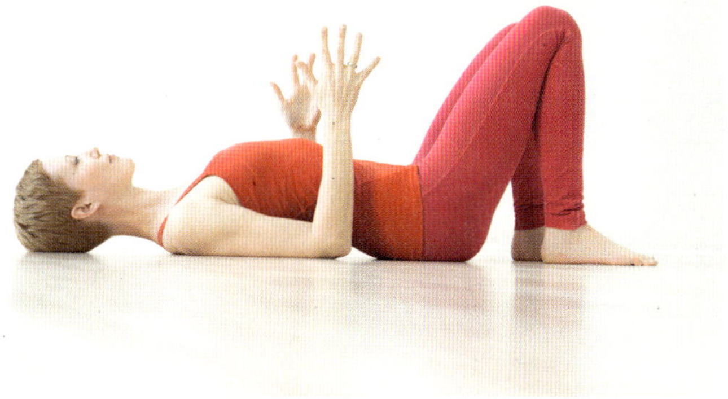

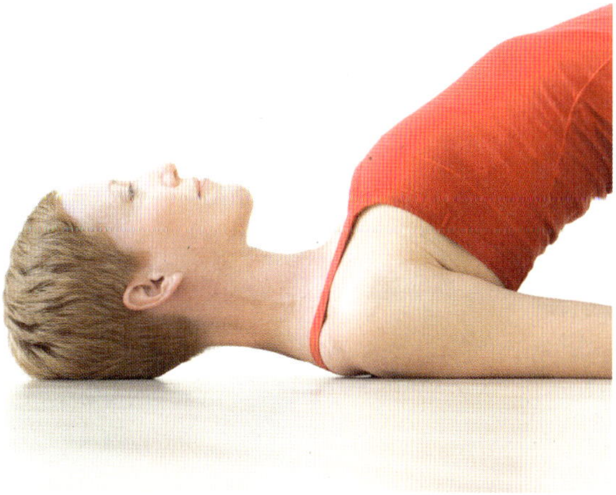

HERZCHAKRA-SEQUENZ

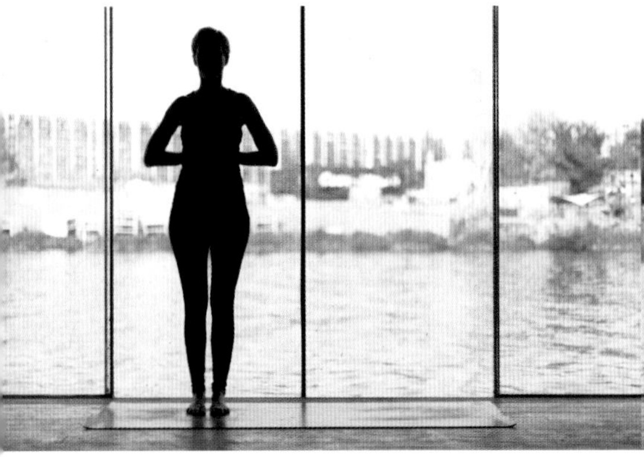

1

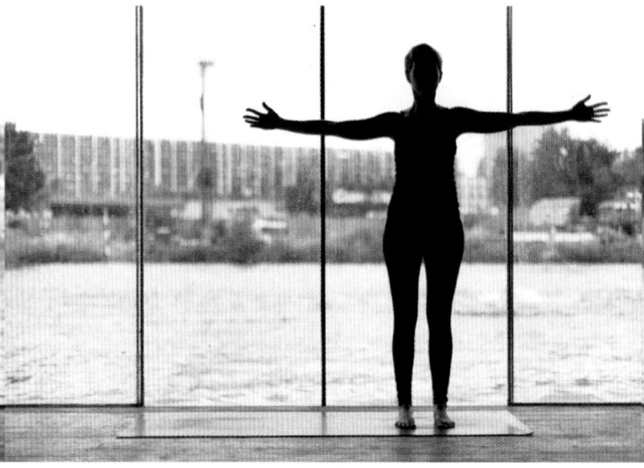

2

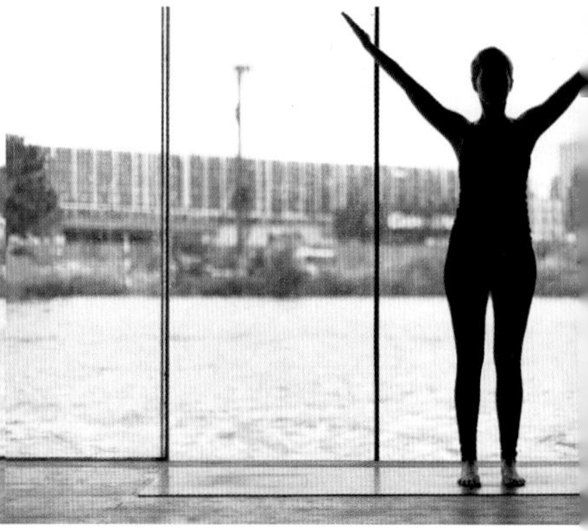

3

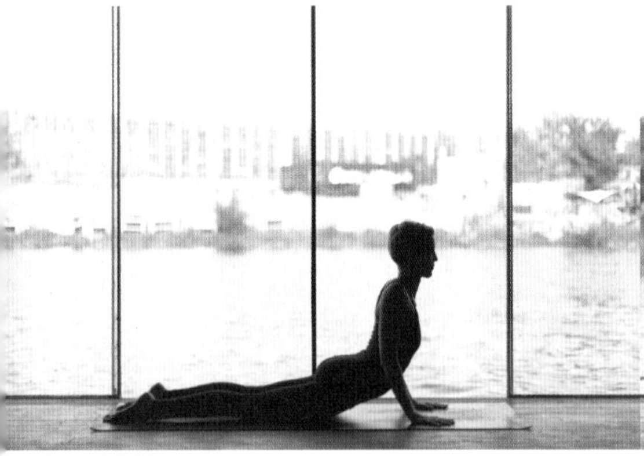

7

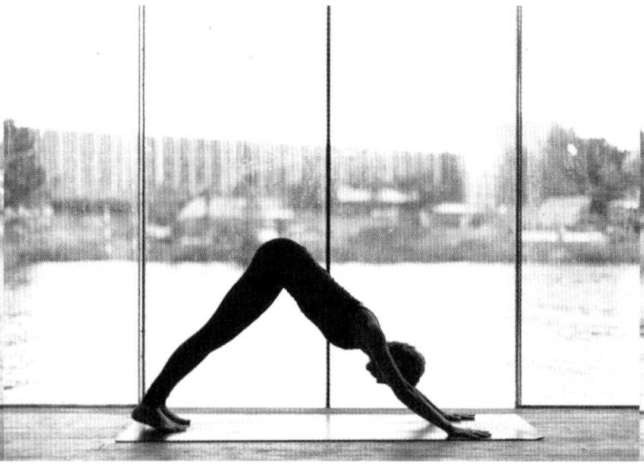

8

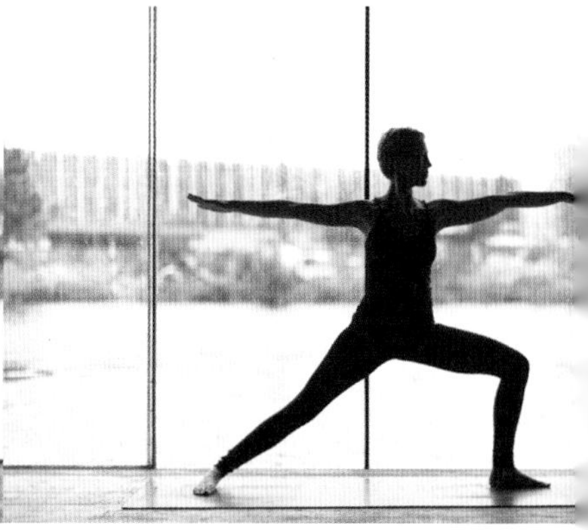

9

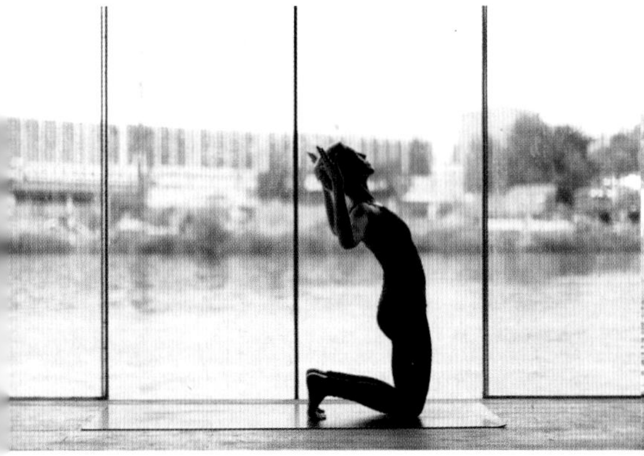

13

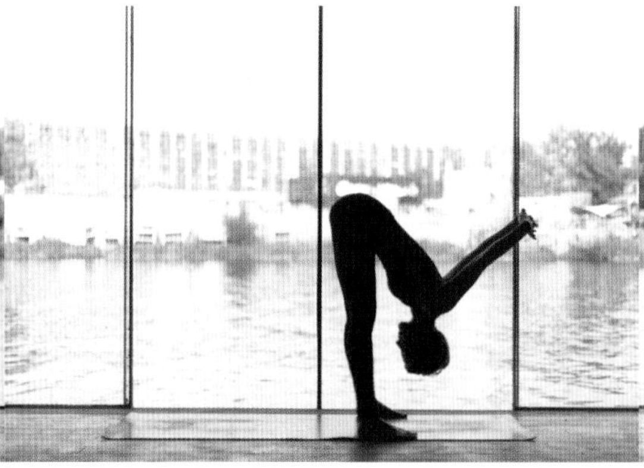

14

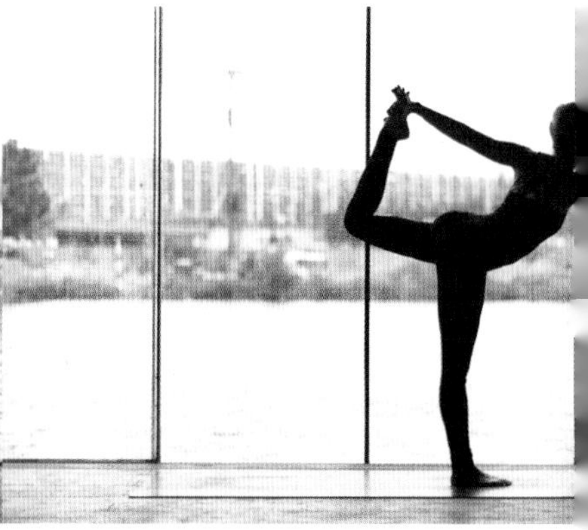

15

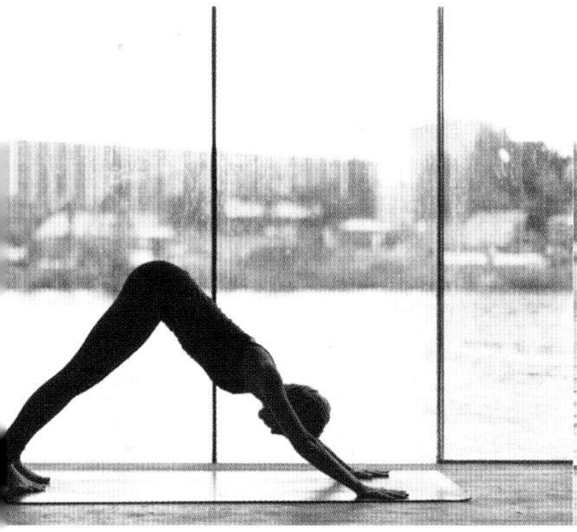

4

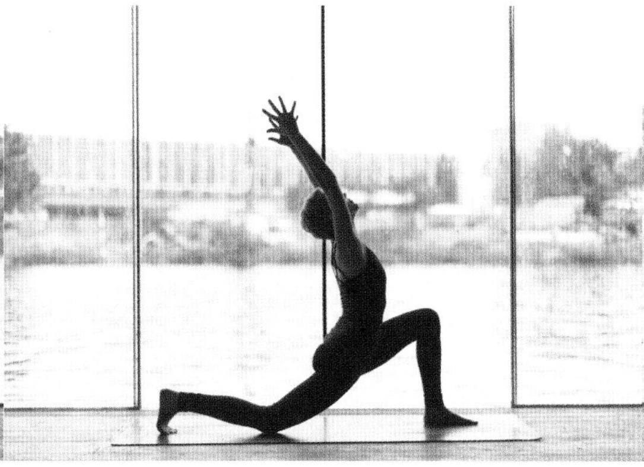

5

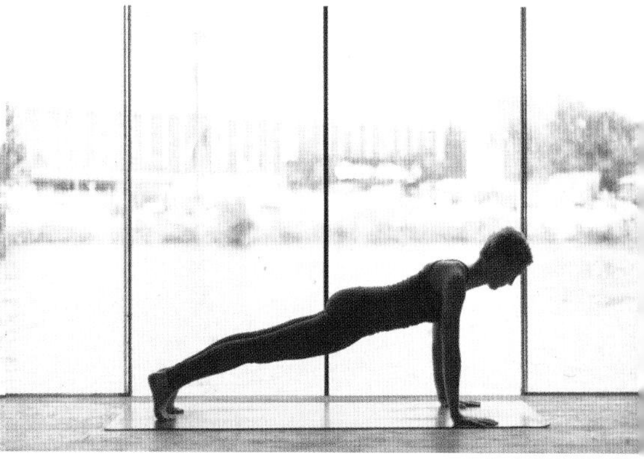

6

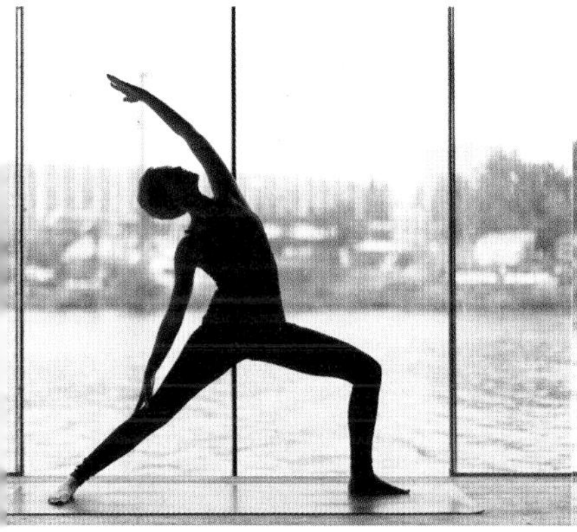

10

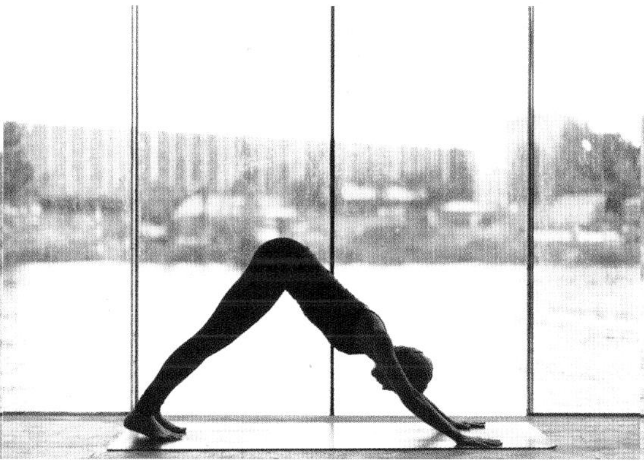

11

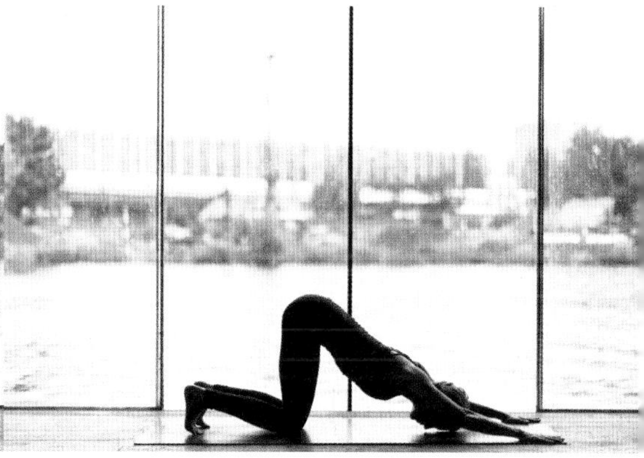

12

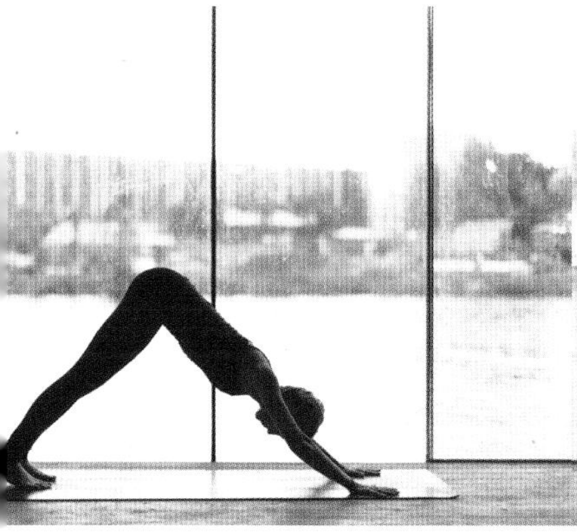

16

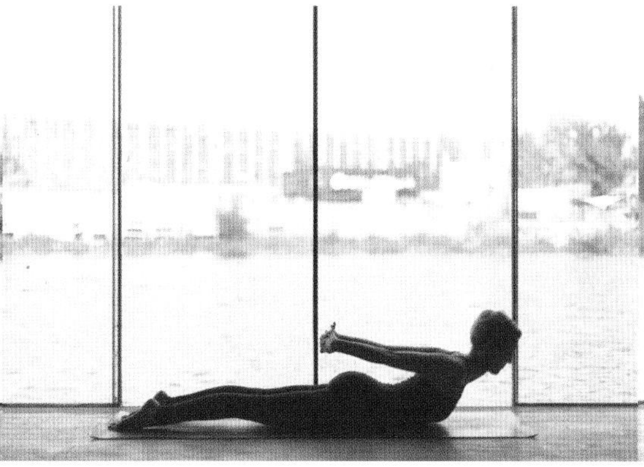

17

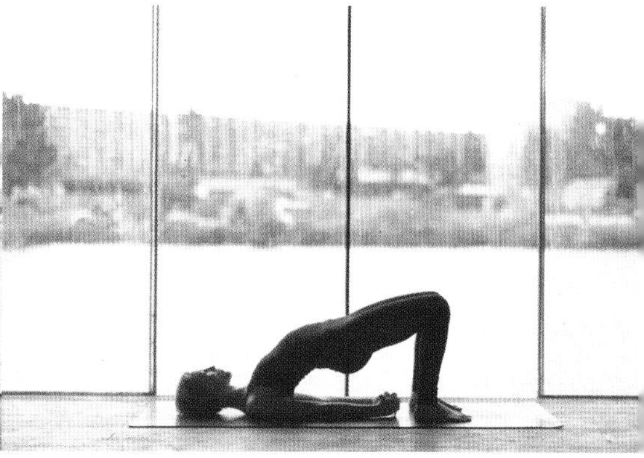

18

ALTERNATIVE ASANAS

Rückbeugen / herzöffnende Stellungen

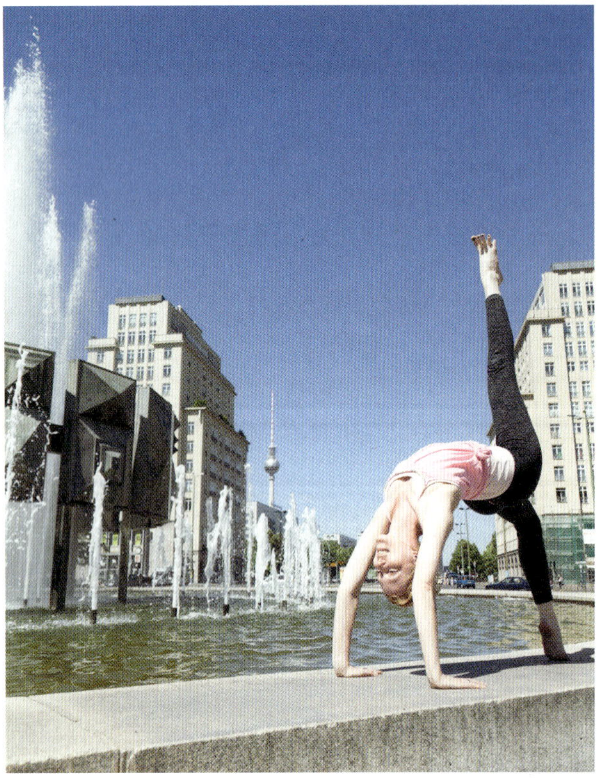

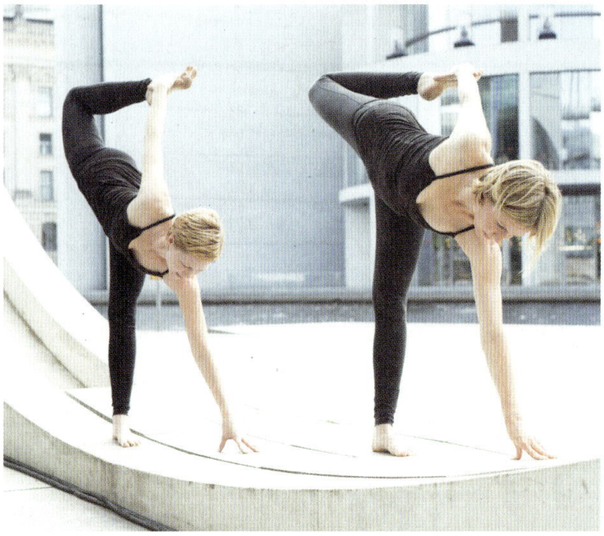

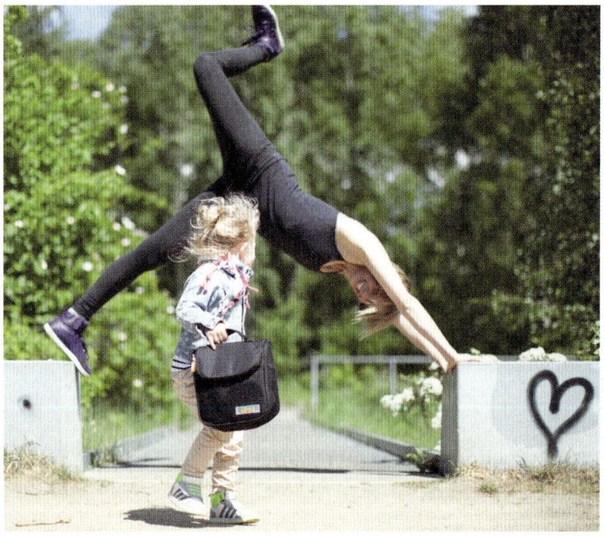

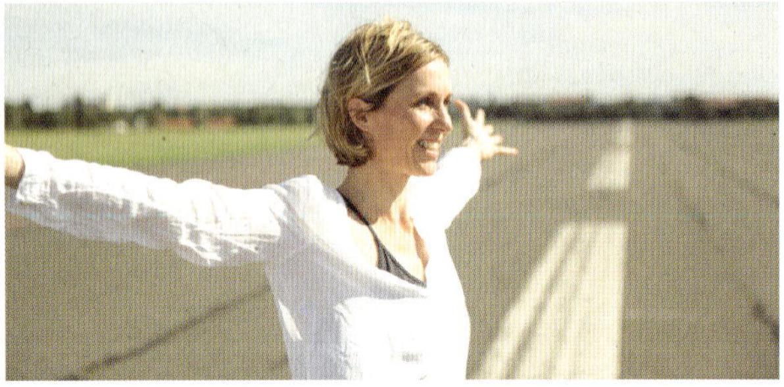

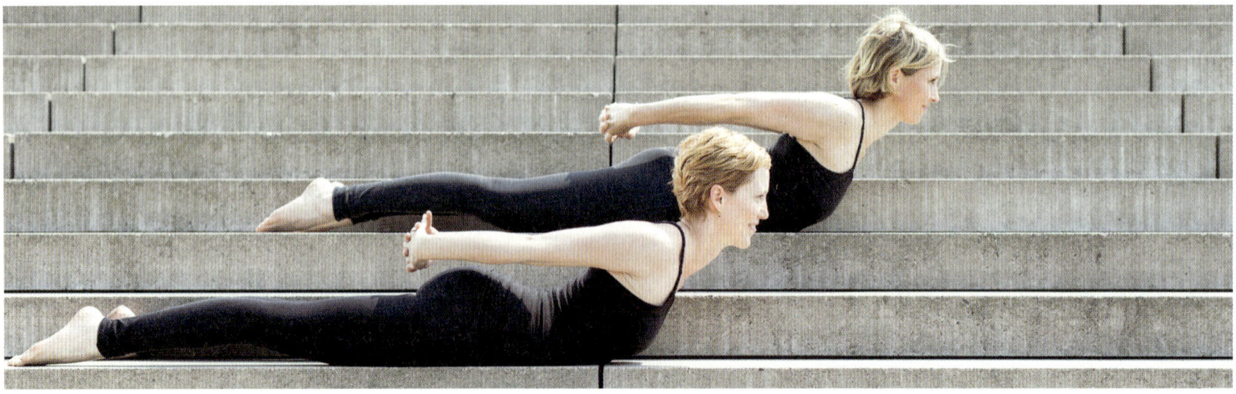

QUICKIE

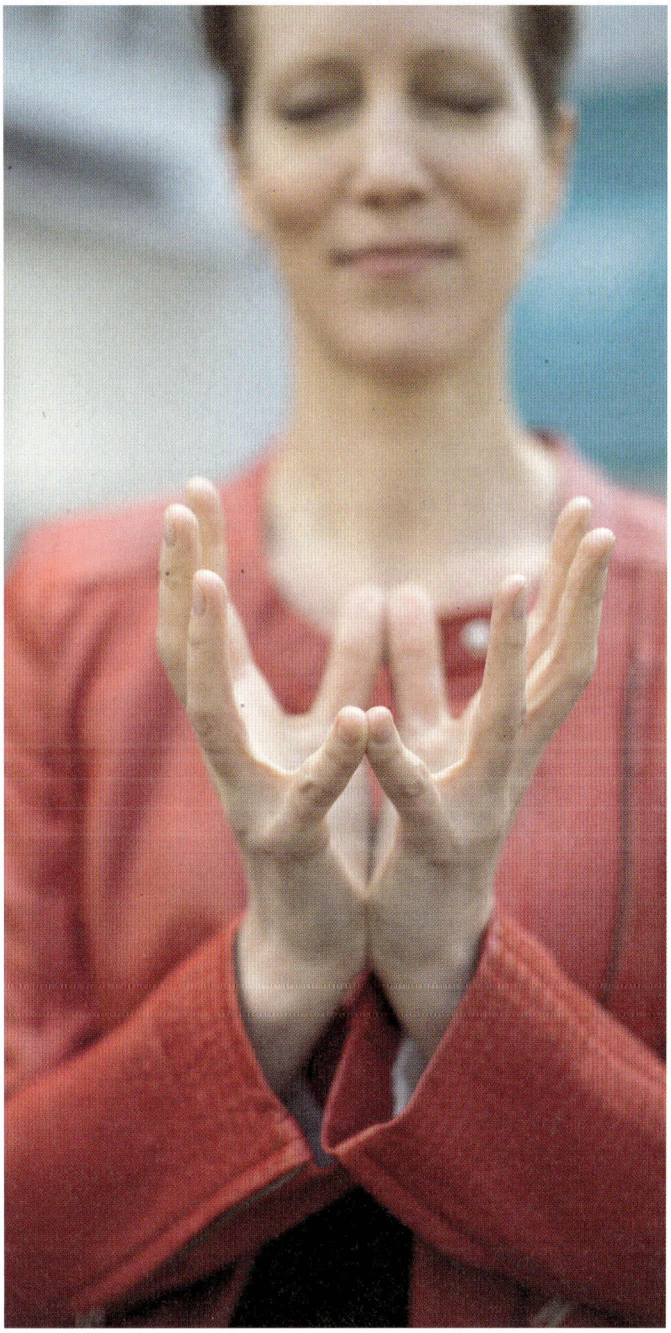

Lege deine Hände vor dem Herzen aufeinander ins Anjali-Mudra. Öffne die Finger bis auf Daumen und kleinen Finger wie Blätter einer Lotusblüte – so offen und groß, wie sich dein Herz gerade fühlt.

METTA-MEDITATION

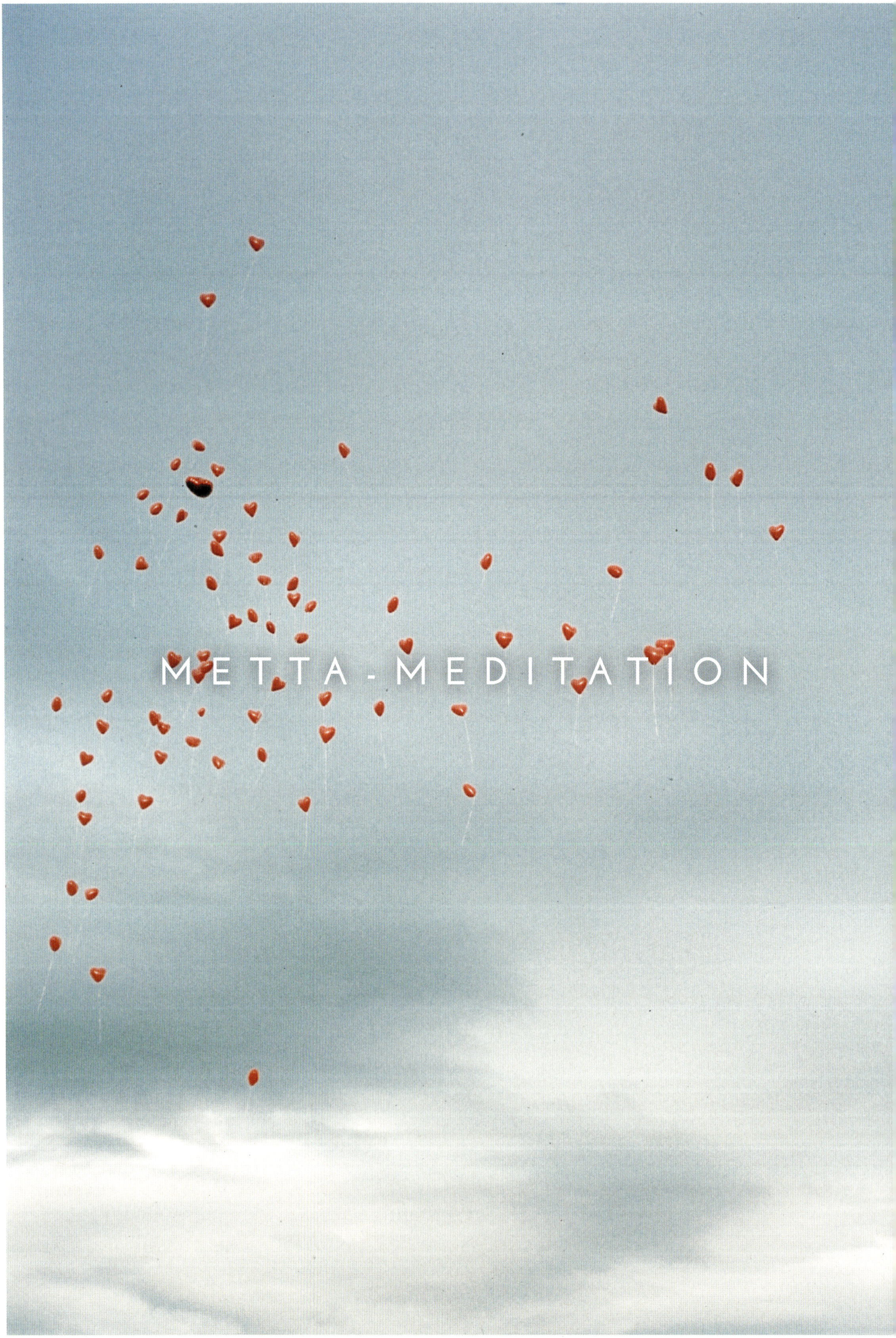

METTA-MEDITATION

Setze dich bequem und aufrecht hin und atme gleichmäßig ein und aus. Erinnere dich an einen Moment in deinem Leben, in dem du dich vollkommen geliebt und angenommen gefühlt hast. Bade innerlich in diesem Gefühl. Dann beginne dieses Gefühl innerlich mit Menschen zu teilen, die dir wichtig sind. Schenke ihnen die Liebe und Geborgenheit und das Angenommen-Sein, das du gerade fühlst. Dehne dann den Kreis aus und schenke dein Mitgefühl allen Menschen um dich herum, denen du im Alltag begegnest, und auch fremden Personen. Lasse diese Quelle der Liebe zum Schluss für alle lebenden Wesen sprudeln. Und für Fortgeschrittene: Du kannst sogar deine „Feinde" einbeziehen, also Menschen, die dir nicht wohlgesinnt sind. So bringst du positive Energie und eine positive Lebenshaltung ganz aktiv in deine Welt.

CHAKRA DELIKAT

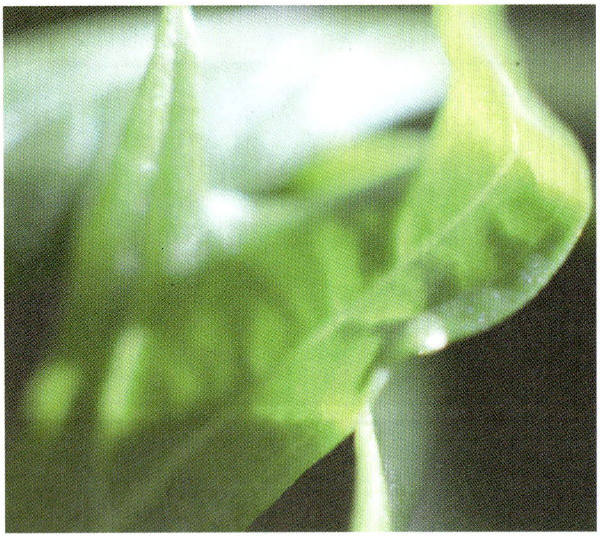

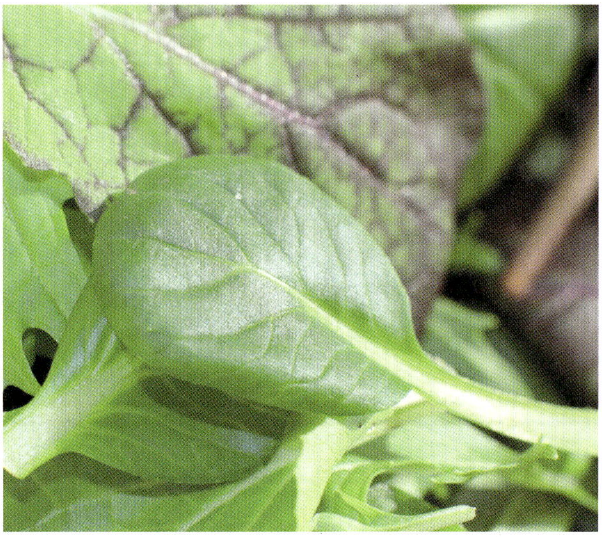

Grüne Blätter, grüne Algen, alle grünen Pflanzen passen zum Herzchakra.

Chlorophyll, auch „grünes Blut" genannt, ist das Lebenselixier der Pflanzen und gibt ihnen ihre markante grüne Farbe. Es erfüllt wichtige Funktionen bei der Photosynthese und hilft bei der Energieumwandlung von Sonnenlicht, sodass die Pflanzen wachsen und gedeihen können. Dieses Lebenselixier schützt, nährt und vitalisiert auch unseren Körper.

Chlorophyll hat viele Vorteile, einige davon sind: Es hat antioxidative Eigenschaften, schützt die Zellen und unterstützt die Entgiftung und Wundheilung, bekämpft Infektionen, hat blutbildende Eigenschaften, reguliert Körper- und Mundgeruch. Seine Ballaststoffe unterstützen die Dickdarmtätigkeit.

Tipp: Besonders gesund sind grüne Blätter in Form von Smoothies oder Salat, also möglichst roh.

AUFGABE

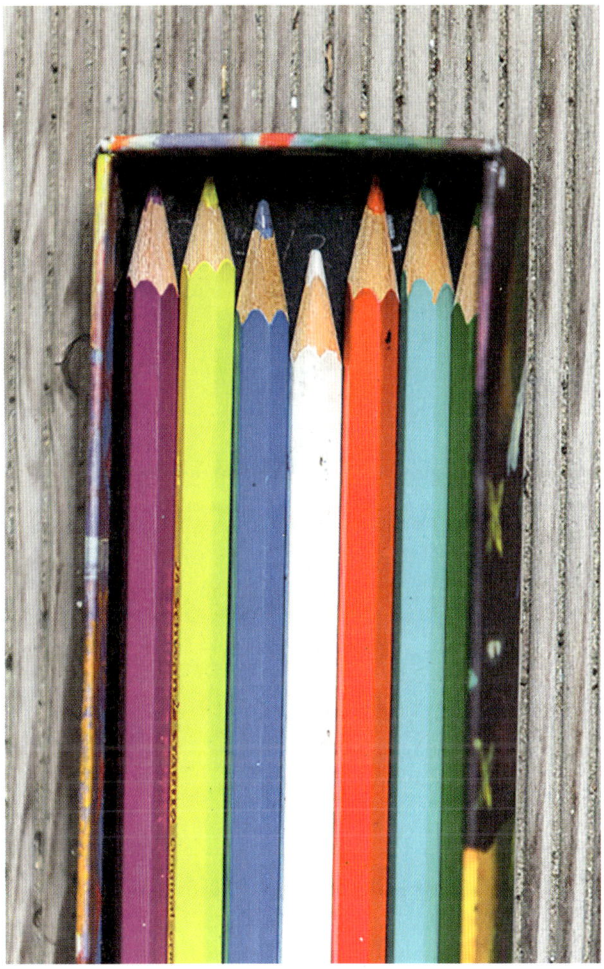

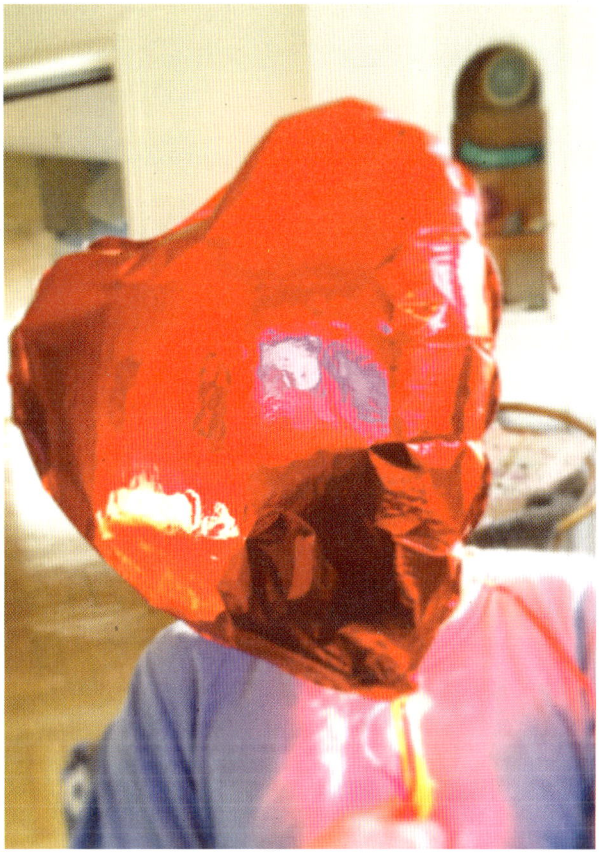

Schreibe eine Liste von mindestens 10 Dingen, die du an dir liebst – innen wie außen.

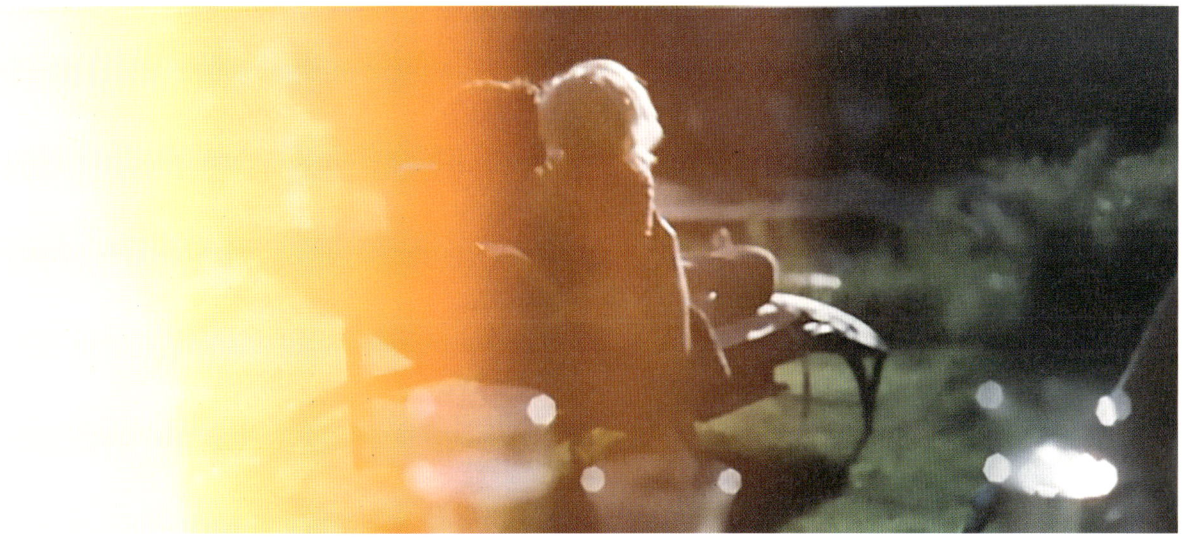

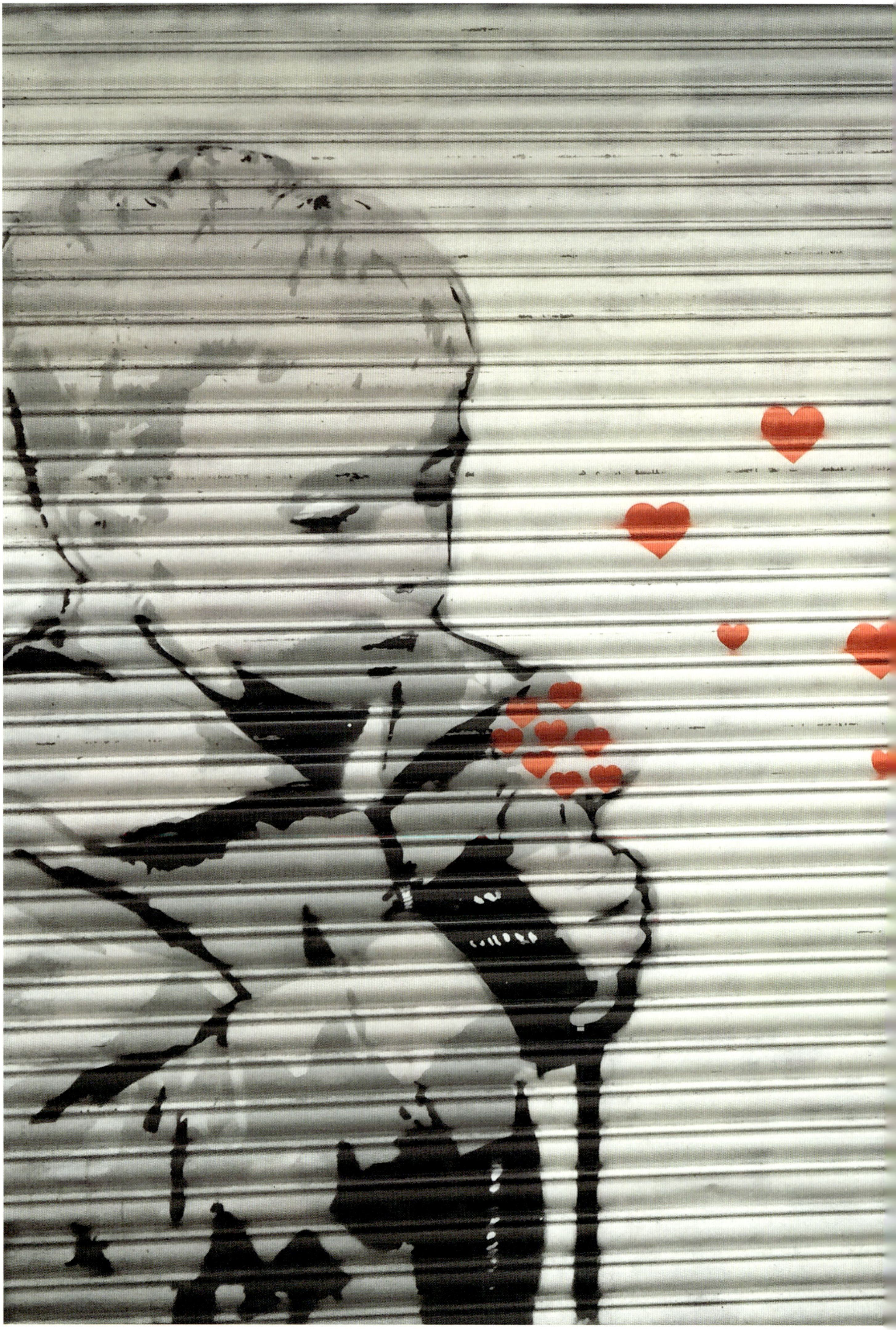

STRATEGIE

Wenn du dich selbst glücklich machst, kannst du auch andere glücklich machen. Fange bei dir selbst an. Zeige, was dir Freude macht, und sprich die guten Dinge aus. Öffne dein Herz, fühle aufrichtig mit.

HEINZ SIEPMANN

Geschäftsmann

Heinz hat mich vor vielen Jahren zu einem öffentlichen Vortrag des tibetisch-buddhistischen Lehrers Sogyal Rinpoche eingeladen. Er hat mir damit das größte Geschenk gemacht! „Das tibetische Buch vom Leben und vom Sterben" ist seitdem mein ständiger Begleiter.

Was mich mit Heinz – unter anderem – verbindet, ist die Beschäftigung mit Sterben und Tod aus buddhistischer Sicht. Er ist gerade dabei, ein buddhistisches Hospiz mit aufzubauen, das Sukhavati-Zentrum. Übersetzt bedeutet das Sanskritwort *Sukhavati* „der Ort, der Wohlbefinden, Zufriedenheit und Glück bringt".

Je besser ich Heinz kennenlerne, desto klarer wird mir, dass seine Motivation die Liebe zum Leben und zu anderen Menschen ist. Das klingt vielleicht widersprüchlich, aber wenn man Sterben und Tod buddhistisch betrachtet, verändert sich vieles. Wir alle werden sterben, die Frage ist nur, wann, wo und wie. Heinz gibt seine Zeit, sein Wissen und seine Energie, um einen Ort zu schaffen, an dem Menschen in einer sinnstiftenden Gemeinschaft leben und sich würdig und von Liebe begleitet von diesem Leben verabschieden können.

Heinz hat seinen buddhistischen Weg genutzt, um sich selbst weiterzuentwickeln und Hilfreiches für andere zu tun. Er ist ein sehr aufmerksamer Mensch, der gut zuhören kann. Die Leute fühlen sich in seiner Nähe wohl. Er verbindet Interessen mit Möglichkeiten und gibt oft sein letztes Quäntchen Energie, um mit großer Zielstrebigkeit aus dem abstrakten Wort „Mitgefühl" etwas Konkretes zu erschaffen.

Heinz steht für mich für Liebe und Mitgefühl.

Elena

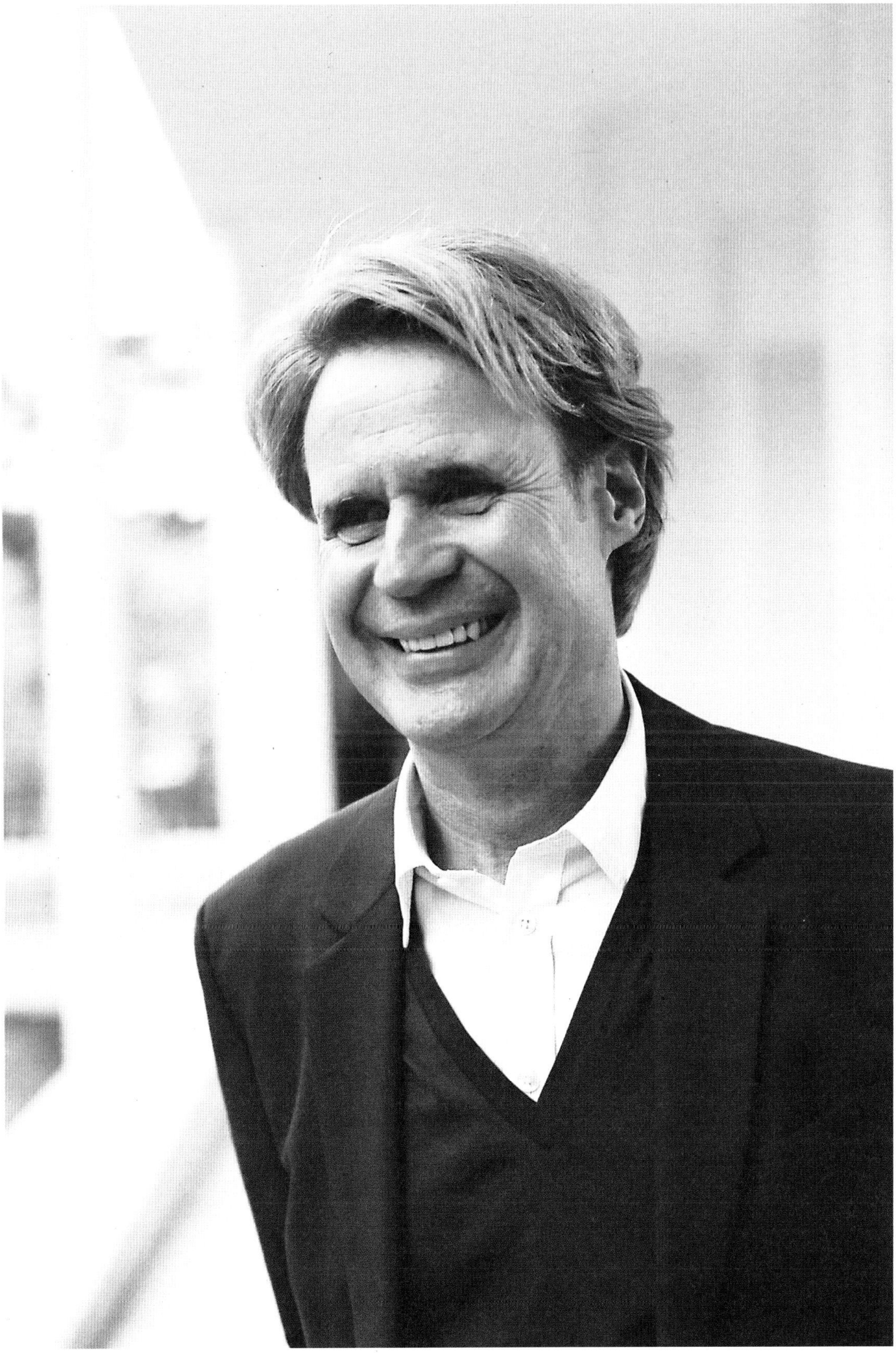

NOTIZEN

VISHUDDHA

(Sanskrit für „rein")

PHYSISCH **BEFREIEND**

EMOTIONAL **WAHRNEHMEND**

MENTAL **KLÄREND**

SPIRITUELL **REINIGEND**

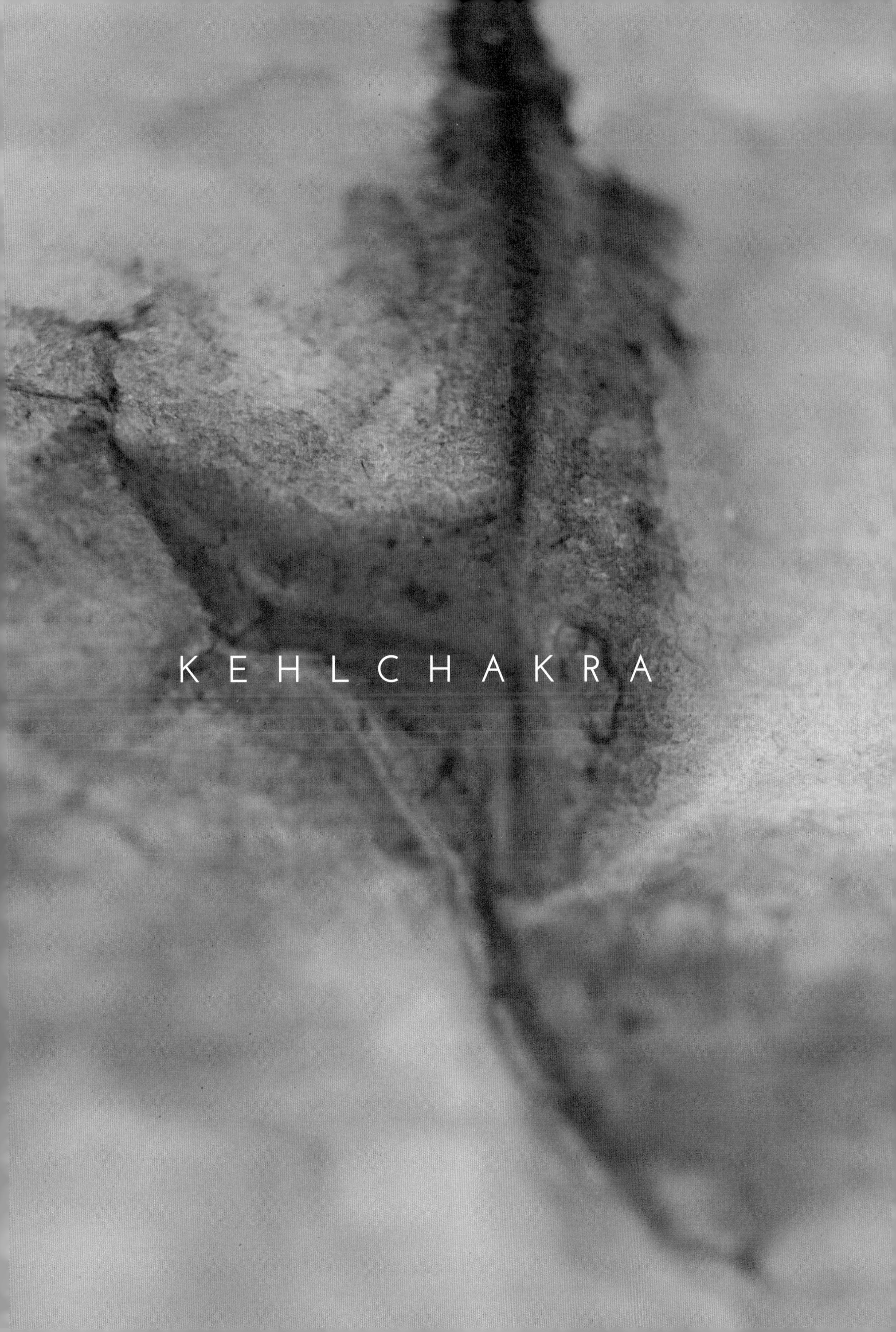

KEHLCHAKRA

KEHLCHAKRA

Das fünfte Chakra liegt in der Mitte des Halses. Es ist das Zentrum des Austausches, das Zentrum für das Zuhören und Mitteilen. Es steht für Kommunikation nach innen wie nach außen und für unseren kreativen Ausdruck. Dazu gehört jede Art von Kunst: das Malen, das Schreiben, das Musikmachen, Komponieren, Singen und vieles mehr.

Das Sanskritwort „Mantra" bedeutet „kraftgeladenes Wort". Beim Rezitieren von Mantras verbinden sich durch den Kanal des Halses Herz und Geist. Wer gerne singt, kennt das Glück, das dabei in uns wächst. Durch eine freie Kehle fließen freie Töne aus uns heraus.

Unsere Stimme kann schmeicheln oder schreien, bezirzen und betören. Sie kann schrill werden und laut, manchmal bleibt uns aber auch einfach nur die Stimme weg. Außer dem Ton, der die Musik macht, lebt unsere Kommunikation von der Sprache.

Kommunikation bedeutet neben dem Sprechen auch, zuhören zu können. Eine Eigenschaft, die viele von uns verloren haben. Jemandem Gehör zu schenken heißt ihn wahrzunehmen. Ihm das Gefühl zu geben zu existieren, da zu sein, eine Rolle zu spielen, wichtig zu sein. Gleichzeitig ist es auch wichtig, der eigenen Stimme Gehör zu verschaffen.

Wenn wir kommunizieren, sollten wir uns immer fragen, ob das, was wir sagen wollen, wichtig ist, richtig ist, zugewandt ist und jetzt im Moment gesagt werden muss. So können wir ungewollte Verletzungen vermeiden. Worte können schärfer sein als ein Schwert.

Die goldene Regel des Austausches können wir im Englischen mit dem Merkwort **THINK** abkürzen. Es steht für:

T – *true* – wahr
H – *helpful* – hilfreich
I – *important* – wichtig
N – *necessary* – notwendig
K – *kind* – freundlich

„Mann, manchmal dauert es richtig lange, bis du klingst wie du selbst."
Miles Davis

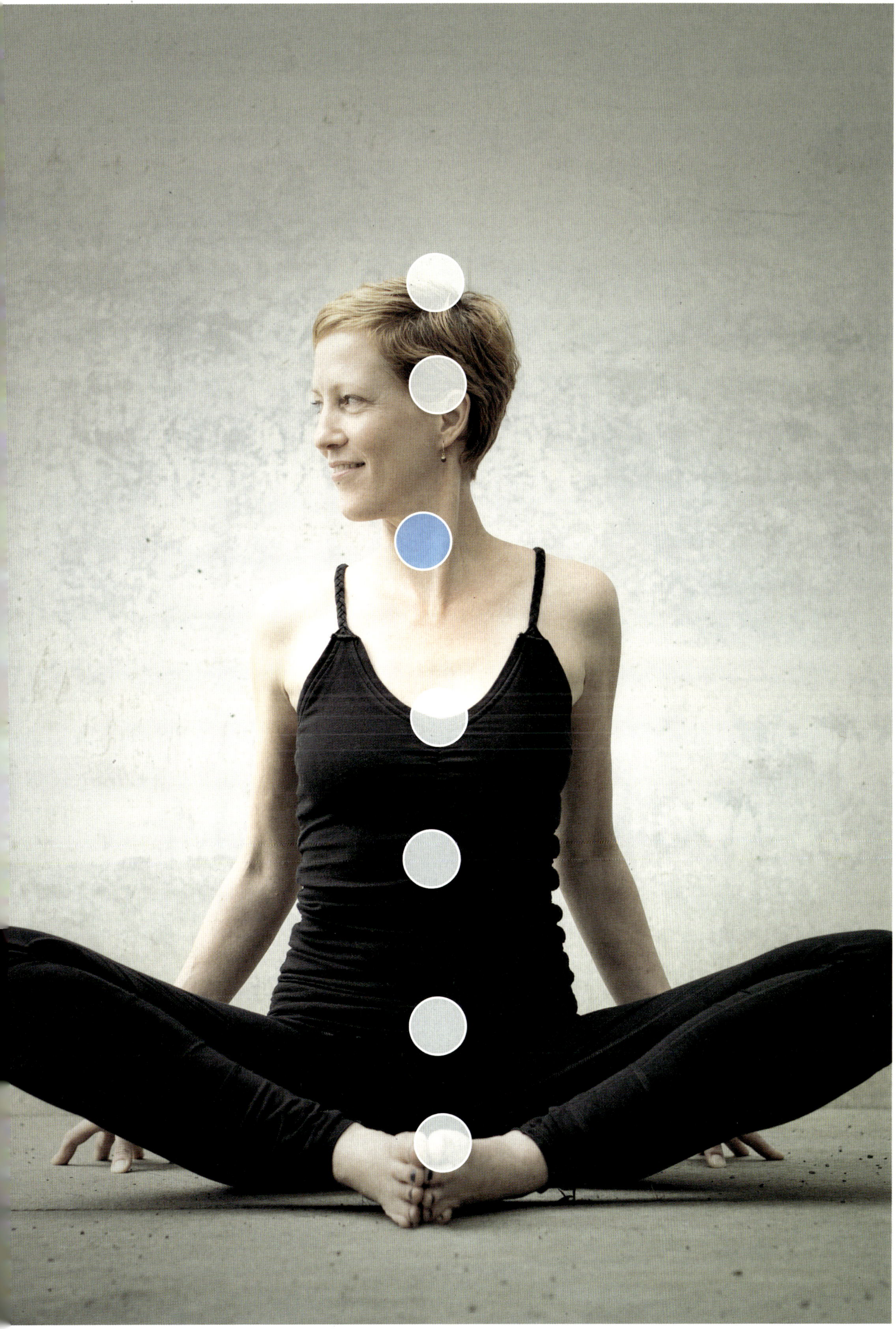

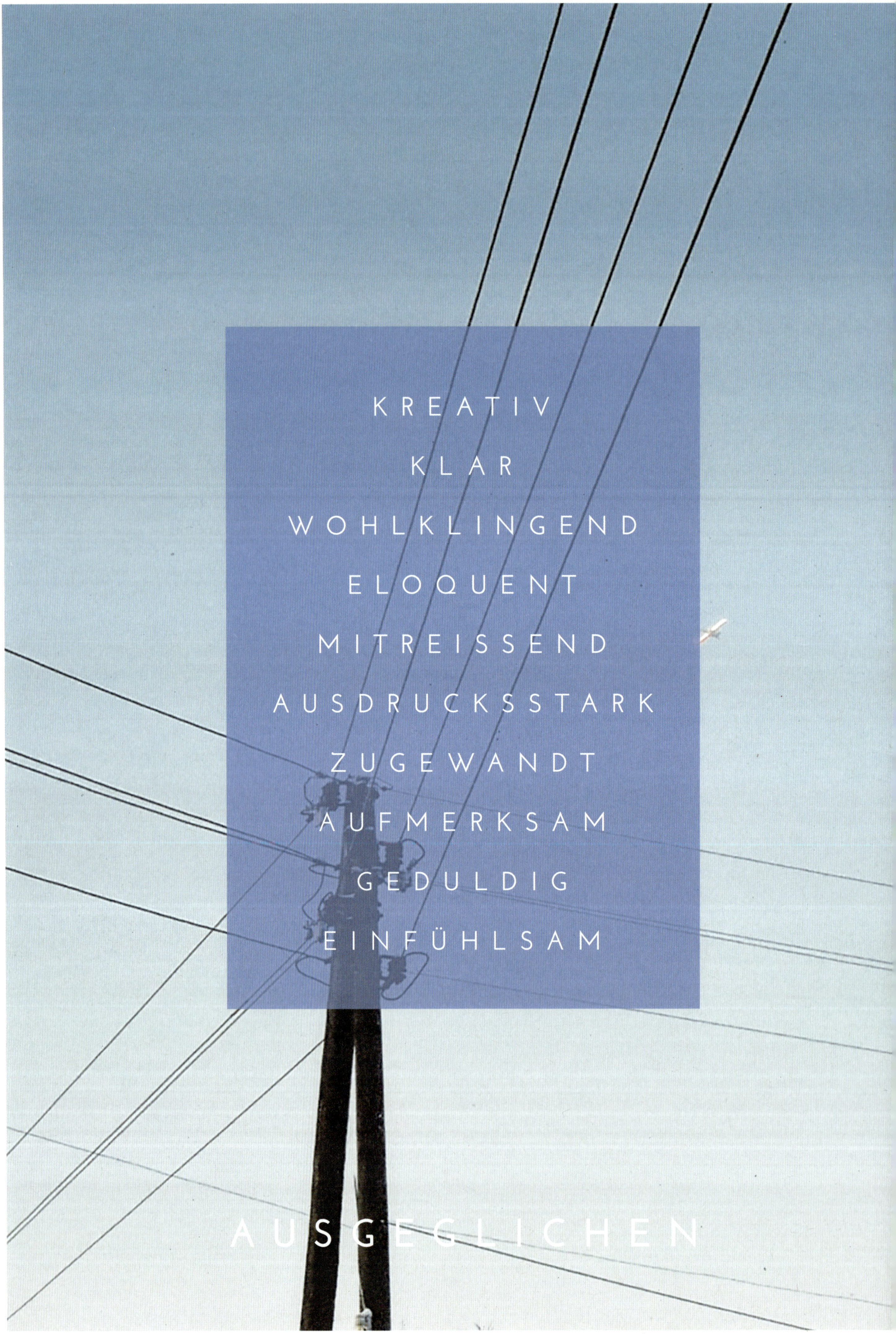
KREATIV
KLAR
WOHLKLINGEND
ELOQUENT
MITREISSEND
AUSDRUCKSSTARK
ZUGEWANDT
AUFMERKSAM
GEDULDIG
EINFÜHLSAM
AUSGEGLICHEN

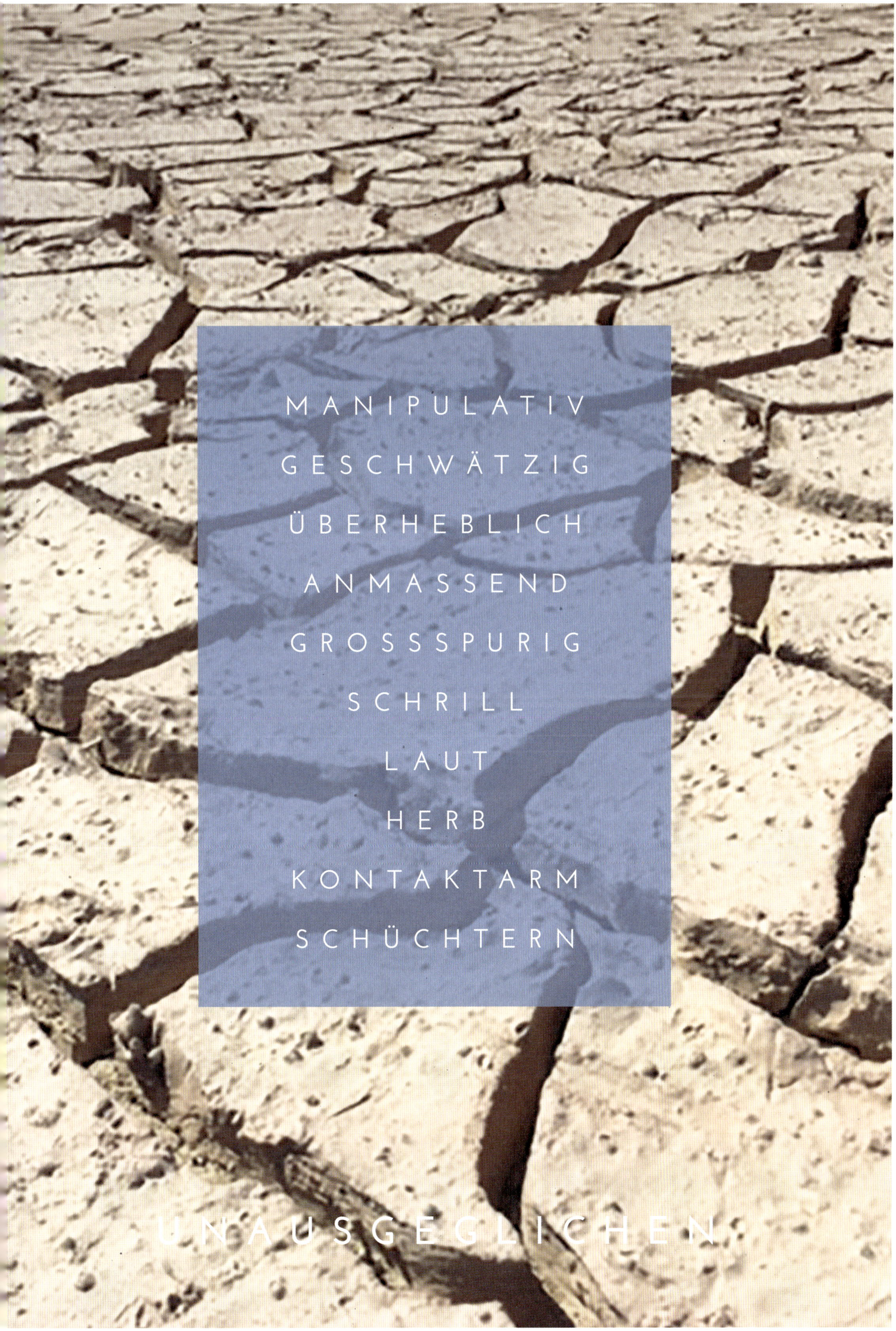
MANIPULATIV
GESCHWÄTZIG
ÜBERHEBLICH
ANMASSEND
GROSSSPURIG
SCHRILL
LAUT
HERB
KONTAKTARM
SCHÜCHTERN
UNAUSGEGLICHEN

INNERE EINSTELLUNG

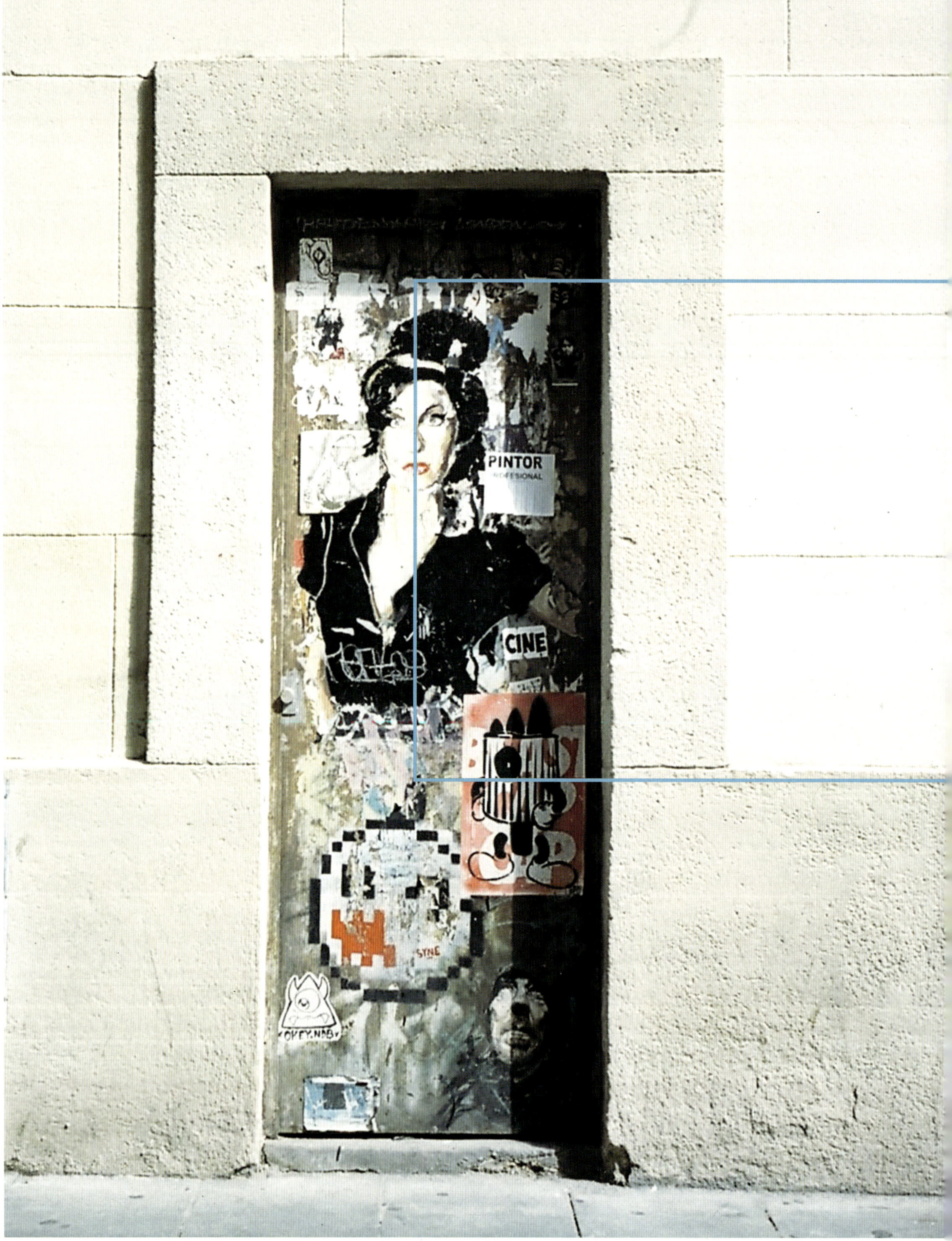

Ich habe etwas zu sagen, und ich bin es wert, gehört zu werden. Ich höre mir selbst und auch anderen gut zu. Ich finde meine eigene Stimme und meinen Ausdruck. Ich habe das Recht, zu sprechen und gehört zu werden.

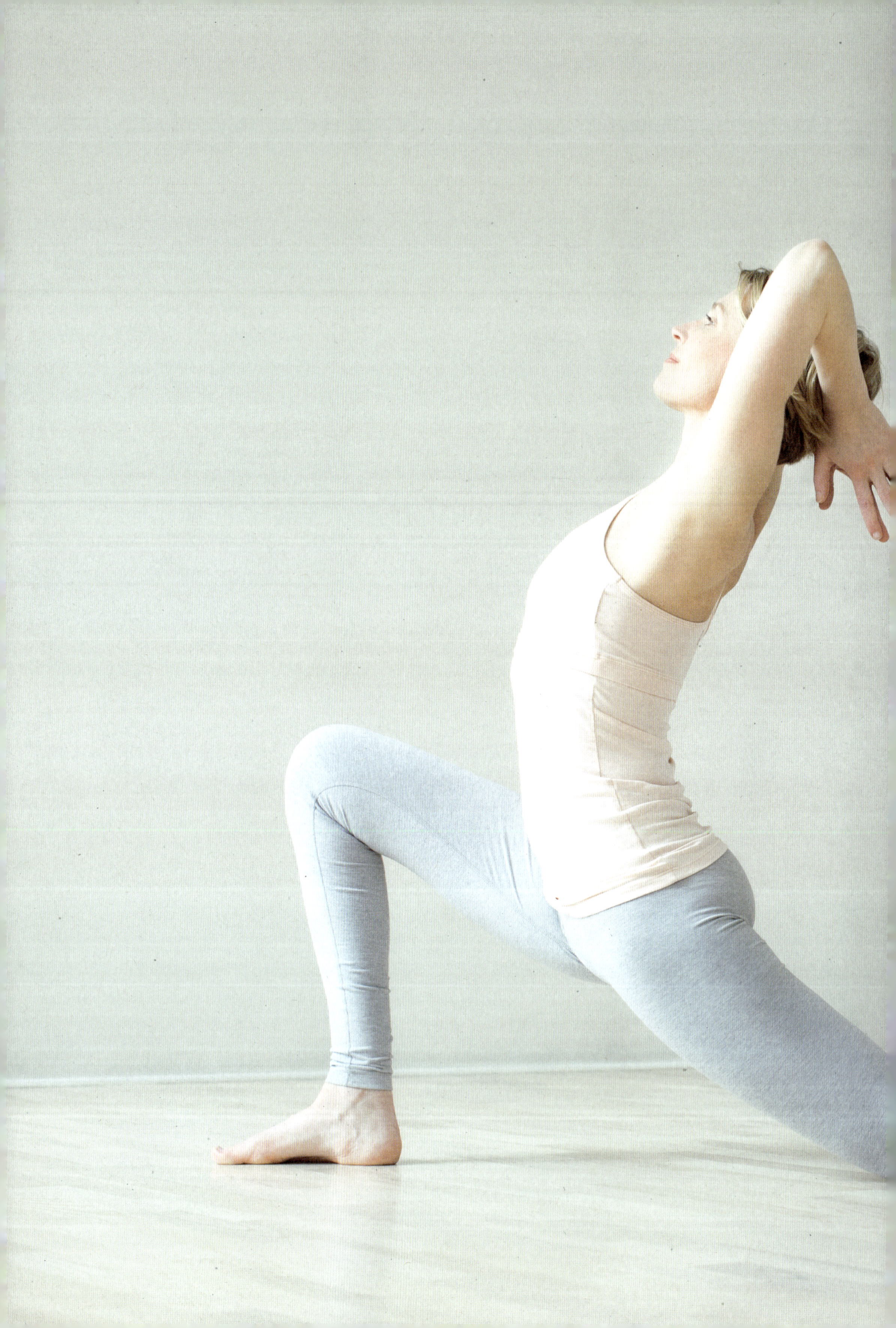

YOGA FÜR DEN KREATIVEN AUSDRUCK

Um unser Kehlchakra auszugleichen, brauchen wir sowohl eine kräftige Halsmuskulatur als auch eine weiche Kehle. Durch die Wechselwirkung von Anspannung und Entspannung schicken wir unsere Wahrnehmung in den Hals und entspannen dabei auch die Schultern und die Kiefermuskulatur. Der Atem kann freier ein- und ausströmen. Es entsteht ein fließender Austausch von innerer und äußerer Welt. Unsere Gedanken können mit mehr Leichtigkeit entstehen und ihren Ausdruck finden.

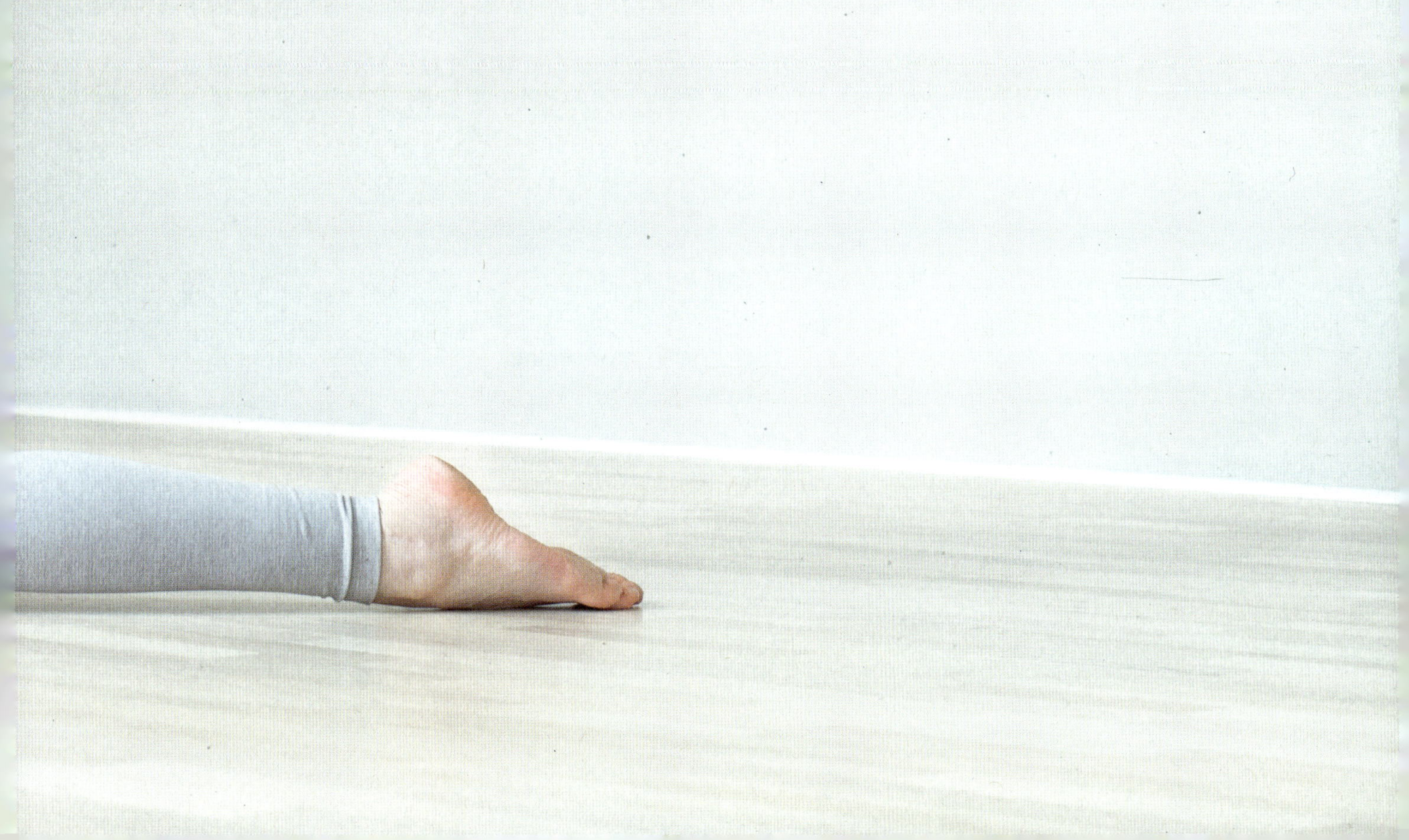

PEAK POSE

ANJANEYASANA – DER HALBMOND MIT HÄNDEN AM HINTERKOPF

Anjayenasana ist eine herzöffnende Stellung, die von uns Vertrauen in unsere Kraft und Mut zum Zurücklehnen ins Unbekannte verlangt. Durch das Unterstützen des Hinterkopfes in der Stellung ergibt sich eine große Öffnung und Weite im Brustkorb. Der Nacken streckt sich gleichmäßig und lässt den Atem geschmeidig durch den Hals ein- und ausströmen. „Das Öffnen des Herzens beginnt mit dem Kopf." (Barbra Noh)

So geht's: Tritt aus Uttanasana, der Vorwärtsbeuge, mit deinem linken Bein in einen großen Ausfallschritt zurück, und senke dein linkes Knie zum Boden ab. Dein rechtes Knie ist direkt über dem Fußgelenk. Richte den Oberkörper auf, und strecke dabei beide Arme entlang der Ohren gen Himmel aus. Winkle deine Ellenbogen an, und bringe deine Hände hinter dem Kopf ins Anjali-Mudra. Drücke deinen Hinterkopf in die gefalteten Hände. Durch den so geschaffenen Widerstand sorgst du für die Verlängerung und Stärkung der Nackenmuskulatur. Nun kannst du mit jeder Ausatmung das Becken tiefer sinken lassen, gleichzeitig das Brustbein etwas höher heben und den gesamten Brustkorb weiten. Der oft gestresste Hals- und Nackenbereich erfährt eine angenehme Freiheit, Herz und Geist können besser miteinander kommunizieren.

Bleibe hier für fünf bis zehn Atemrunden, und wechsle dann die Seiten. Du kannst die Wirkung durch den Ujjayi-Atem verstärken.

Atmung: Durch das Kräftigen der Halsmuskulatur schaffen wir den Kanal für einen harmonischen Atemfluss. Unsere Kehle ist der Ort der Verbindung, durch den der Atem von außen nach innen strömt und wieder zurück. So verbinden wir den Raum, der uns umgibt, mit unserem inneren Raum.

Wichtiges Prinzip: *Kopf-Loop*
Berühre mit deiner Zungenspitze den höchsten Punkt im oberen Gaumen. Verlängere deine Wirbelsäule über diesen Punkt in Richtung Krone des Kopfes und darüber hinaus. Halte dein Kinn parallel zum Boden.

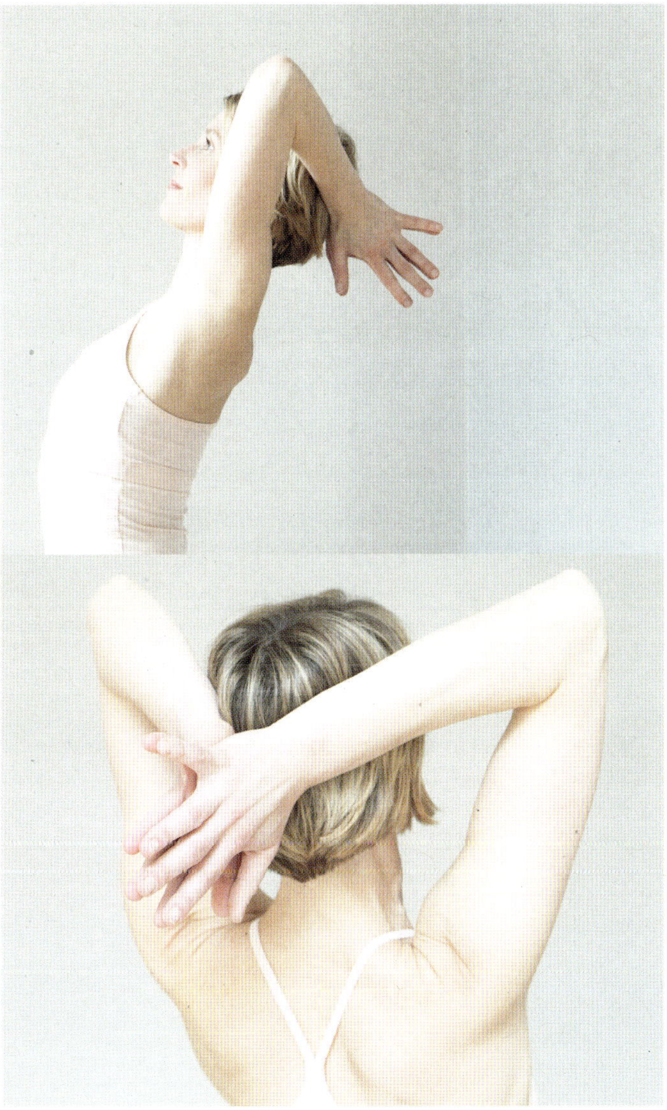

KEHLCHAKRA-SEQUENZ

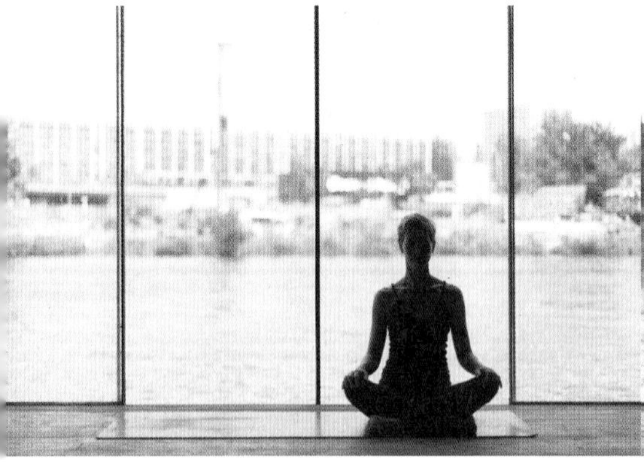

1

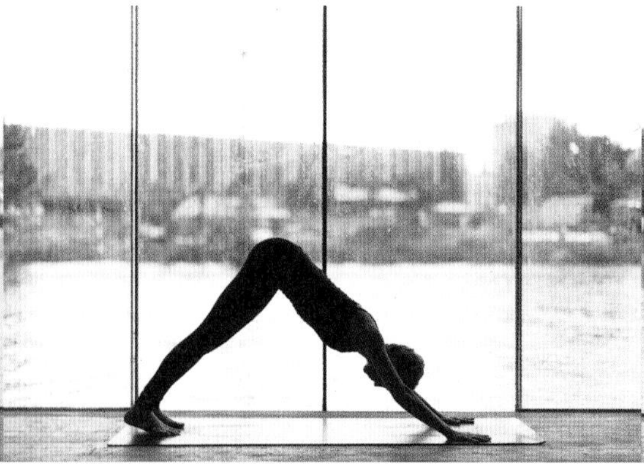

2

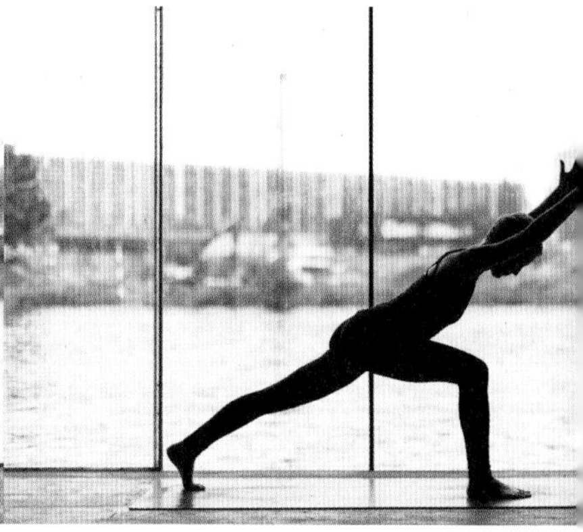

3

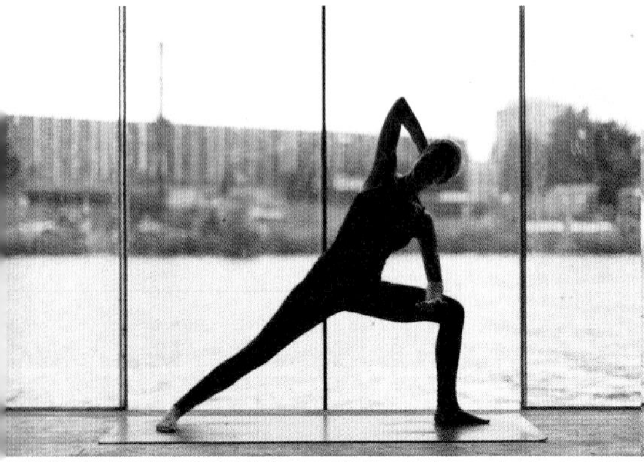

7

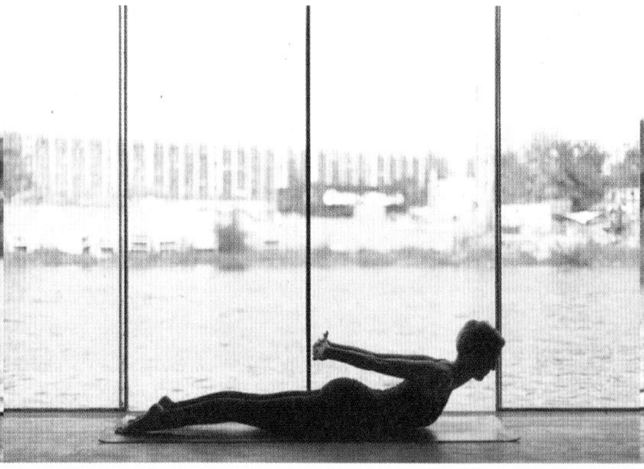

8

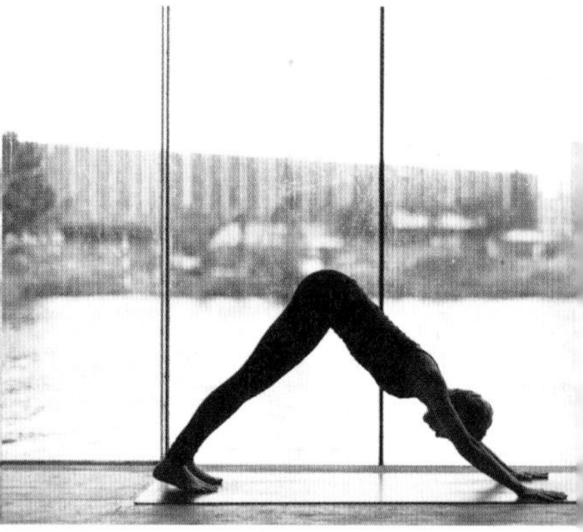

9

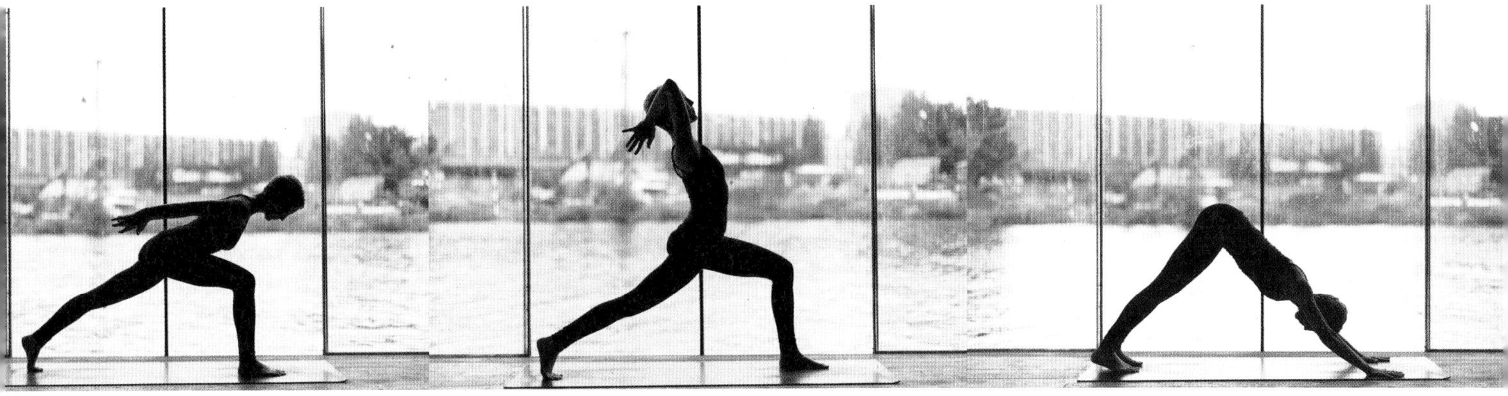

4 5 6

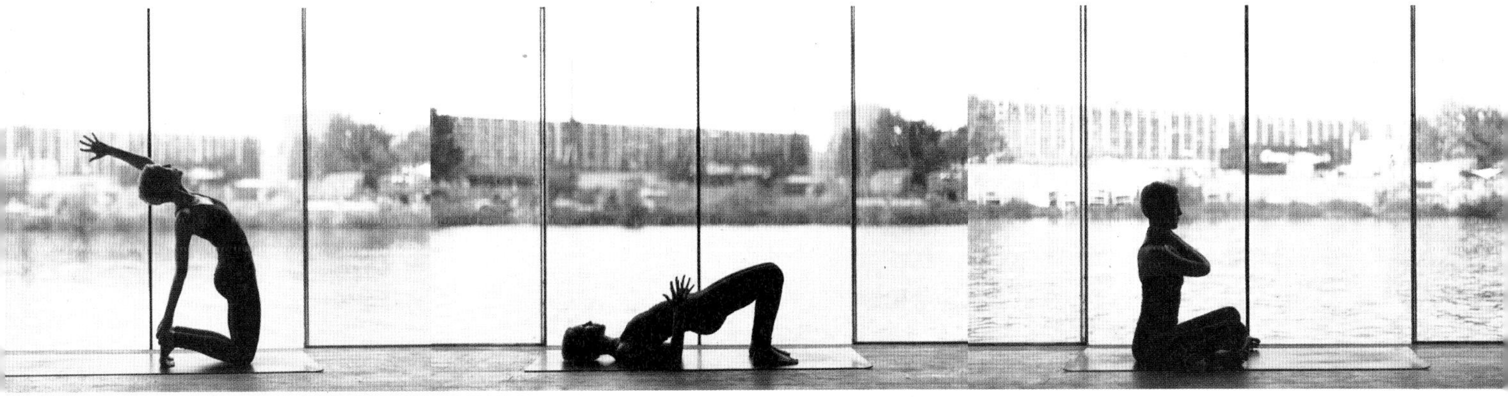

10 11 12

ALTERNATIVE ASANAS

Partnerübungen / Stellungen für Schultern und Nacken

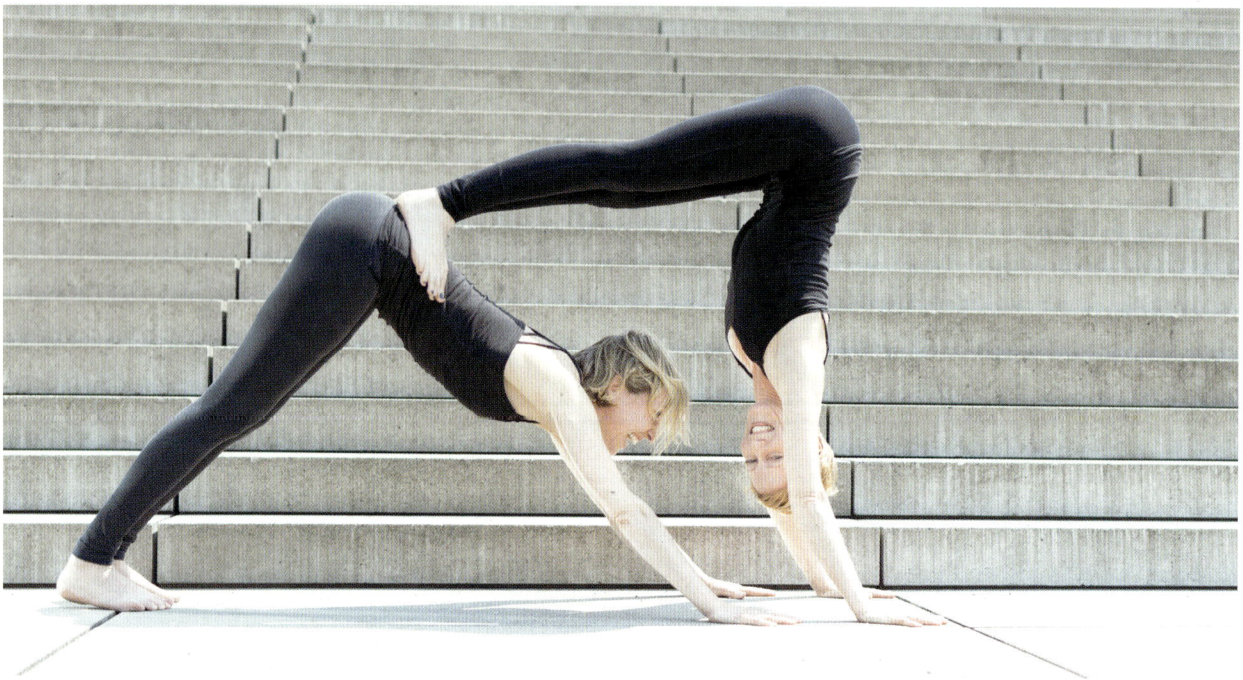

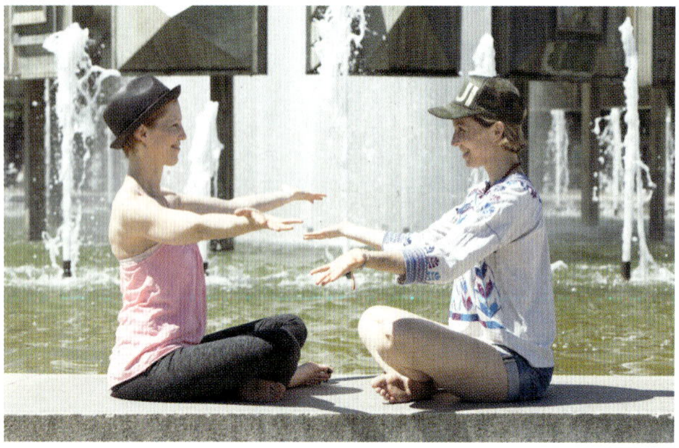

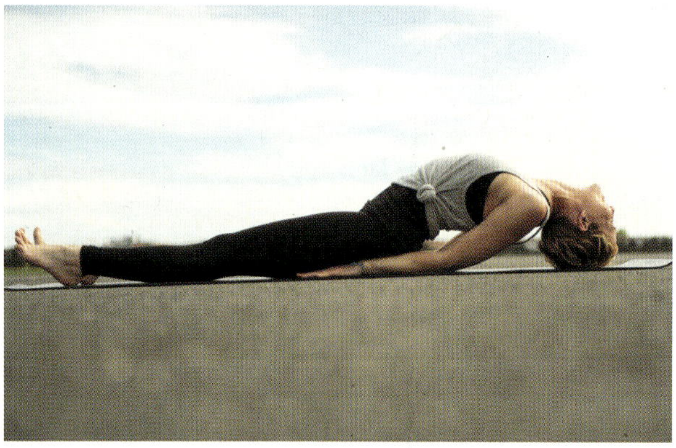

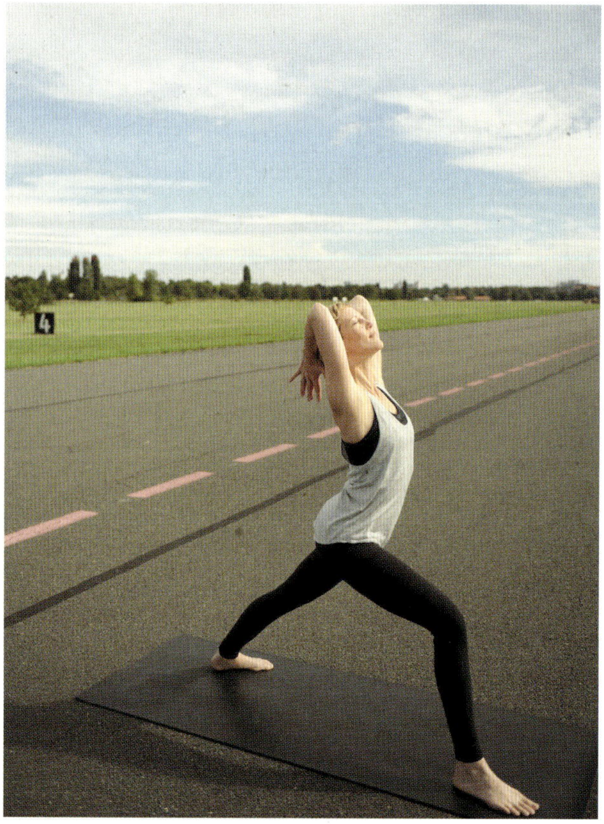

QUICKIE

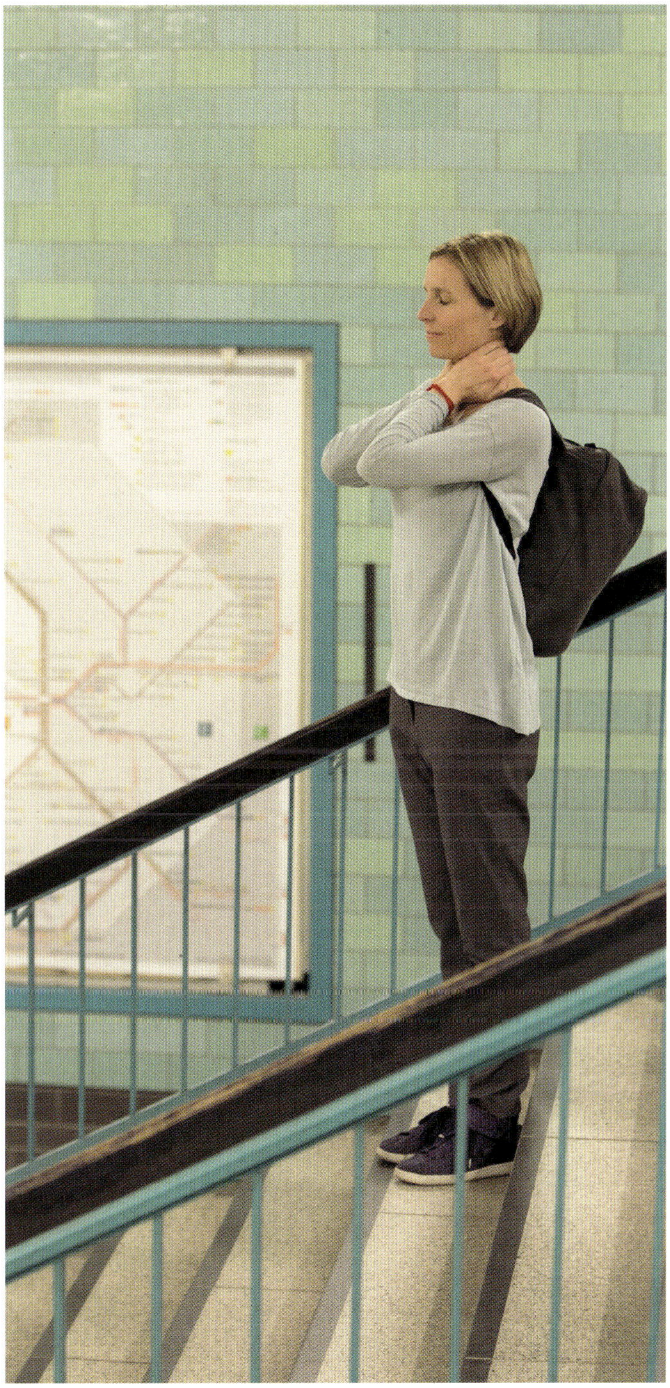

Lege deine Handflächen sanft an deinen Hals, sodass die Fingerspitzen nach hinten zeigen. Schließe kurz die Augen.

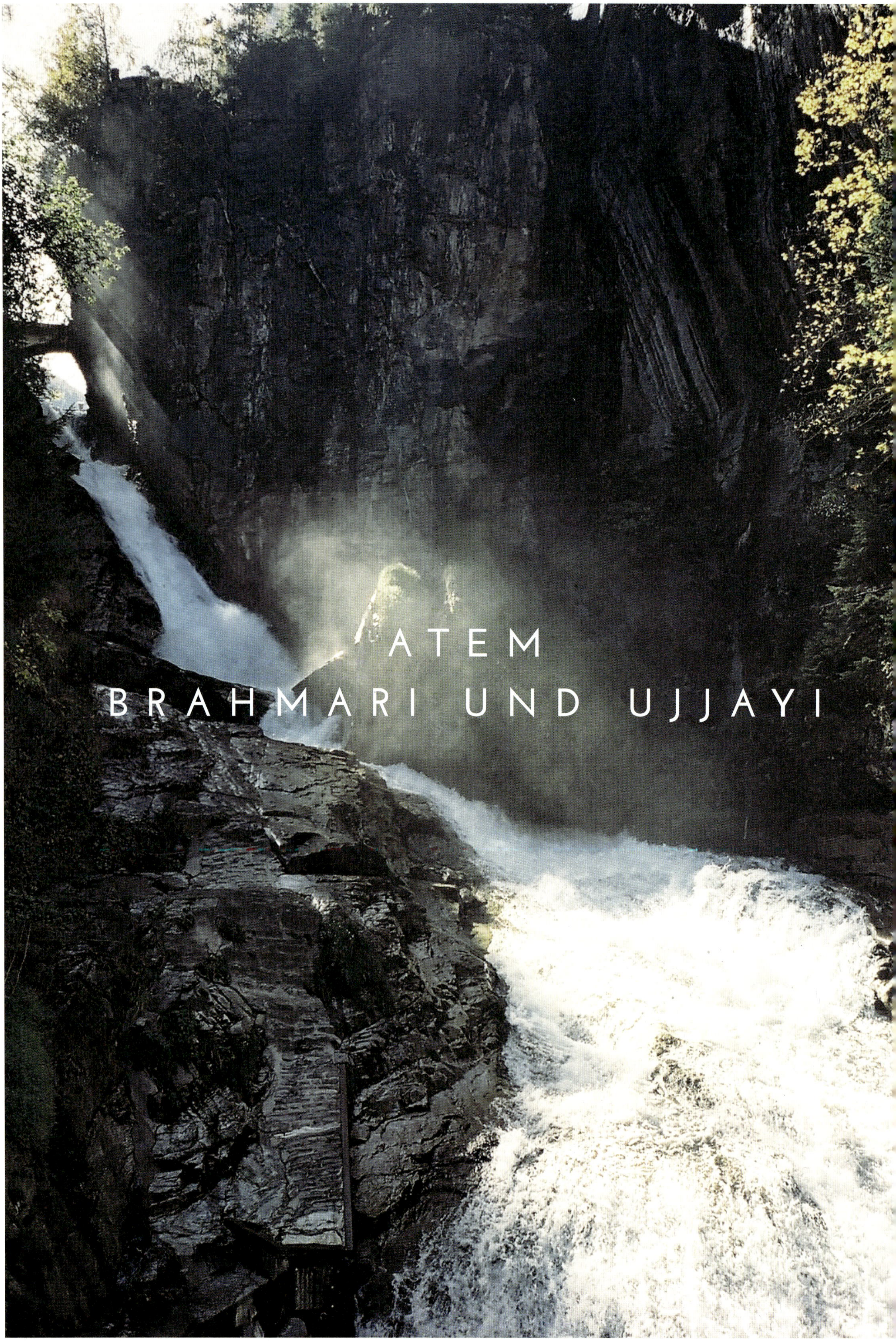

ATEM
BRAHMARI UND UJJAYI

BRAHMARI – DER BIENENTONATEM

Nimm einen aufrechten und bequemen Sitz auf dem Boden oder auf einem Stuhl ein. Lege deine Handflächen an deine Kehle und bringe deine Handballen zueinander. Dann beginne einen sanften Brummton in deine Handflächen zu summen. So entsteht eine Vibration, die von den Händen zurück in die Kehle geleitet wird und dadurch den gesamten Kopf mitschwingen lässt. Rhythmus, Klangwellen, Schwingungen geben Sicherheit, Ruhe und Geborgenheit.

UJJAYI – DER SIEGREICHE ATEM

Im Ujjayi-Atem verengen wir innerlich die Kehle. Dadurch können wir den Atem gezielter führen. Erzeuge einen Hhaaahh-Ton und stelle dir dabei vor, du hauchst einen Spiegel an. Nimm die Enge in der Kehle wahr. Halte diese Verengung, und atme mit geschlossenem Mund durch die Nase in langen, gleichmäßigen Atemzügen ein und aus. Dabei entsteht ein leises Rauschen. Diese Atemtechnik wird auch der siegreiche Atem genannt.

CHAKRA DELIKAT

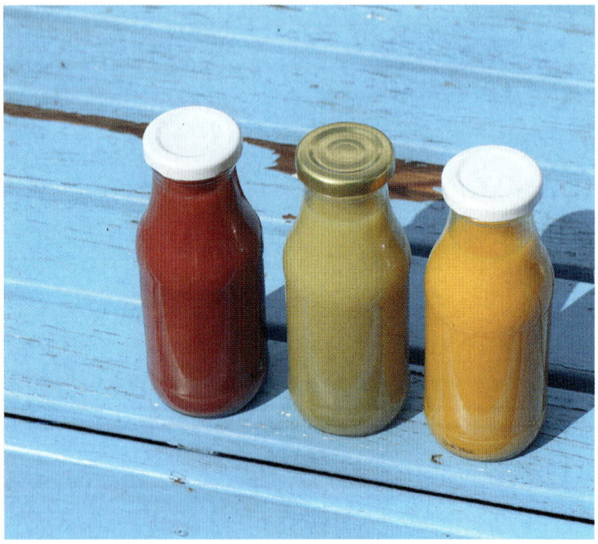

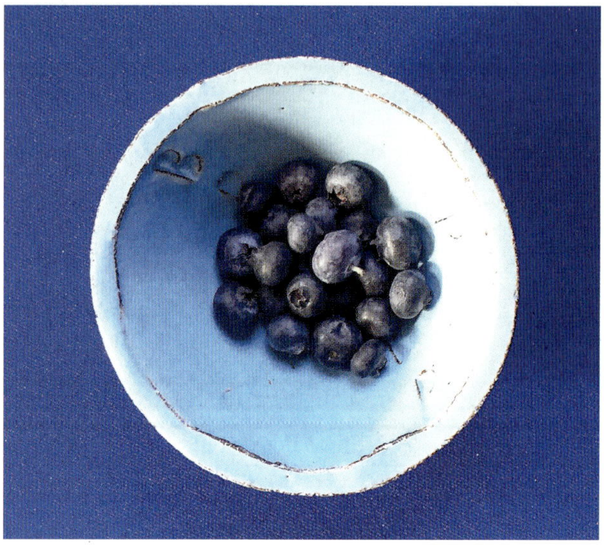

Die Kehle ist der Übergang vom Kopf zum Rumpf. Hier muss es fließen.

Frisch gepresste Säfte halten die Kehle feucht. Sie schmecken gut und machen glücklich. Je nachdem, welche Früchte im Saft landen, schmeckt kein Saft wie der andere. Die Geschmacksnerven werden angeregt, der Speichel fließt, die Kehle wird feucht. Außerdem sind frische Säfte wahre Vitaminbomben, die unser Immunsystem anregen und unseren Elektrolythaushalt ausgleichen. Schwarze Johannisbeeren, Pflaumen und Blaubeeren passen farblich perfekt zum Kehlchakra.

Tipp: Bei schonend kaltgepressten Säften *(cold-pressed juices)* bleiben die meisten Vitamine, Nährstoffe, Enzyme und Spurenelemente erhalten.

AUFGABE

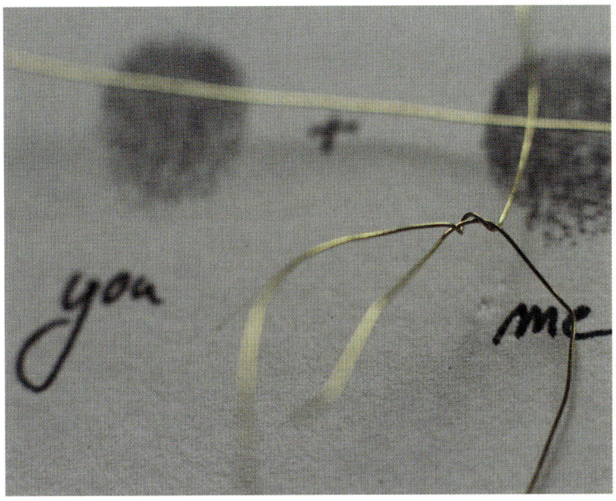

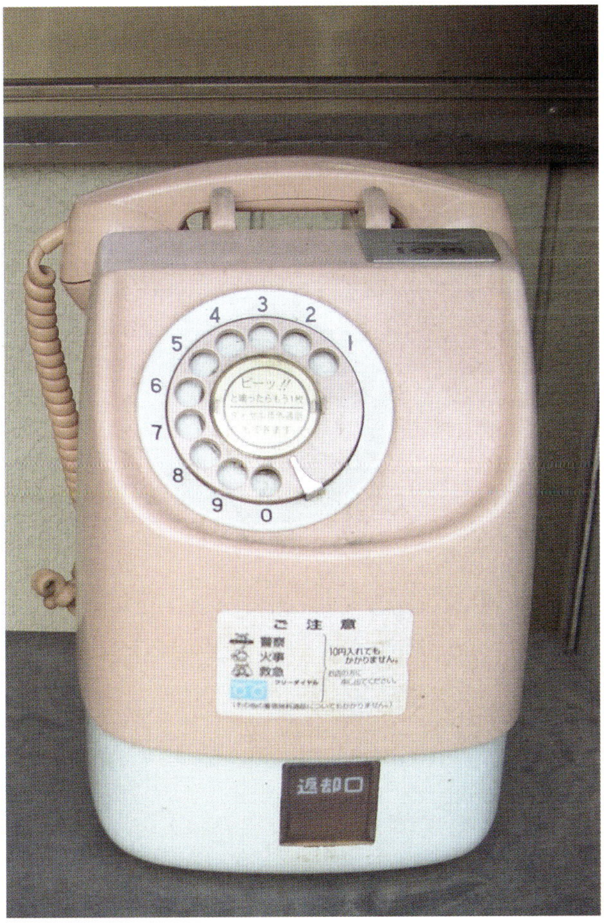

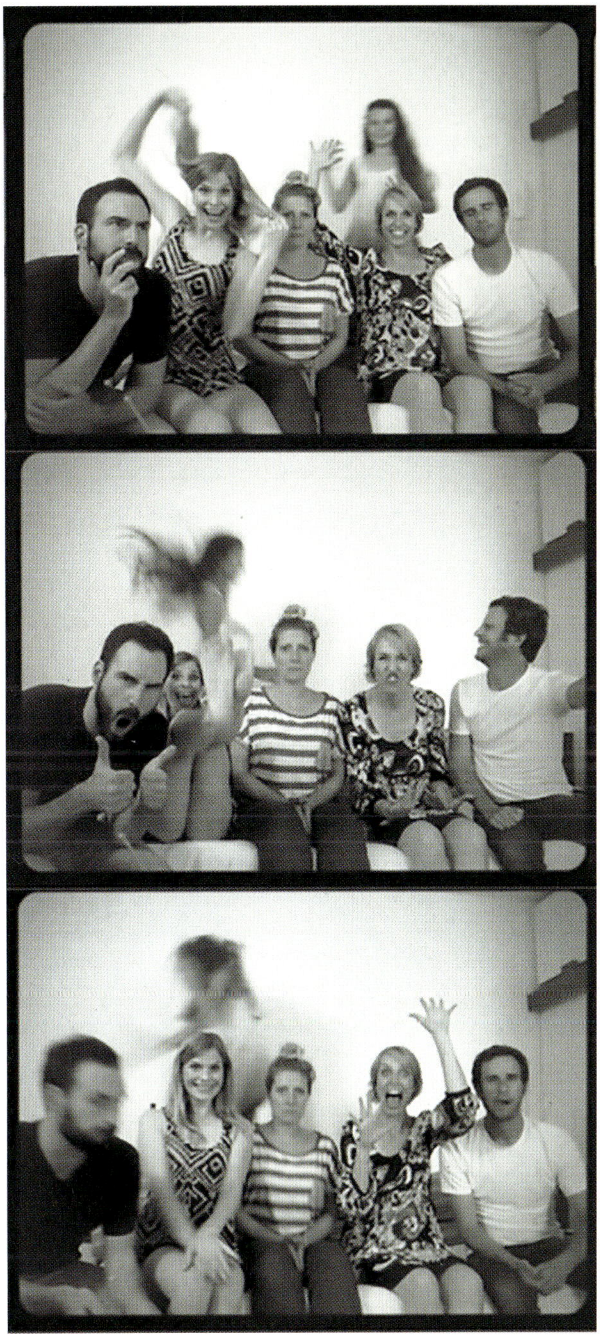

Höre zu, dir selbst und allen anderen. Rede weniger, sage mehr.

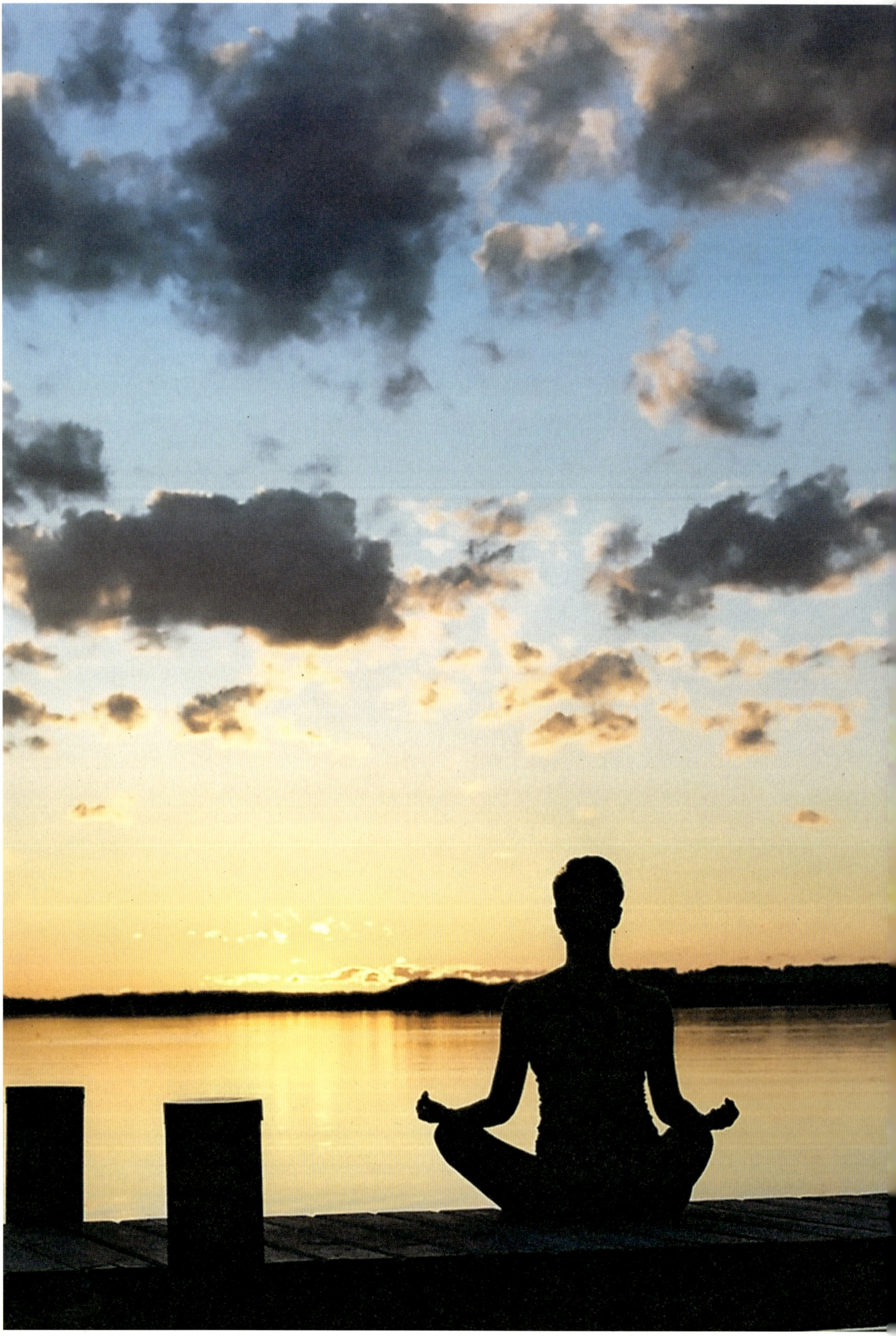

STRATEGIE

Lerne, deine Bedürfnisse zu erkennen und zu formulieren. Sorge so dafür, dass keine Missverständnisse aufkommen.

T E X D R I E S C H N E R

Musiker

Tex begann sein Berufsleben als Mathematiker und Informatiker. Seine große Liebe aber gehört der Musik. Er ist schnell und klug und schlagfertig, spielt selbst Gitarre und singt. Er produziert Musik, spielt auf Konzerten, ist Regisseur und Yogi.

Seine Show, TV Noir, ist lustig und hat ihn bekannt gemacht. Er lädt sich junge Musiker ein, die in seiner Show „unplugged" ihre Songs spielen. Und er denkt sich alberne Spiele aus, bei denen sich alle mit großem Spaß lächerlich machen. Zwischendrin sitzt er mit seinen Gästen auf einem Sofa und fragt sie aus – über ihre Musik, ihr Leben, ihre Liebe und was ihm noch so alles einfällt. Er ist der kreative Chef seiner Show, schreibt die Konzepte, singt, spricht und hört zu. Letzteres ist das Besondere an ihm. Er verschafft sich nicht nur Gehör, sondern er gibt seinem Gegenüber eine Plattform. Er lässt eine Ebene entstehen, auf der sich Menschen austauschen können, und unterhält dabei auch noch ein großes Publikum; dabei ist er auch Teil der Musik und wird von seinen Musikern und Gästen sehr geehrt und geschätzt.

Tex hat sich die Freiheit genommen, seinen inneren Künstler „rauszulassen" und nach dem in sich zu suchen, was vielleicht nicht so offensichtlich sein erstes oder dominantes Talent war. Er gibt sich nicht damit zufrieden, auf das vermeintlich sichere Pferd zu setzen, sondern probiert aus und sucht nach neuen Wegen.

Tex ist für mich ein Mensch, der seinen kreativen Ausdruck findet, auf seine ganz eigene Art, sehr speziell. Und er ist jemand, der Raum schafft für die Kreativität anderer.

Elena

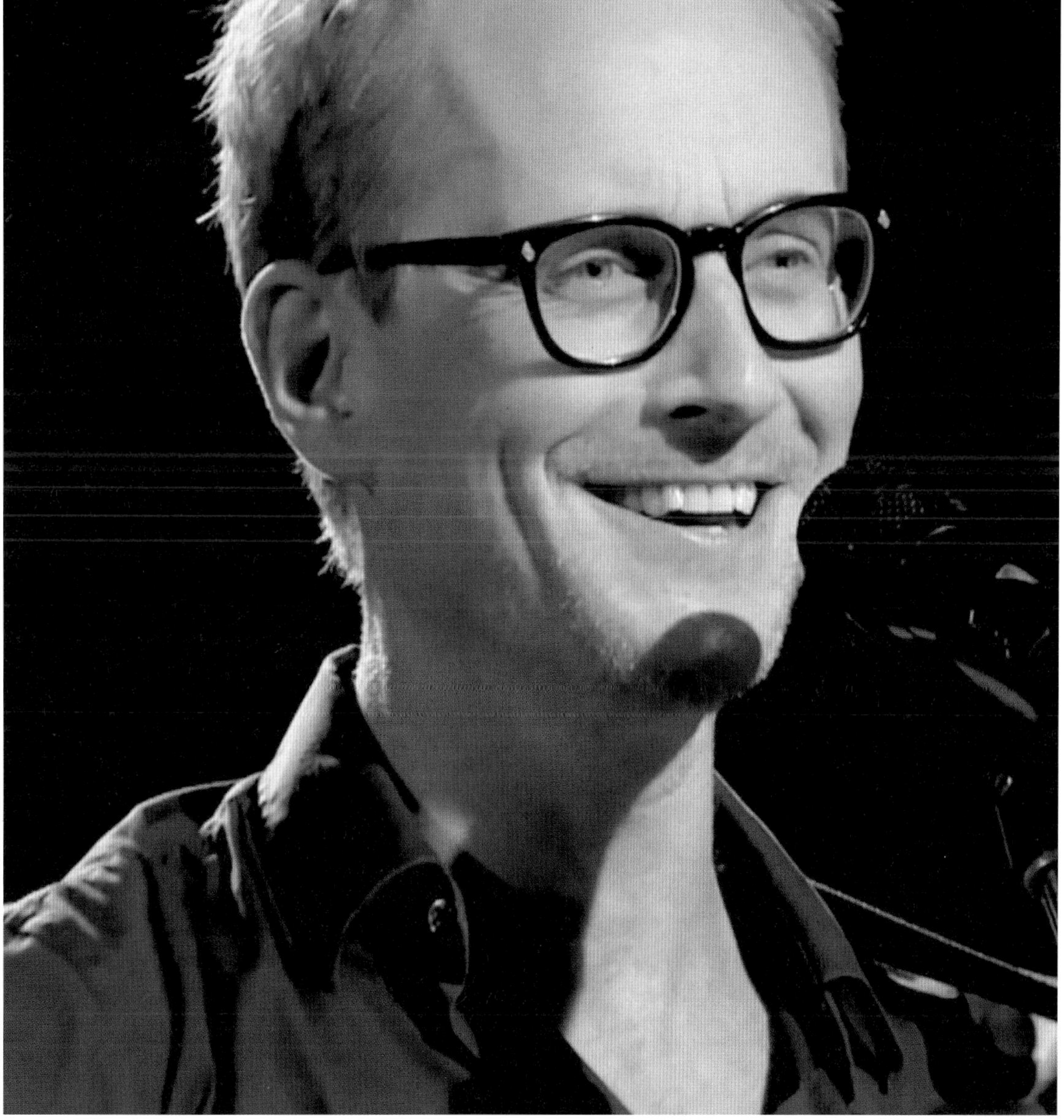

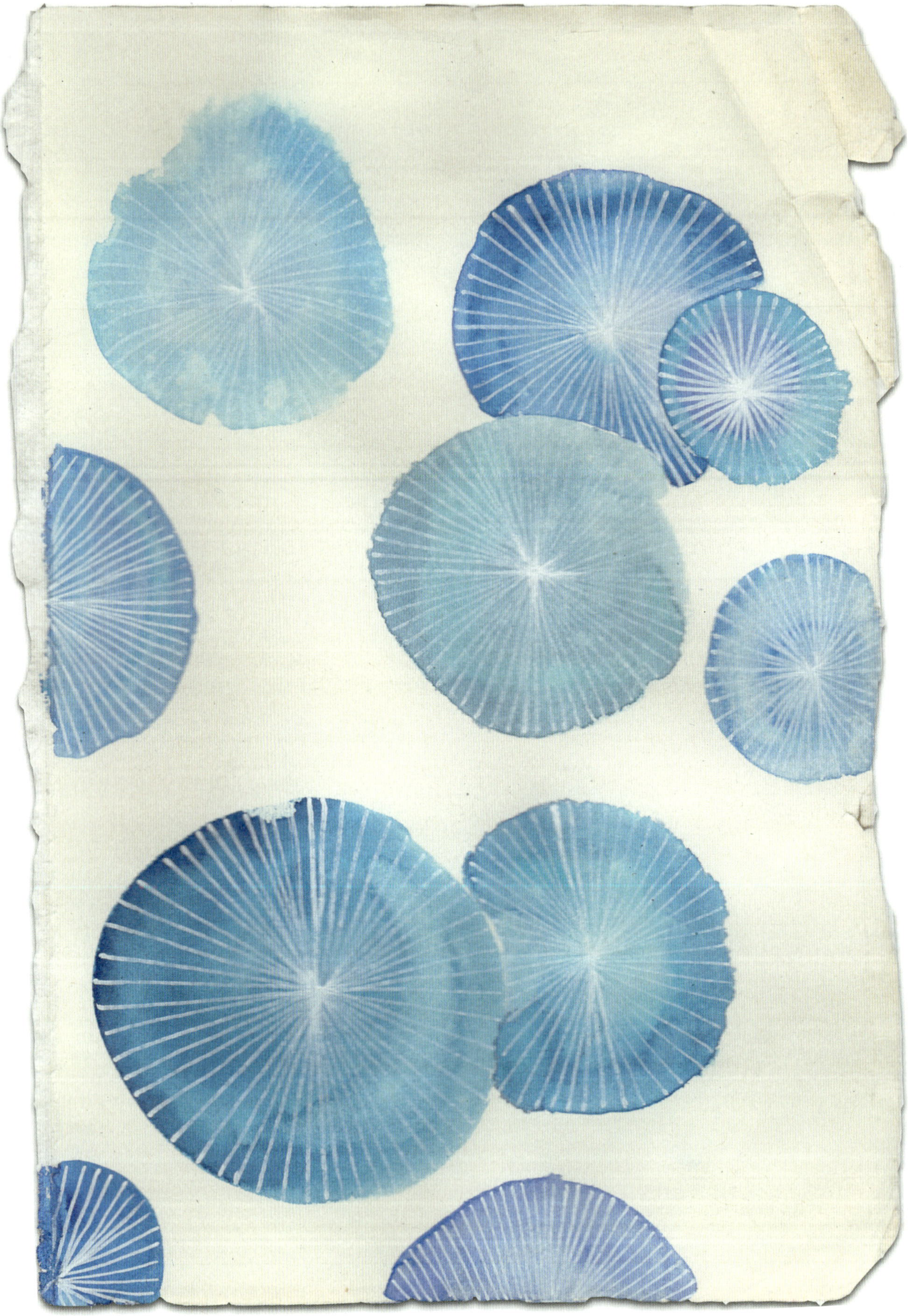

NOTIZEN

A J N A

(Sanskrit für „reines Wahrnehmen")

PHYSISCH **WAHRNEHMEND**

EMOTIONAL **ERFÜLLEND**

MENTAL **KLÄREND**

SPIRITUELL **INSPIRIEREND**

STIRNCHAKRA

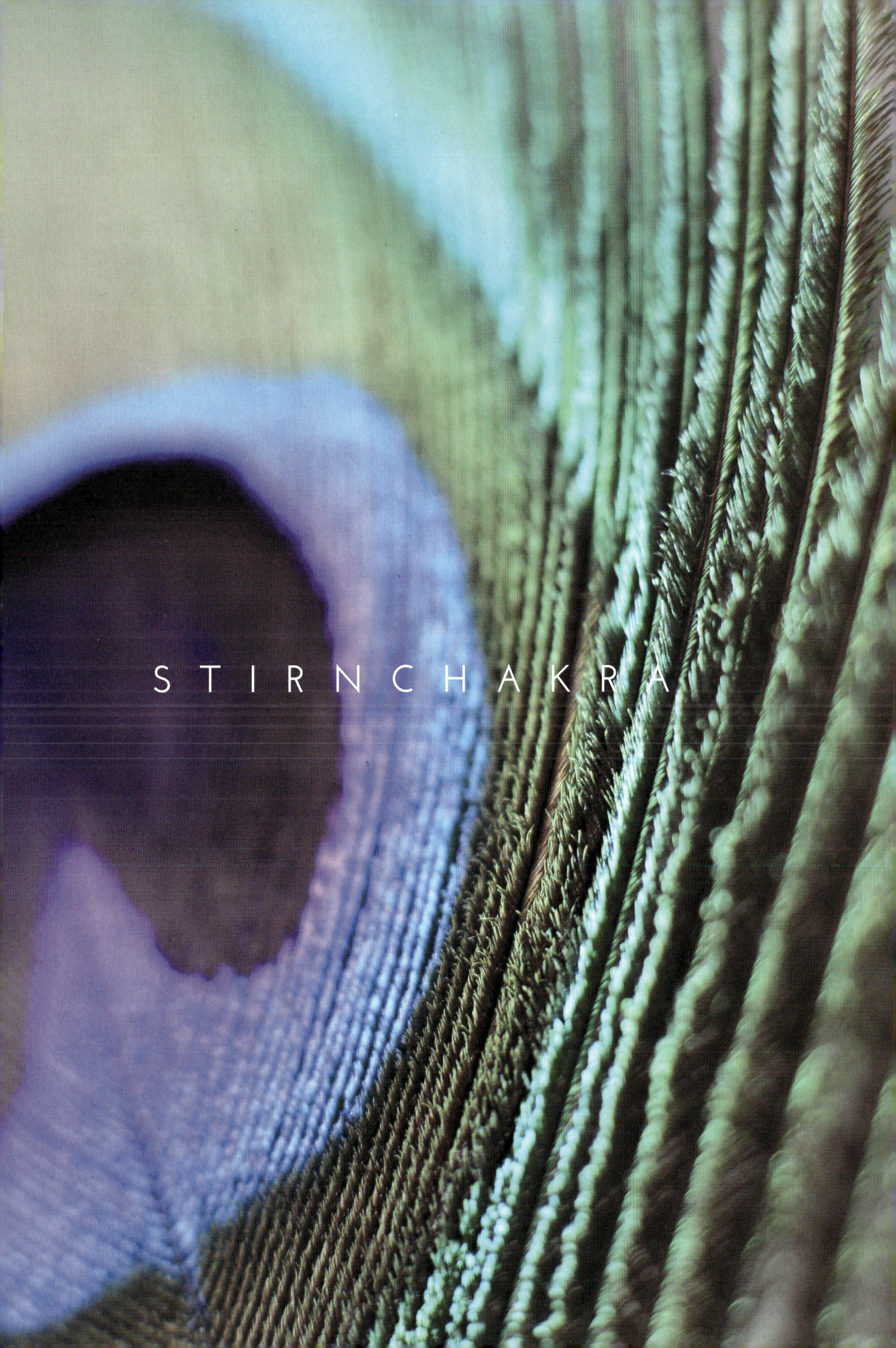

STIRNCHAKRA

Zum sechsten Chakra, auch Drittes Auge genannt, gehört unsere Fähigkeit, wahrzunehmen, Ideen zu entwickeln und intuitiv zu handeln. Das Dritte Auge schaut nach innen. Es sitzt zwischen und knapp oberhalb der Augenbrauen, in der Mitte des Kopfes. Unsere Augen zeigen uns die Welt, die existiert. Unser Drittes Auge zeigt uns, wie diese Welt für uns ist und wie wir sie wahrnehmen – jenseits von Zeit und Raum. Das heißt, wir können gleichzeitig in die Vergangenheit, die Gegenwart und die Zukunft schauen und darin Muster erkennen, die uns helfen, intuitiv zu handeln – jenseits von bewussten Entscheidungen. Hier liegt der Anfang von Weisheit.

Das Gegenteil von Intuition ist die Illusion, die uns vorgaukelt, wie wir die Dinge gerne hätten. Illusionen sind irreführend und lassen uns meist enttäuscht zurück. Das Wort „Ent-Täuschung" besiegelt das Ende der Täuschung, der Illusion. Wenn wir lernen, nach innen und nach außen klar zu sehen, sinkt die Gefahr, Fehler zu wiederholen.

Wir können diese Erkenntnisse nutzen und Visionen entwickeln. Visionäre Menschen sind in der Lage, neue Ideen losgelöst von bestehenden Mustern zu entwickeln.

Es geht um die Weisheit, die Dinge klar erkennen zu können, so wie sie wirklich sind, ohne sie schöner oder schlechter machen zu wollen. Dabei hilft es sehr, zu verstehen, dass es Vollkommenheit nicht gibt – weder bei uns selbst noch bei anderen. Es gibt auch keinen perfekten Zustand, da sich alles und jeder in einem Prozess der permanenten Veränderung befindet. So gesehen, ist wiederum alles perfekt und vollkommen, weil Veränderung Entwicklung bedeutet und Entwicklung Veränderung.

„Intuition ist die Intelligenz, die hinter dem Verstand liegt."
Rod Stryker

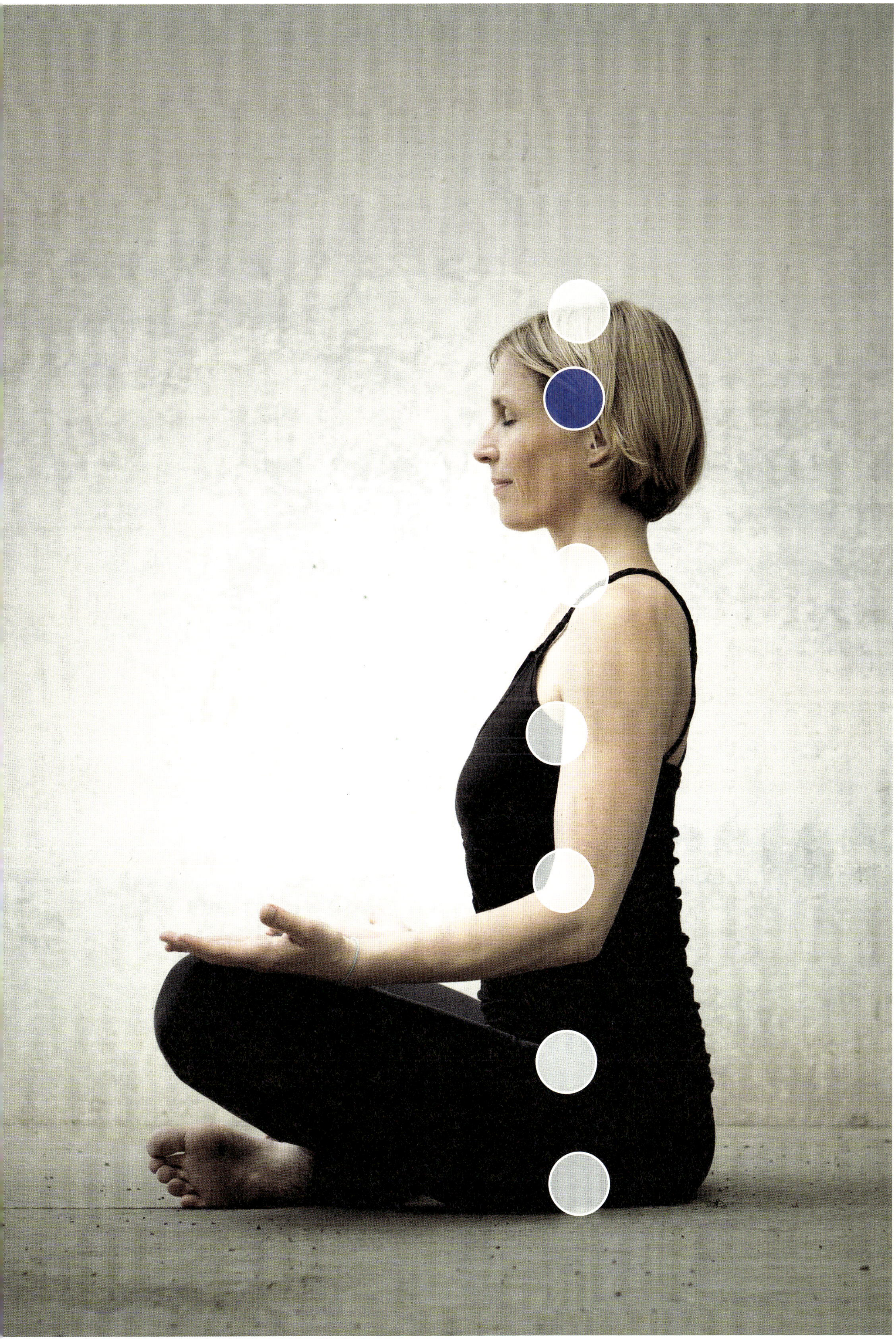

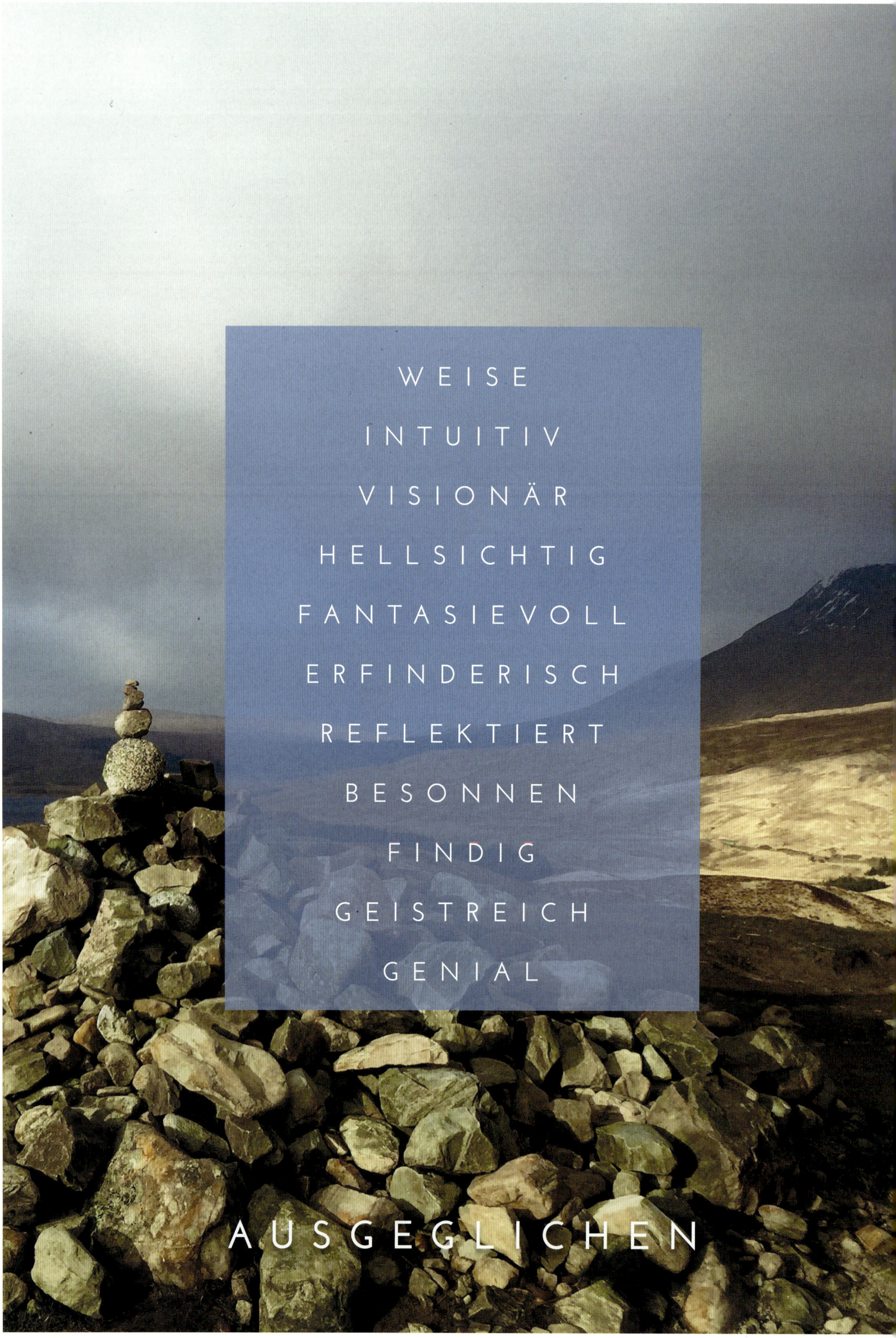
WEISE
INTUITIV
VISIONÄR
HELLSICHTIG
FANTASIEVOLL
ERFINDERISCH
REFLEKTIERT
BESONNEN
FINDIG
GEISTREICH
GENIAL
AUSGEGLICHEN

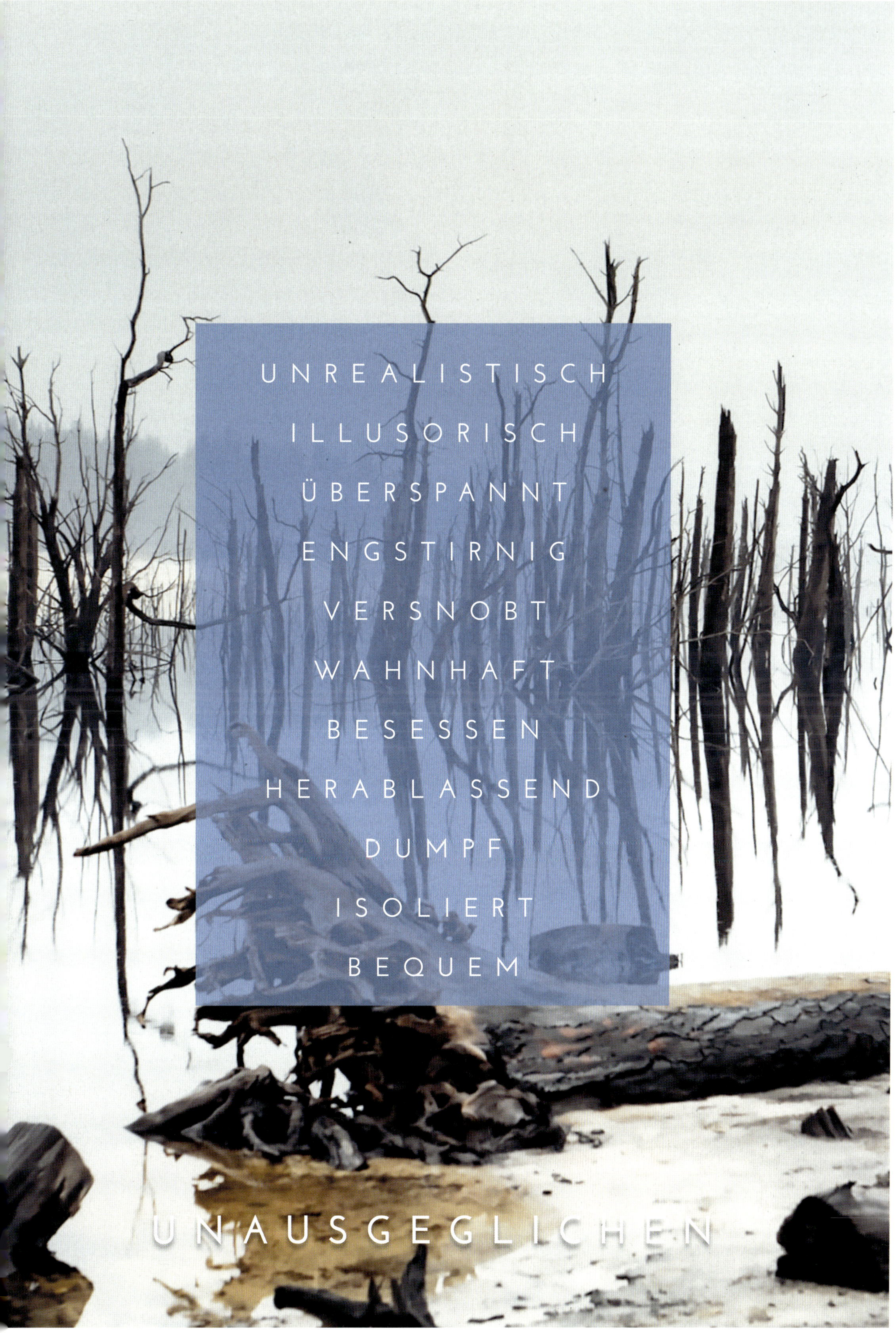
UNREALISTISCH
ILLUSORISCH
ÜBERSPANNT
ENGSTIRNIG
VERSNOBT
WAHNHAFT
BESESSEN
HERABLASSEND
DUMPF
ISOLIERT
BEQUEM
UNAUSGEGLICHEN

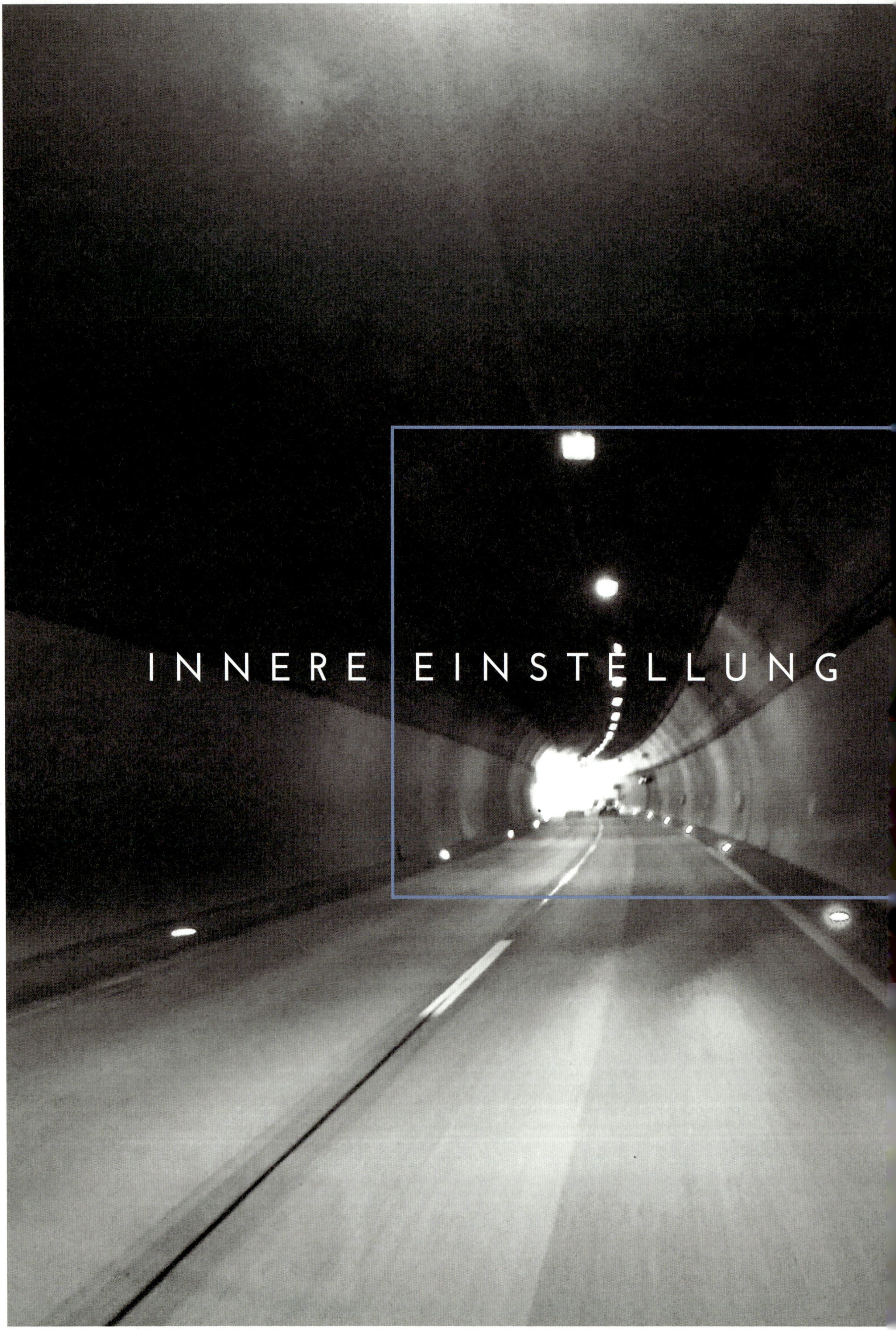

INNERE EINSTELLUNG

Meine Vision gibt mir ein Ziel und bringt mich voran. Indem ich ihr vertraue, bekommt sie das Potenzial, zu Realität zu werden. Ich habe das Recht, zu sehen und wahrzunehmen.

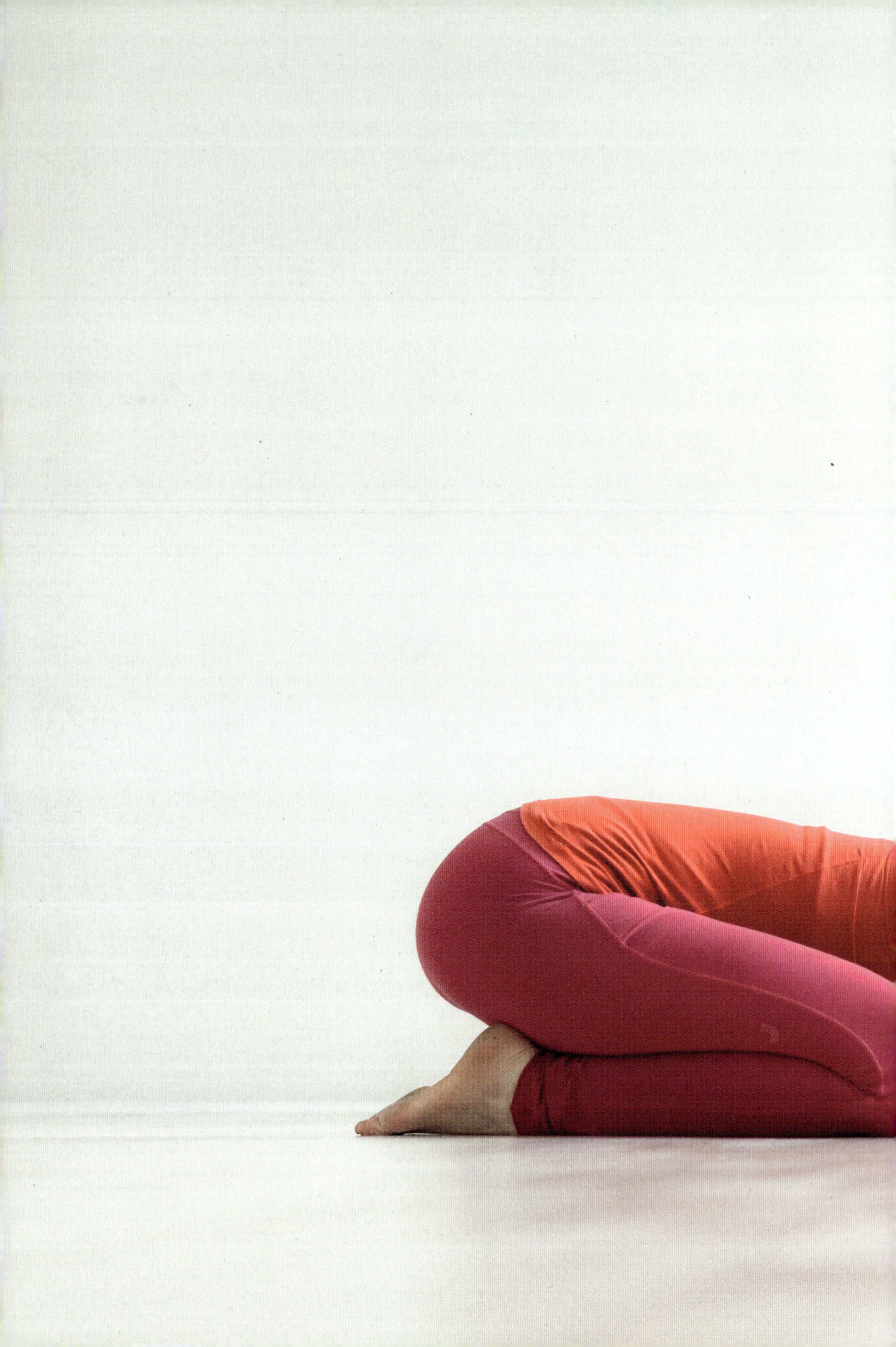

YOGA FÜR DIE INTUITION

Das Dritte Auge finden die meisten Menschen sofort. Es gibt einen Ort in der Mitte der Stirn, knapp oberhalb unserer Augenbrauen, der auf Berührung reagiert. Die Yogastellungen, die unsere Intuition unterstützen, sind äußerlich nicht sehr herausfordernd, im Gegenteil: Sie helfen uns, die Wahrnehmung nach innen zu schulen. Um unsere visionäre Kraft herauszufordern, sind Umkehrstellungen sehr nützlich.

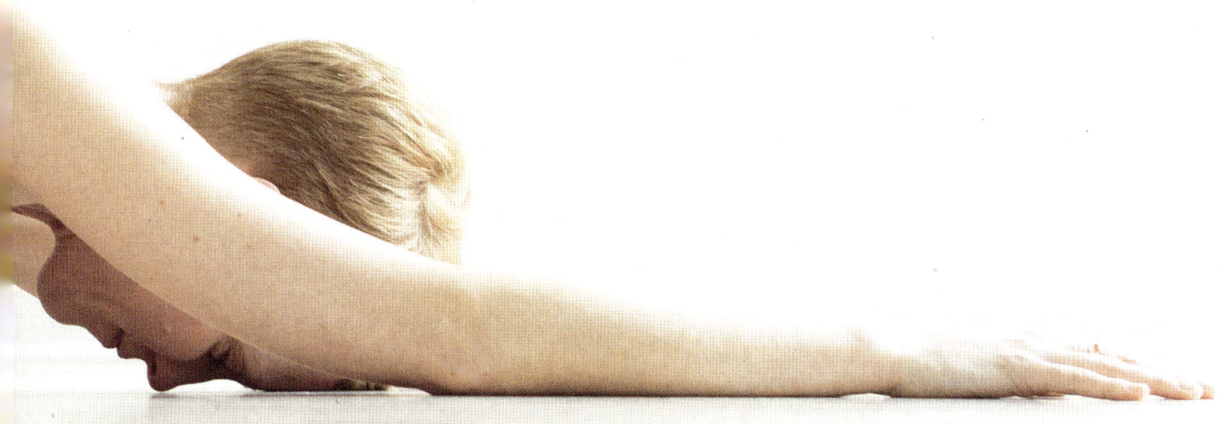

PEAK POSE

BALASANA – DIE KINDSTELLUNG

Die **Kindstellung** ist eine entspannende Haltung, die während der Yogapraxis jederzeit eingenommen werden kann, um einen Ausgleich zu schaffen, um weicher zu werden und den Blick nach innen zu nehmen.

So geht's: Beginne im Vierfüßlerstand und bringe deine großen Zehen zueinander, die Knie fast mattenweit auseinander. Lasse dein Gesäß nach hinten auf deine Fersen sinken. Strecke den Oberkörper und die Arme nach vorne aus, und lasse Arme und Stirn auf den Boden sinken. Falls es sich für dich angenehmer anfühlt, lege deine Stirn auf eine Erhöhung, z. B. ein Kissen oder deinen übereinandergelegten Hände. Als Variante kannst du die Arme nach hinten bringen und die Hände auf den Fußsohlen ablegen.

Atmung: Atme tief und gleichmäßig zur Mitte des Kopfes ein und aus. Gib deinem Dritten Auge die Möglichkeit, frei zu werden und Ideen und Gedanken kommen zu lassen.

Wichtiges Prinzip: *„Open to Grace" – Öffne dich dem Höheren*
Spüre den Boden, der dich trägt. Entspanne deine Haut. Lass limitierende Vorstellungen von dir selbst gehen. Lass deinen Atem fließen.

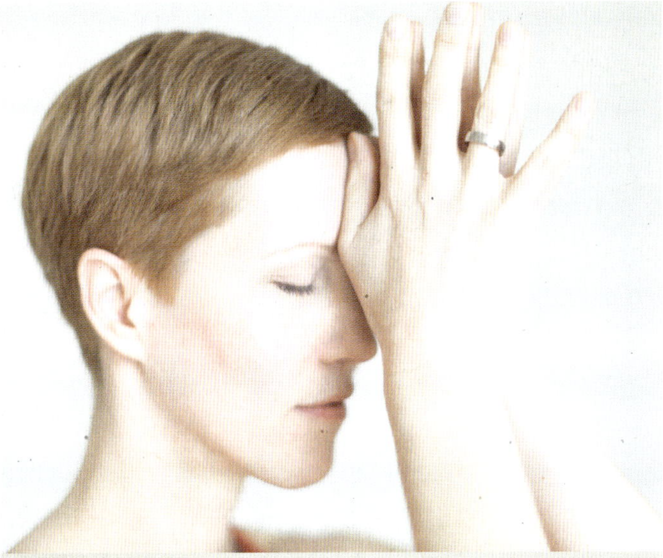

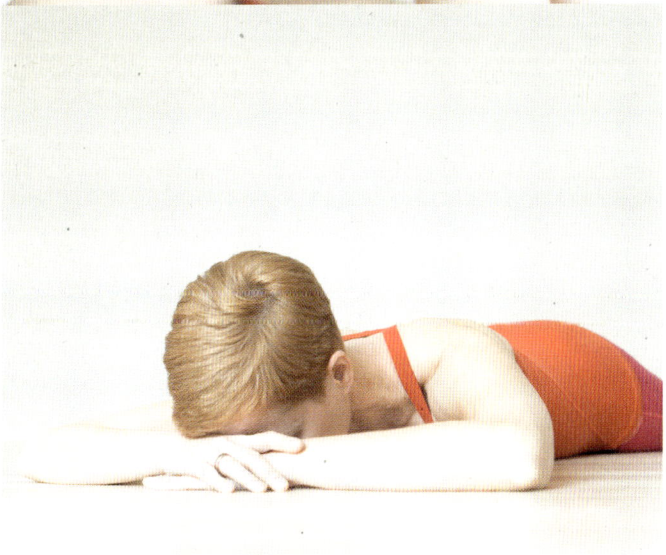

STIRNCHAKRA-SEQUENZ

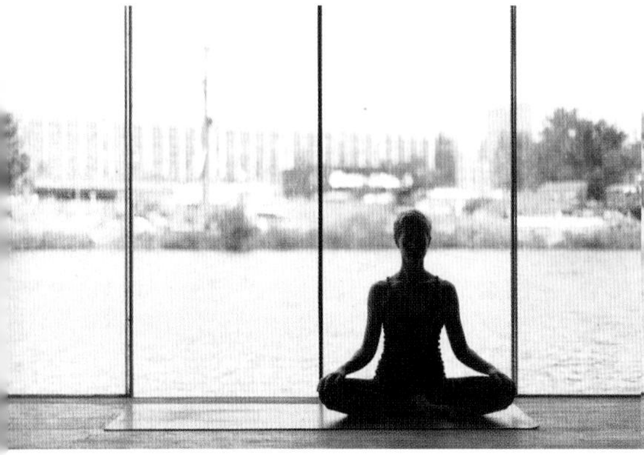

1

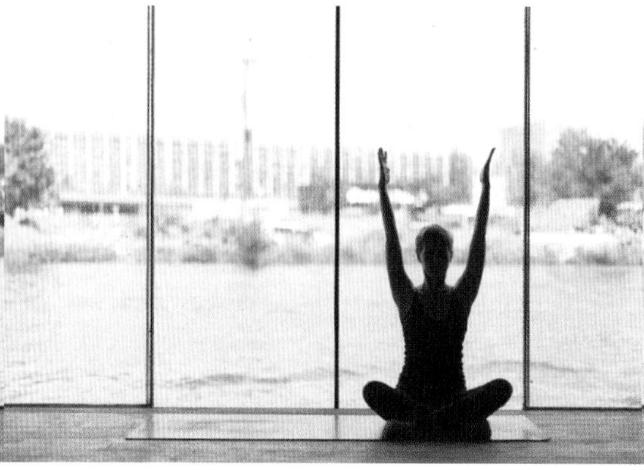

2

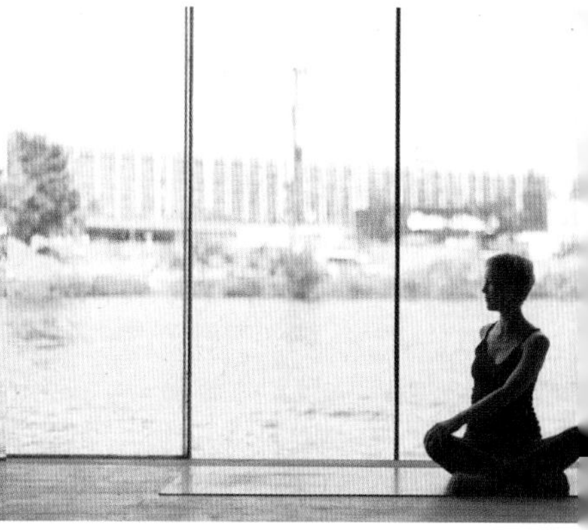

3

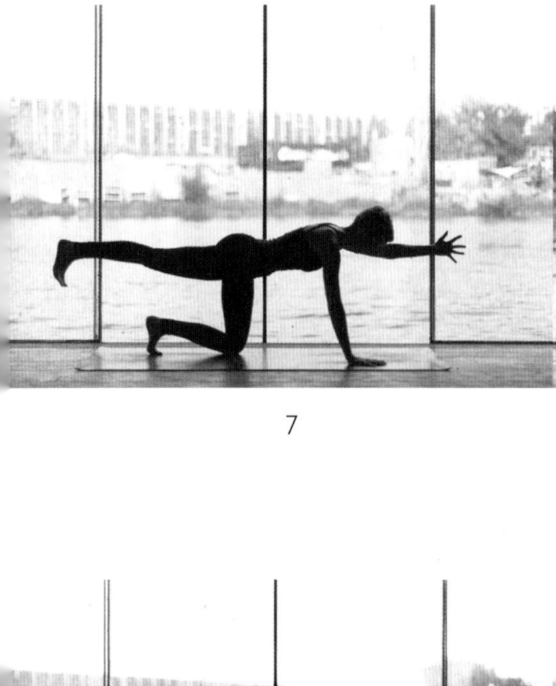

7

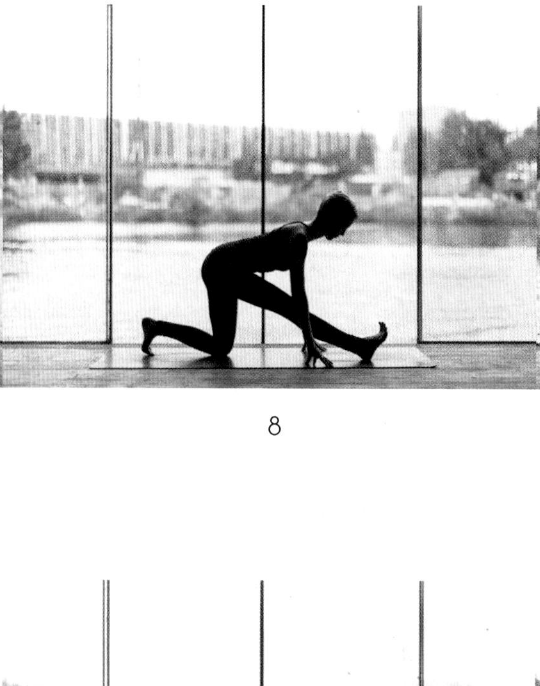

8

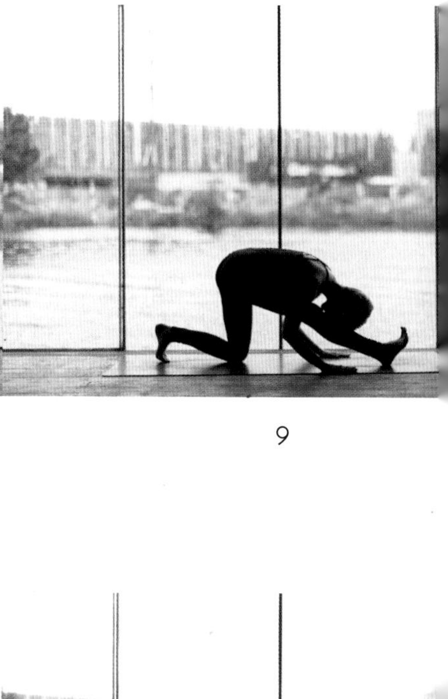

9

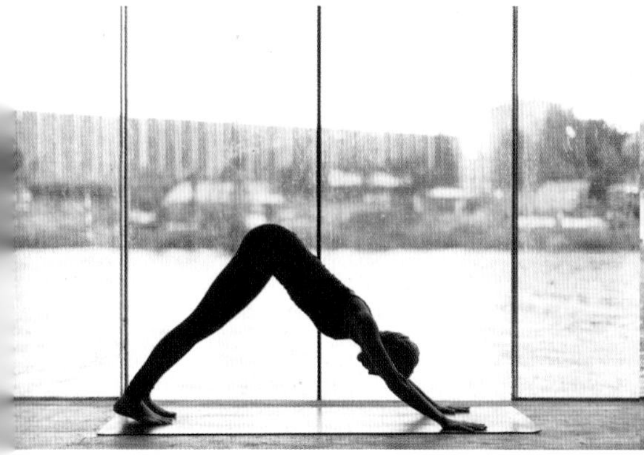

13

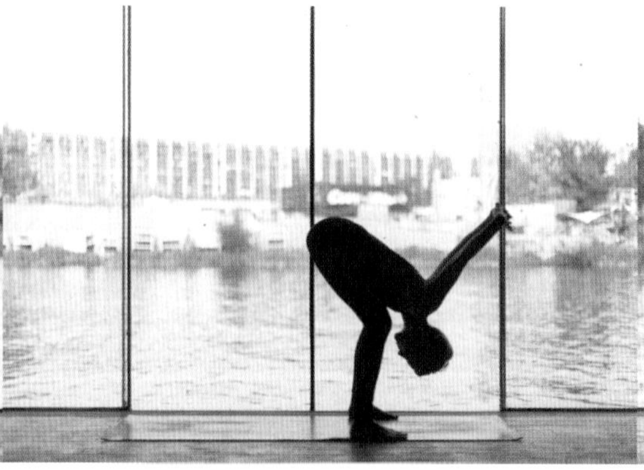

14

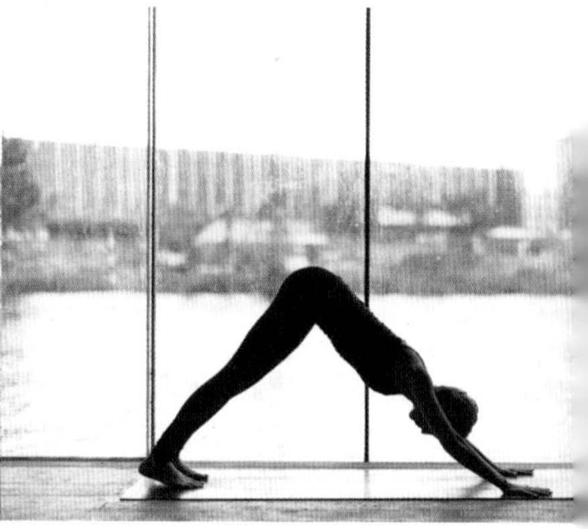

15

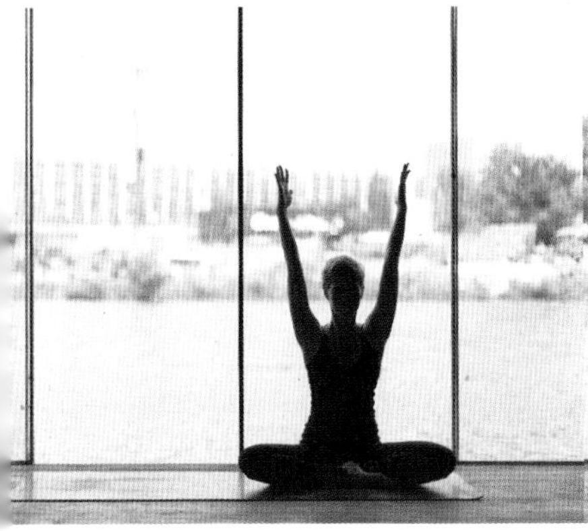

4

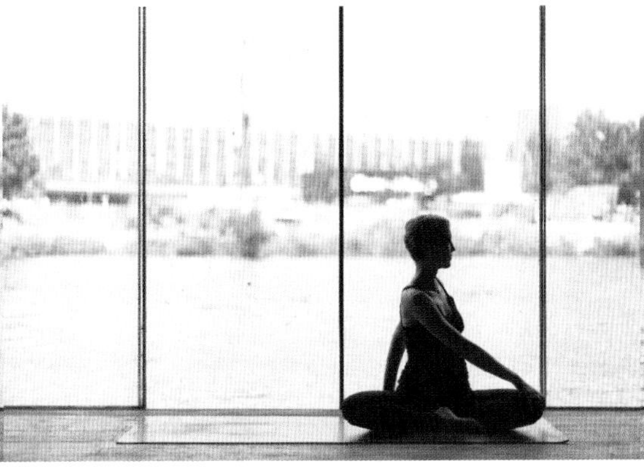

5

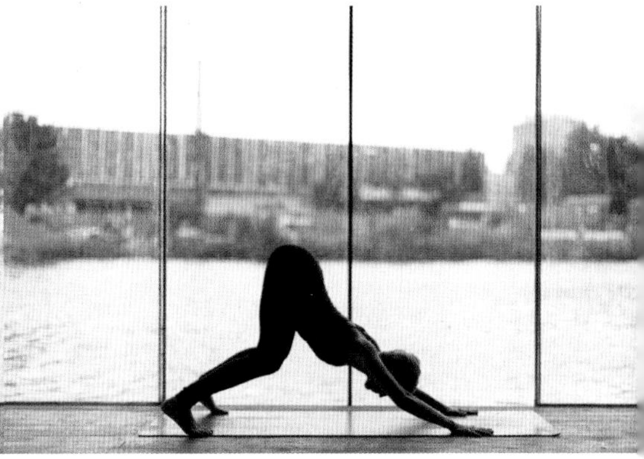

6

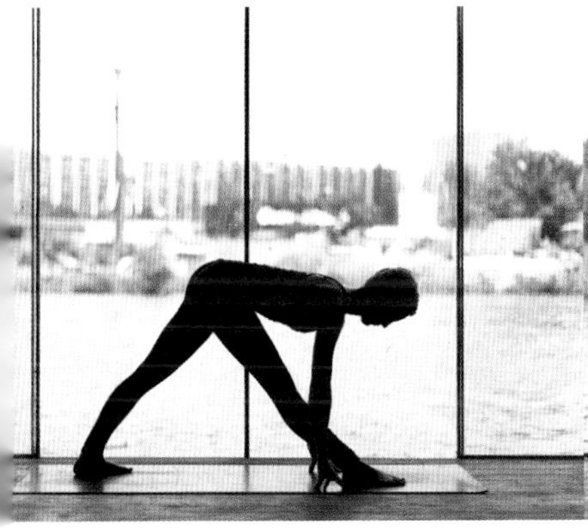

10

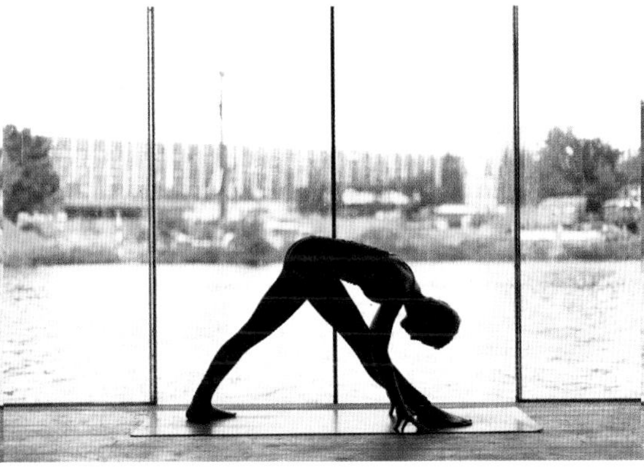

11

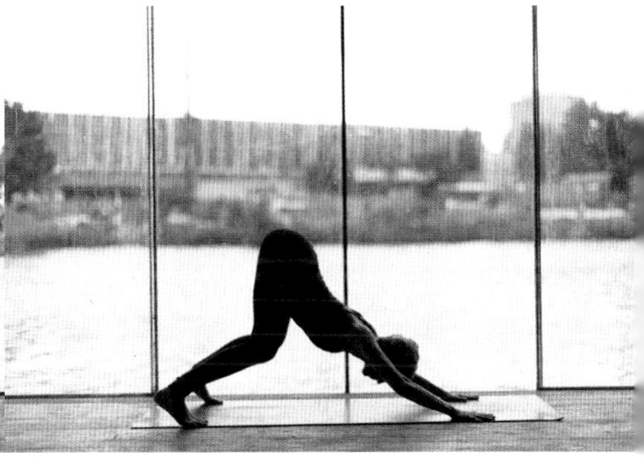

12

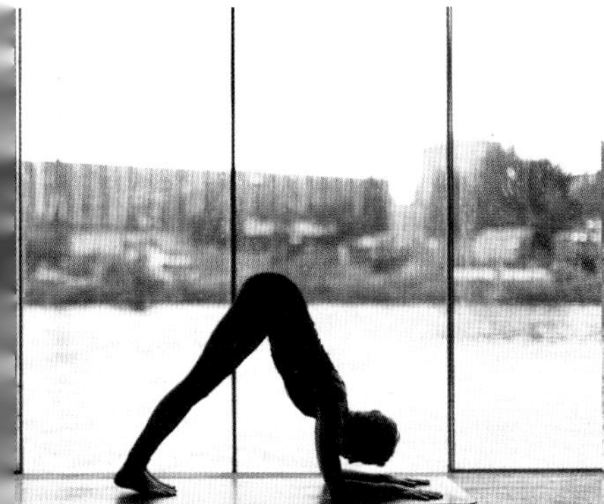

16

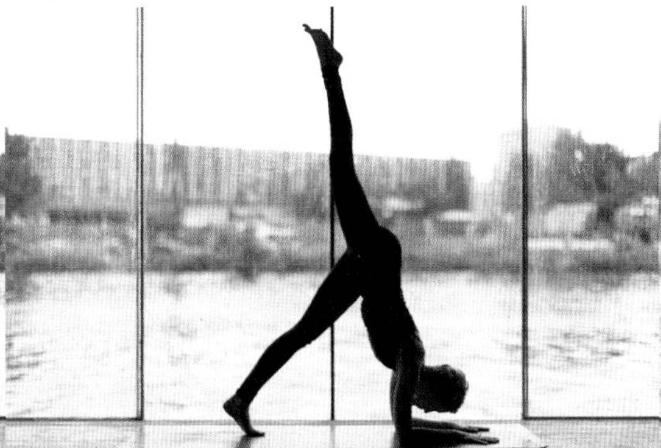

17

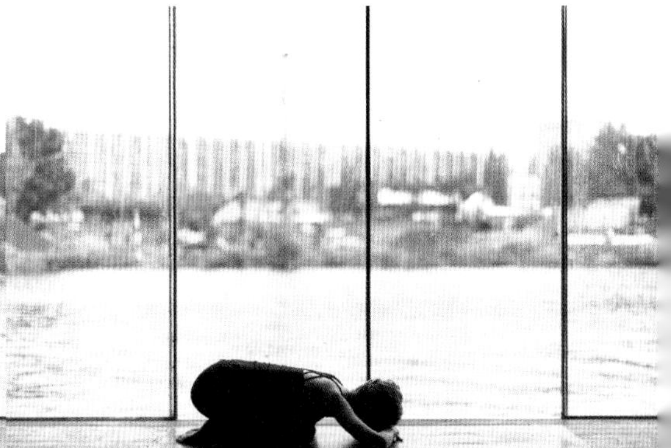

18

ALTERNATIVE ASANAS

Umkehrstellungen / Armbalancen

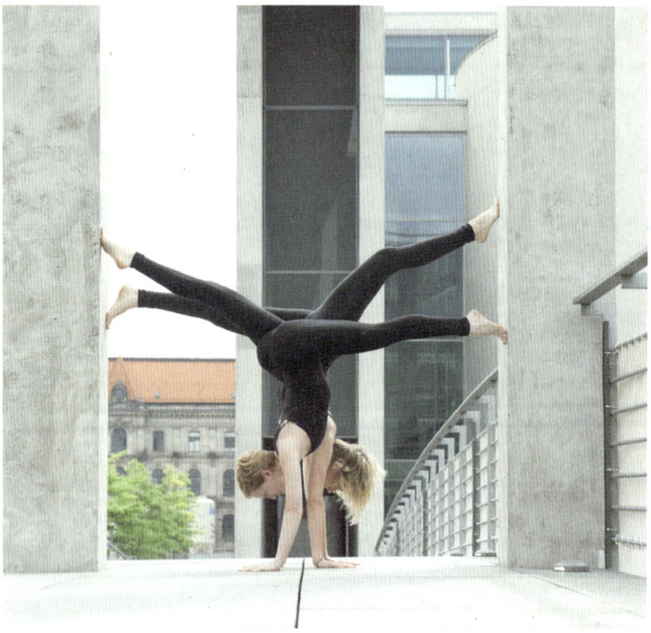

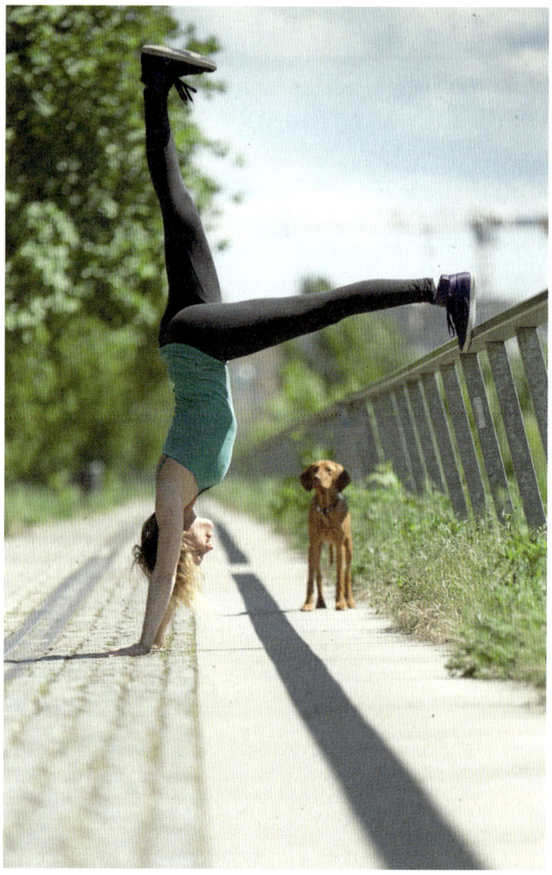

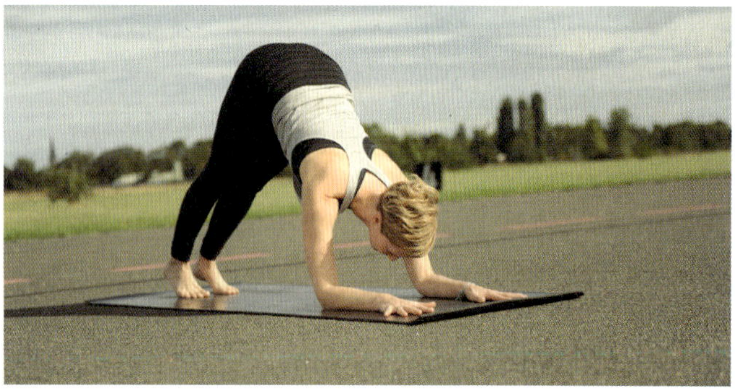

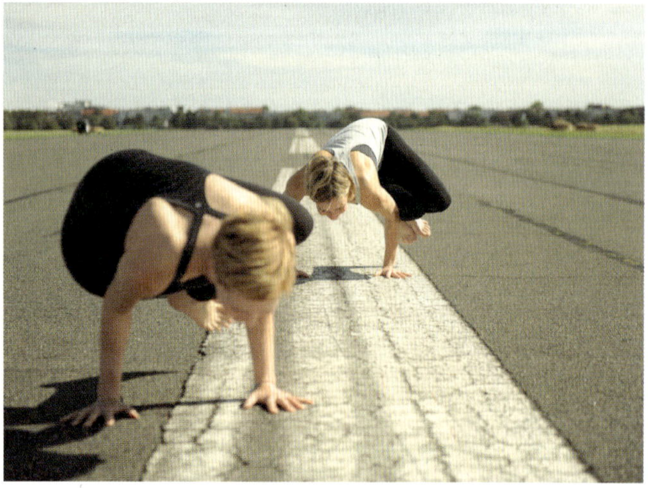

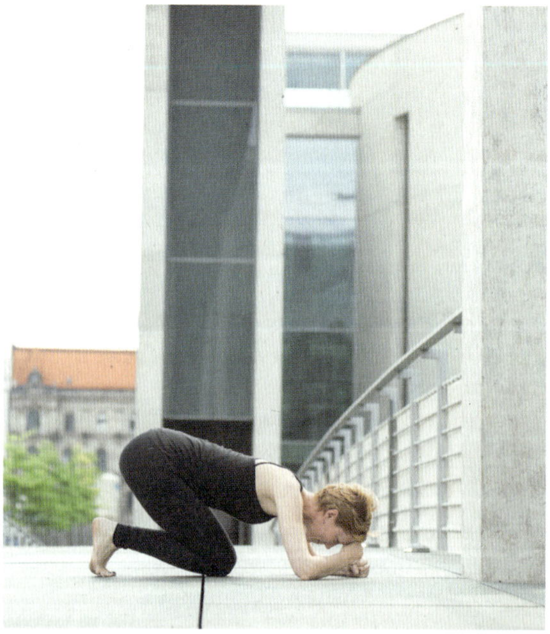

QUICKIE

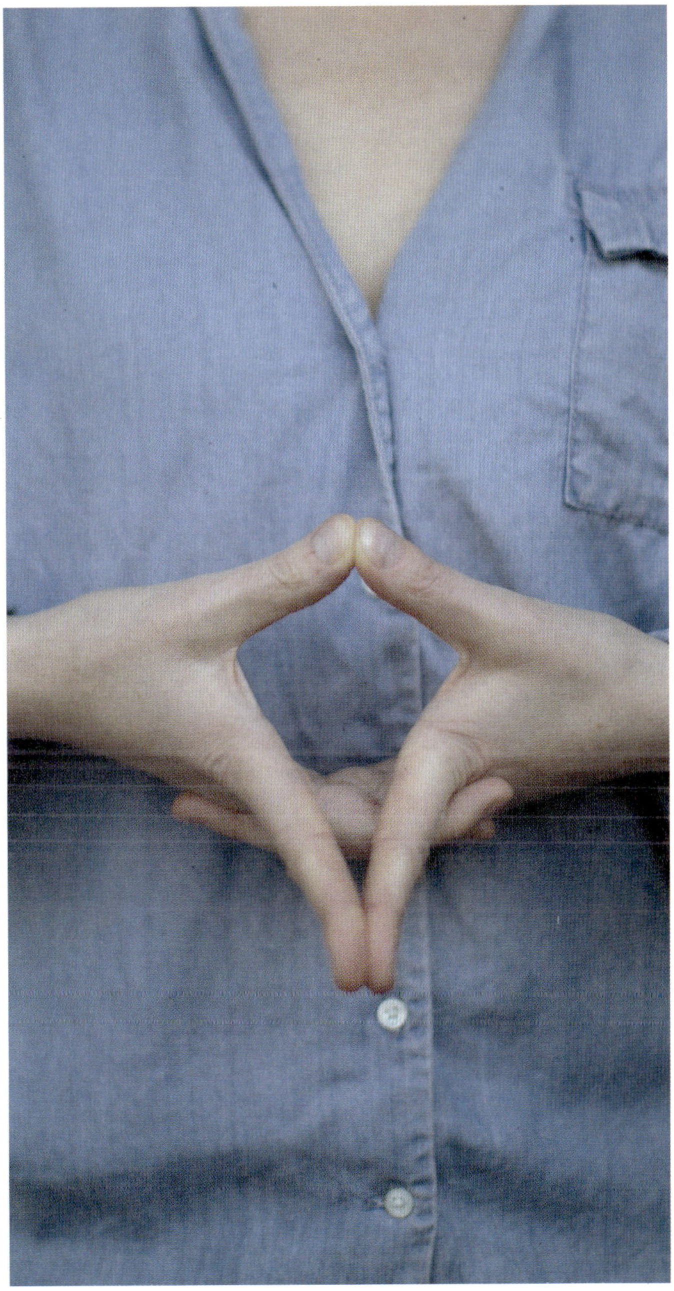

Verschränke deine Finger ineinander, strecke beide Daumen und Zeigefinger aus und lege die Fingerkuppen aufeinander. Drehe deine Handflächen nach oben, sodass die Zeigefinger nach unten und die Daumen nach oben weisen.

SOHAM-MEDITATION

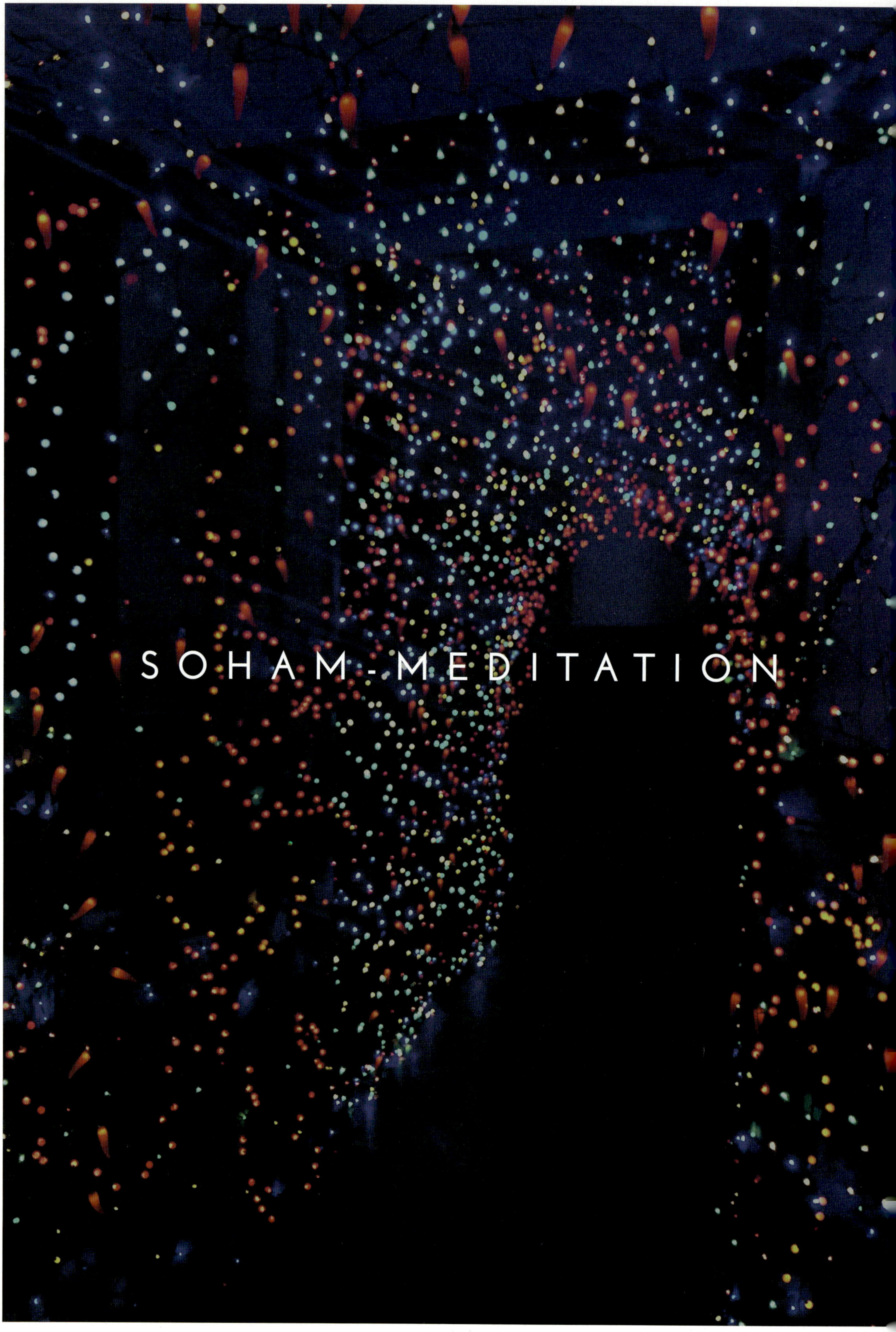

SOHAM-MEDITATION

Schließe für ein paar Momente deine Augen und lasse den Atem bewusster werden. Lächle nach innen. Richte deinen inneren Blick zum Punkt zwischen den Augenbrauen. Stelle dir vor, wie der Atem durch die Haut an der Stirn ein- und ausströmt. Stelle dir nun vor, dass helles Licht durch den Punkt zwischen den Augenbrauen in die Mitte deines Kopfes einfließt. Erlaube diesem sanften Licht, dein ganzes Gehirn zu erleuchten. Bleibe hier ein paar Minuten bei sanftem Atem. Rezitiere dabei innerlich für dich das Mantra Soham, das so viel bedeutet wie „Ich bin Das". Rezitiere „So" beim Einatmen und „Ham" beim Ausatmen.

CHAKRA DELIKAT

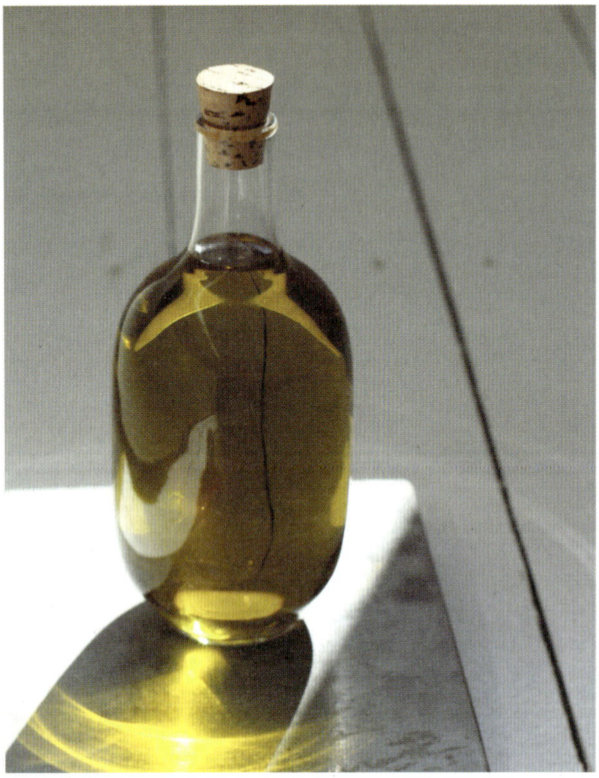

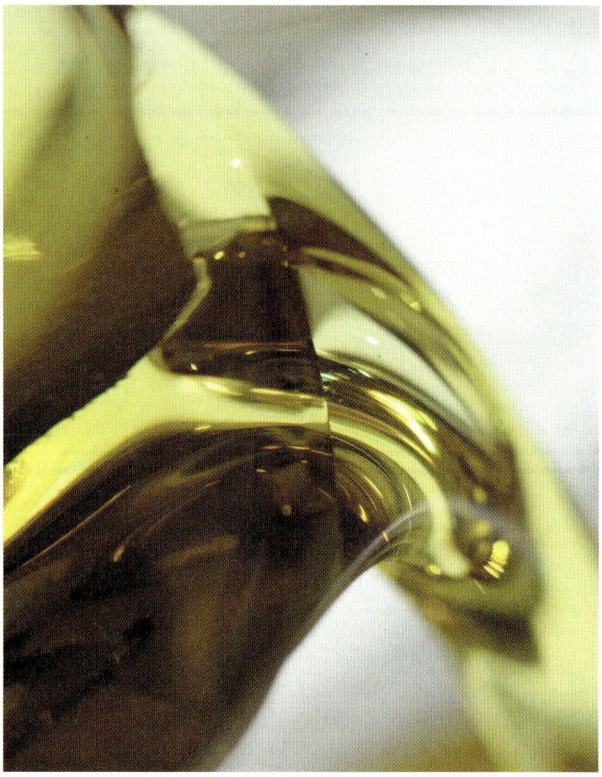

Hanföl enthält die essenziellen, also lebenswichtigen Omega-3- und Omega-6-Fettsäuren, die hier in einem optimalen Verhältnis von 1:3 vorkommen. Diese mehrfach ungesättigten Fettsäuren sind ein echtes „Brainfood", Futter für das Gehirn und das Nervensystem.

Das Dritte Auge steht in Verbindung mit dem Sakralchakra in Bezug auf Kreativität und Intuition, entsprechend ergänzt sich das Kokosöl, das wir für das zweite Chakra empfohlen haben, perfekt mit dem Hanföl für das sechste Chakra. Das Öl sollte möglichst nicht erhitzt werden und kann über das fertig zubereitete Essen geträufelt werden.

Tipp: Lebensmittel, die reich an Omega-3-Fettsäuren sind, sollten in Kombination mit Kokosöl eingenommen werden, da so die biologische Verfügbarkeit von Omega-3-Fettsäuren potenziert wird!

AUFGABE

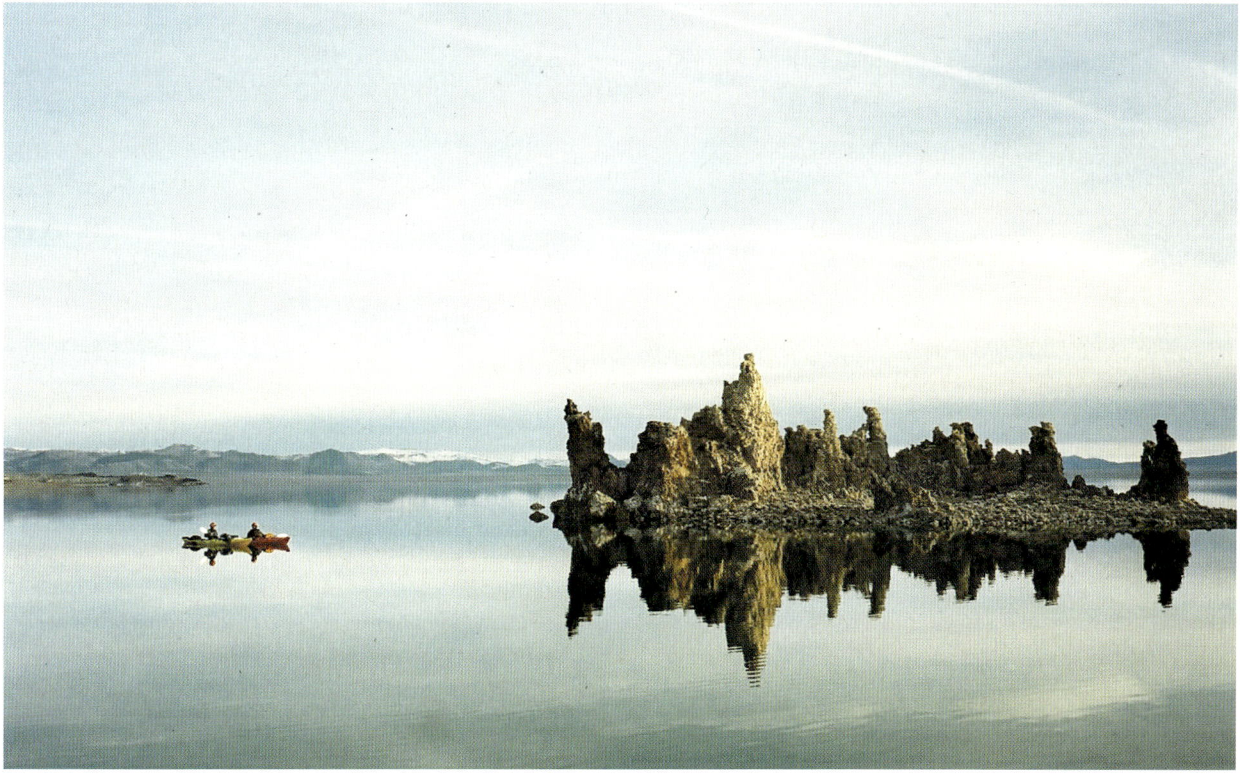

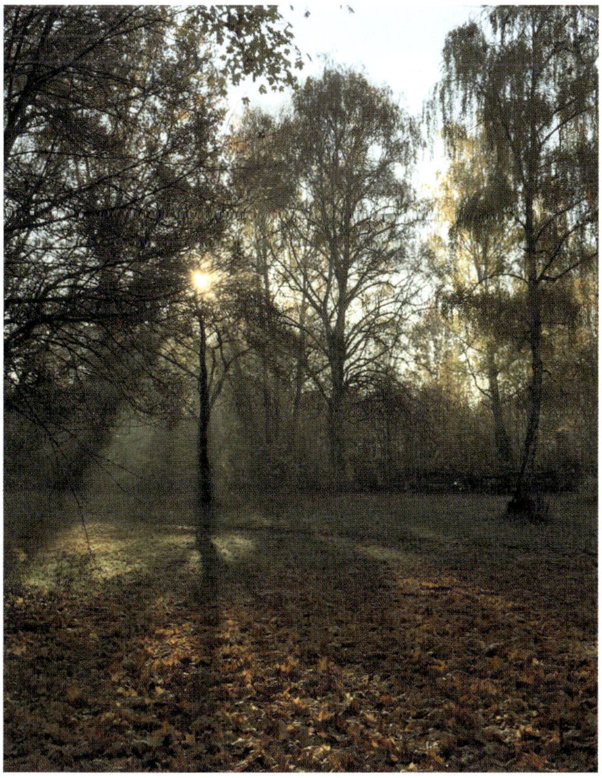

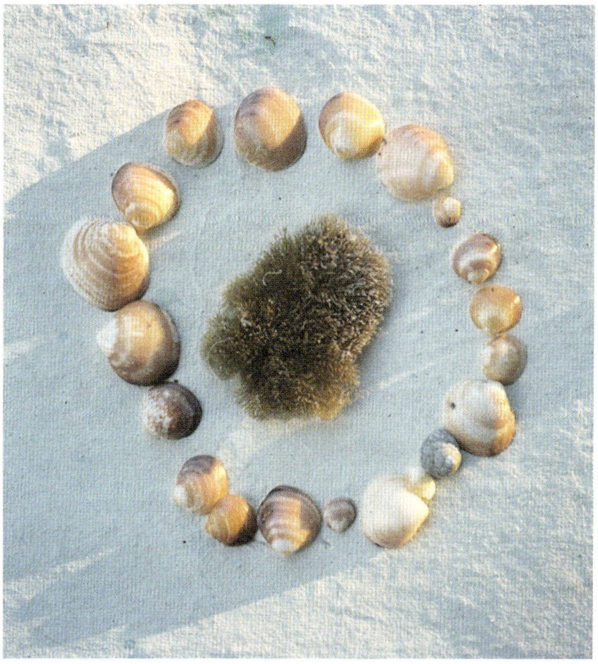

Schalte Handy und Computer aus. Nimm Abstand von der digitalen Welt und sei dort, wo du bist.

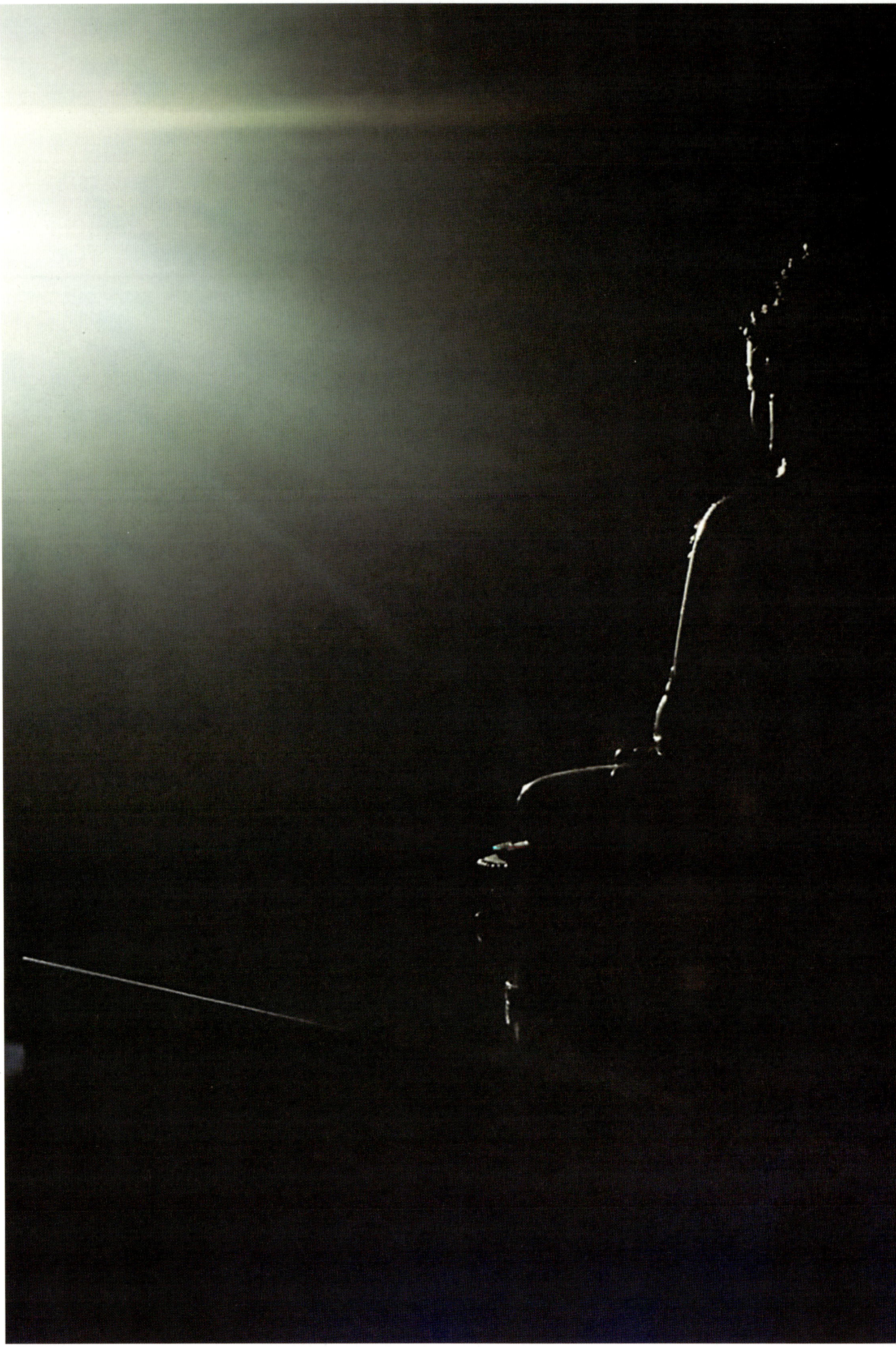

STRATEGIE

Erkenne, dass alles, was in deinem Leben geschehen kann, aus einer Idee entsteht. Jede Idee oder Vision ist die Keimzelle einer Entwicklung; nicht jede führt zum Ziel. Oft sind es die Umwege, die uns größere Erkenntnisse bescheren.

YASMINE ORTH

Lover & Creative Connector

Yasmine war für mich schon lange, bevor ich sie persönlich kennenlernen durfte, pure Inspiration. Freunde, die mir von Yasmine und ihrem Engagement für einen sozial nachhaltigen und spirituellen Wandel in der Gesellschaft erzählten, hatten immer eine gewisse Ehrfurcht in der Stimme und ein Funkeln in den Augen. Ich wollte diese strahlende Frau unbedingt kennenlernen, mittlerweile sind wir befreundet und teilen die Liebe und Hingabe an den Yoga und an das Leben.

Yasmine veranstaltet Salons und Seminare zu Themen, die die wandelnde Werteordnung in unserer Gesellschaft behandeln. Sie organisiert auch Yoga-Events, die durch interessante Lehrer zu wahren Experimentierfeldern werden.

Als Gründerin von THE LOVERS und der Förderinitiative The Lovers e.V. tritt sie dafür ein, sich aus Liebe zum Leben mit all seinen Möglichkeiten auseinanderzusetzen. Sie versammelt dabei Neugierige um sich, die ihre klare Vision von einer sich wandelnden Gesellschaft hin zum Guten aktiv unterstützen.

Egal, wo sie sich bewegt: Yasmine ist eine Netzwerkerin mit viel Herz und großem Verstand. Sie bringt Leute mit besonderen Erfahrungen und neuen Ideen zusammen. Bei ihren Veranstaltungen treffen Menschen aufeinander, die ihr Wissen und ihre Erfahrungen vorbehaltlos miteinander teilen, die sich gegenseitig inspirieren und sich unterstützen. Yasmine schafft dabei durch ihr authentisches Auftreten einen sicheren Raum, in dem niemand mehr zurückhält, was er oder sie zu geben hat. Yasmine ist auch eine liebevolle Kriegerin und fleißige Forscherin. Sie erkennt die Talente anderer und fördert sie. Sie schafft es, aus den Erfahrungen anderer Zeiten und Kulturen eine Brücke in die Gegenwart zu bauen. Aus dem präsenten Wahrnehmen von dem, was ist, bereitet sie sanft und bestimmt den Weg für eine bessere Zukunft. Ihr klarer Spirit haucht dabei auch schwer realisierbaren Unternehmungen Kraft und Leben ein.

Ich wünschte, wir wären alle bei unsrem Tun so verbunden mit unserer Intuition wie sie. Yasmine besitzt ein inneres Sehen, das die Qualitäten in ihrem Gegenüber spürt – und zu 100 Prozent unterstützt.

Annette

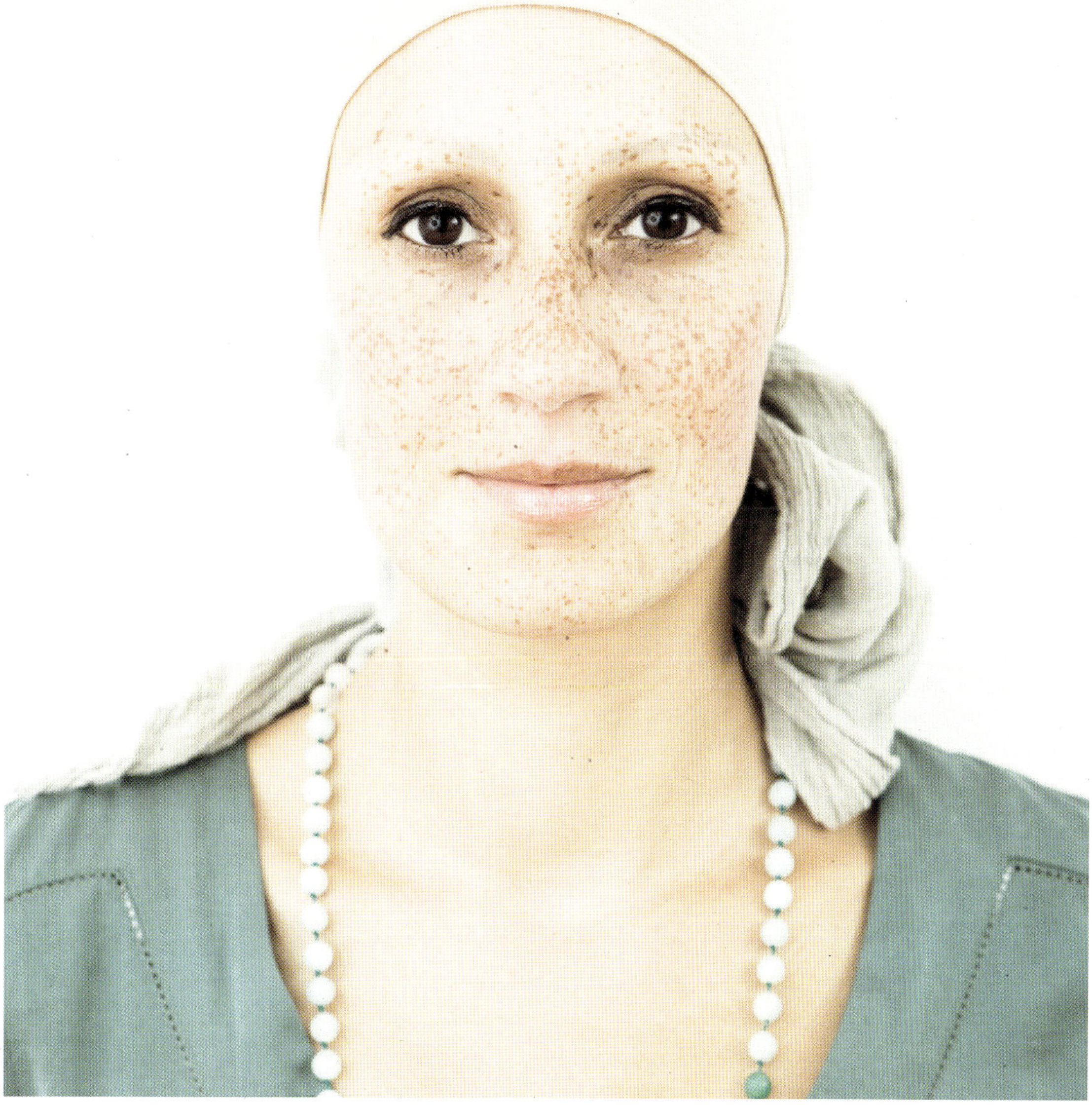

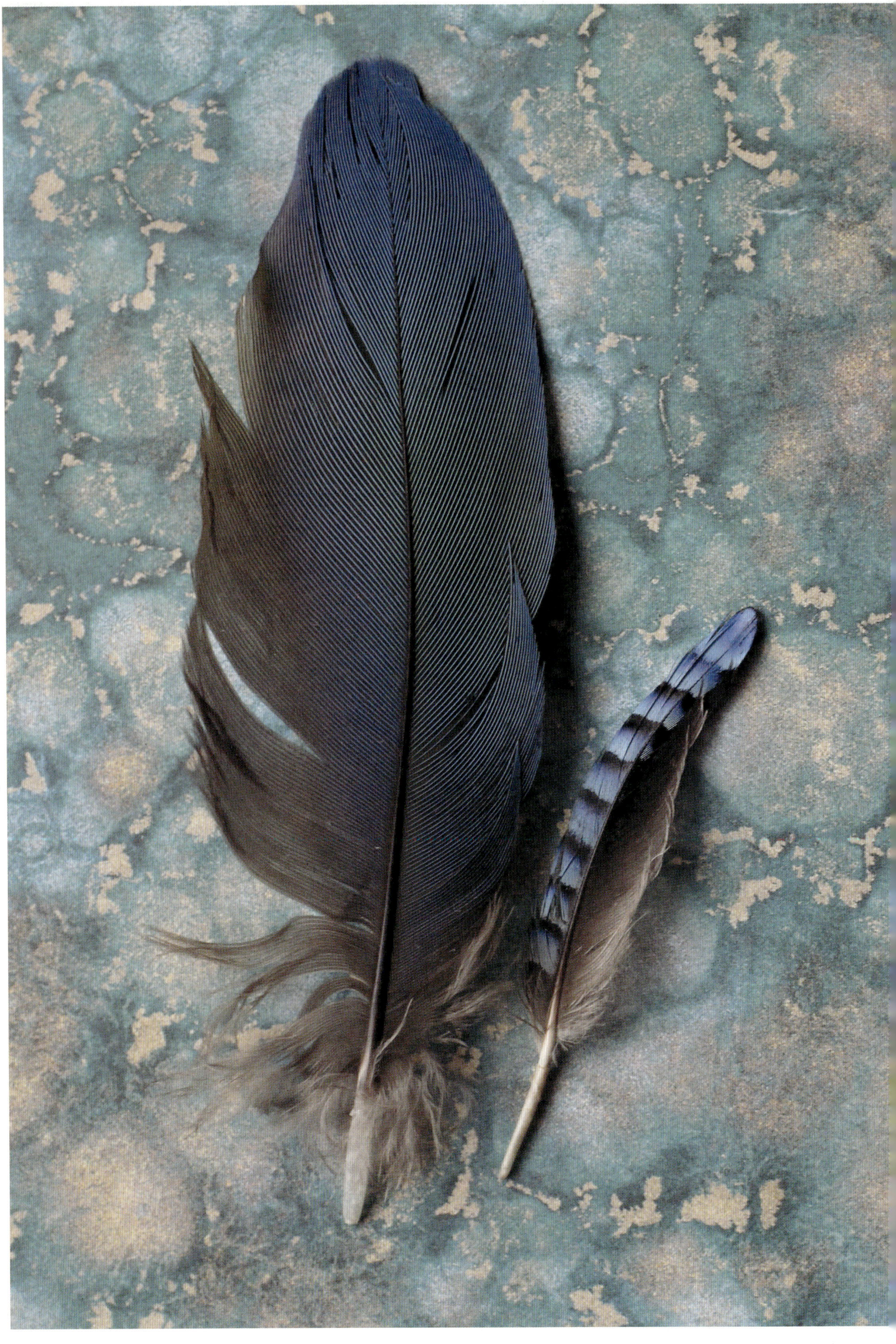

NOTIZEN

SAHASRARA

(Sanskrit für „tausendfältig")

PHYSISCH **AUFRICHTEND**

EMOTIONAL **BERUHIGEND**

MENTAL **ENTSPANNEND**

SPIRITUELL **ERHEBEND**

KRONENCHAKRA

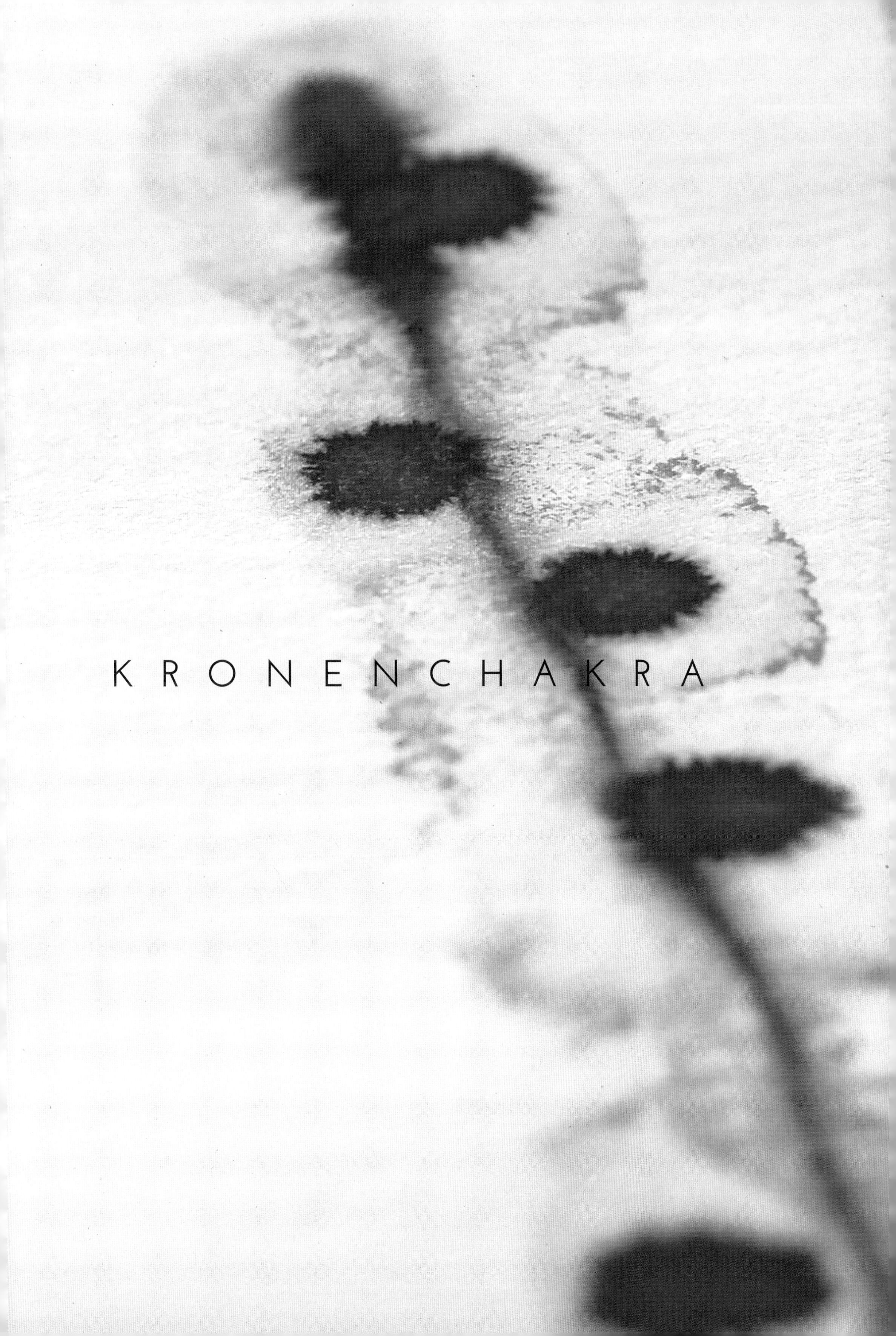

KRONENCHAKRA

An der Kopfkrone befindet sich das siebte Chakra. Es ist das Gegenüber des Wurzelchakras und das feinstofflichste aller Energiezentren. Hier geht es um die Erweiterung des Bewusstseins und darum, zu erkennen, dass alles mit allem verbunden ist. Im siebten Chakra liegt die Möglichkeit, loszulassen, feste Vorstellungen gehen zu lassen und offen zu werden für das gesamte Spektrum des Lebens.

Sich mit dem Fluss des Lebens zu verbinden heißt, hineinzuspringen und nicht am Ufer stehen zu bleiben. Wenn wir uns darauf einlassen, mit dem Fluss zu schwimmen, werden wir getragen. Wir brauchen all unsere Sinne und Fähigkeiten, um Untiefen und Felsen zu umschiffen. Dennoch können wir nicht schwimmen, ohne nass zu werden. Das bedeutet, dass wir uns aus der Perspektive des Verstehens und Beobachtens in die Situation des Machens begeben müssen. Eine spirituelle Praxis kann nur ihre Wirkung entfalten, wenn wir sie tatsächlich ausüben. Es reicht leider nicht aus, ihre Wirkung zu verstehen.

Selbst wenn wir zu den Menschen gehören, die keine spirituelle Praxis haben, keiner Religion angehören und an keine höhere Kraft glauben, können wir doch die Übung der Achtsamkeit in unsere Meditation einfließen lassen. Unser siebtes Chakra dient der Verbindung mit uns selbst und auch der Verbindung mit anderen.

„Sowohl in der Meditation als auch im Leben müssen wir lernen, uns davon zu befreien, die guten Erfahrungen festhalten zu wollen und die negativen Erfahrungen abzulehnen."
Sogyal Rinpoche

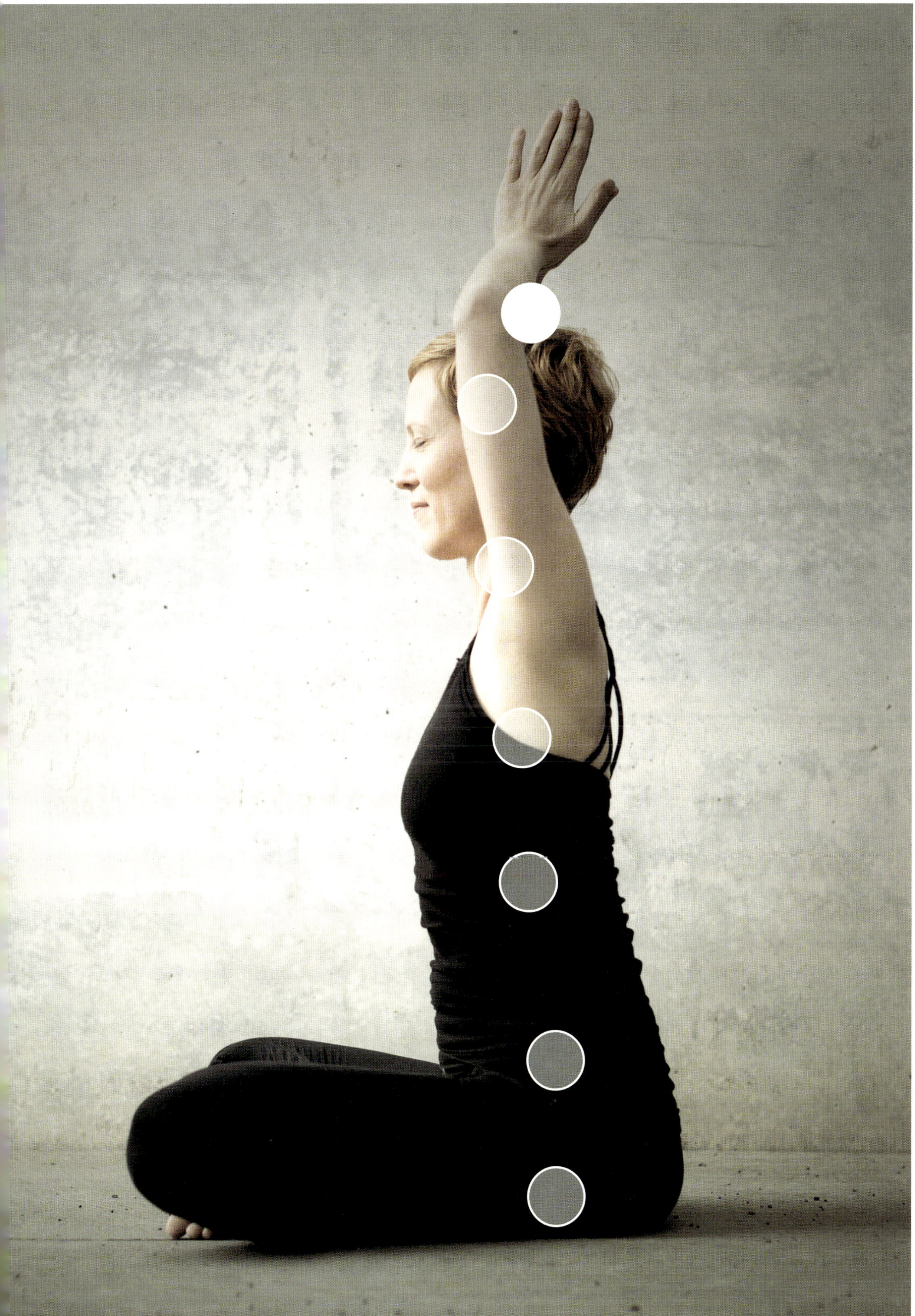

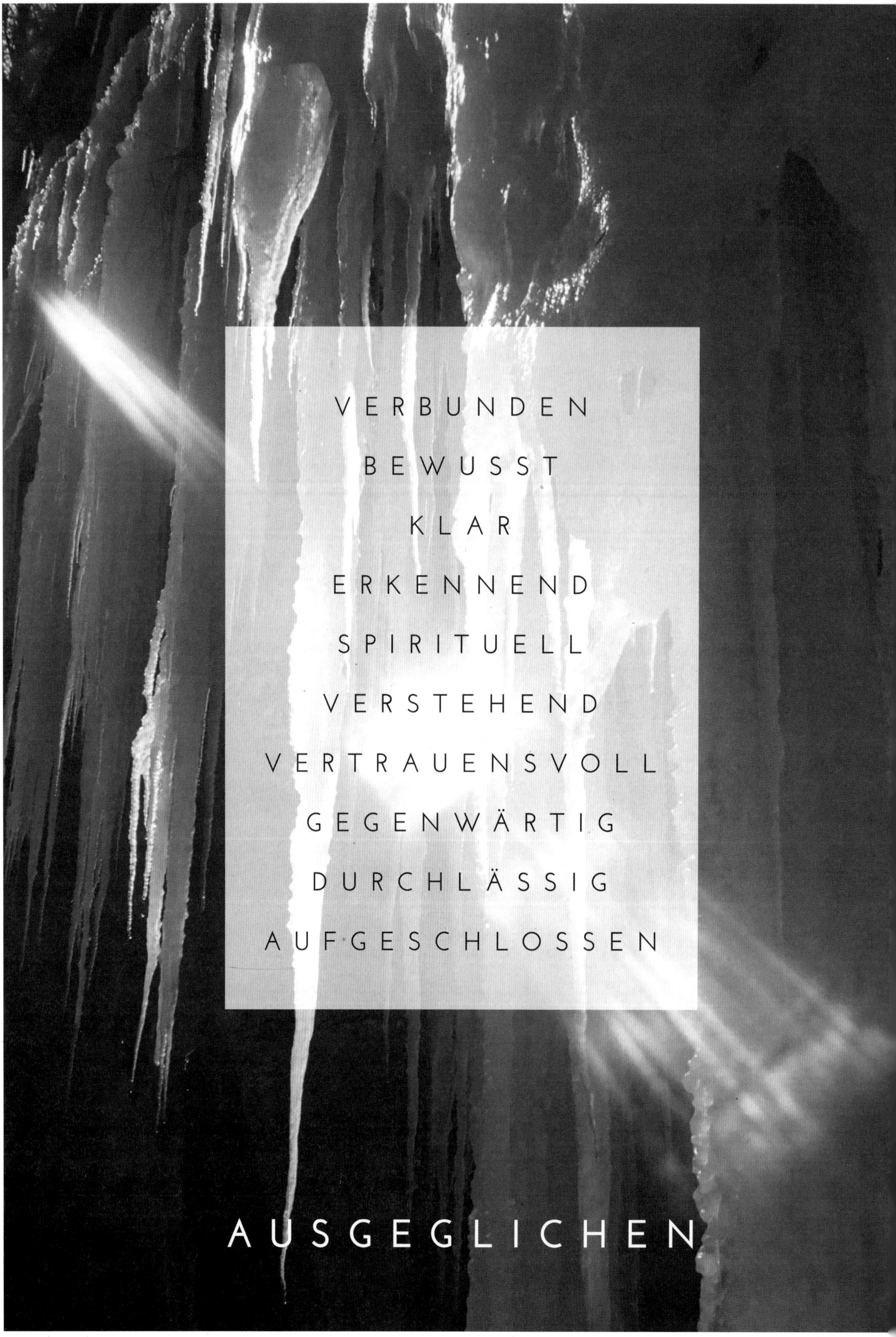
VERBUNDEN
BEWUSST
KLAR
ERKENNEND
SPIRITUELL
VERSTEHEND
VERTRAUENSVOLL
GEGENWÄRTIG
DURCHLÄSSIG
AUFGESCHLOSSEN
AUSGEGLICHEN

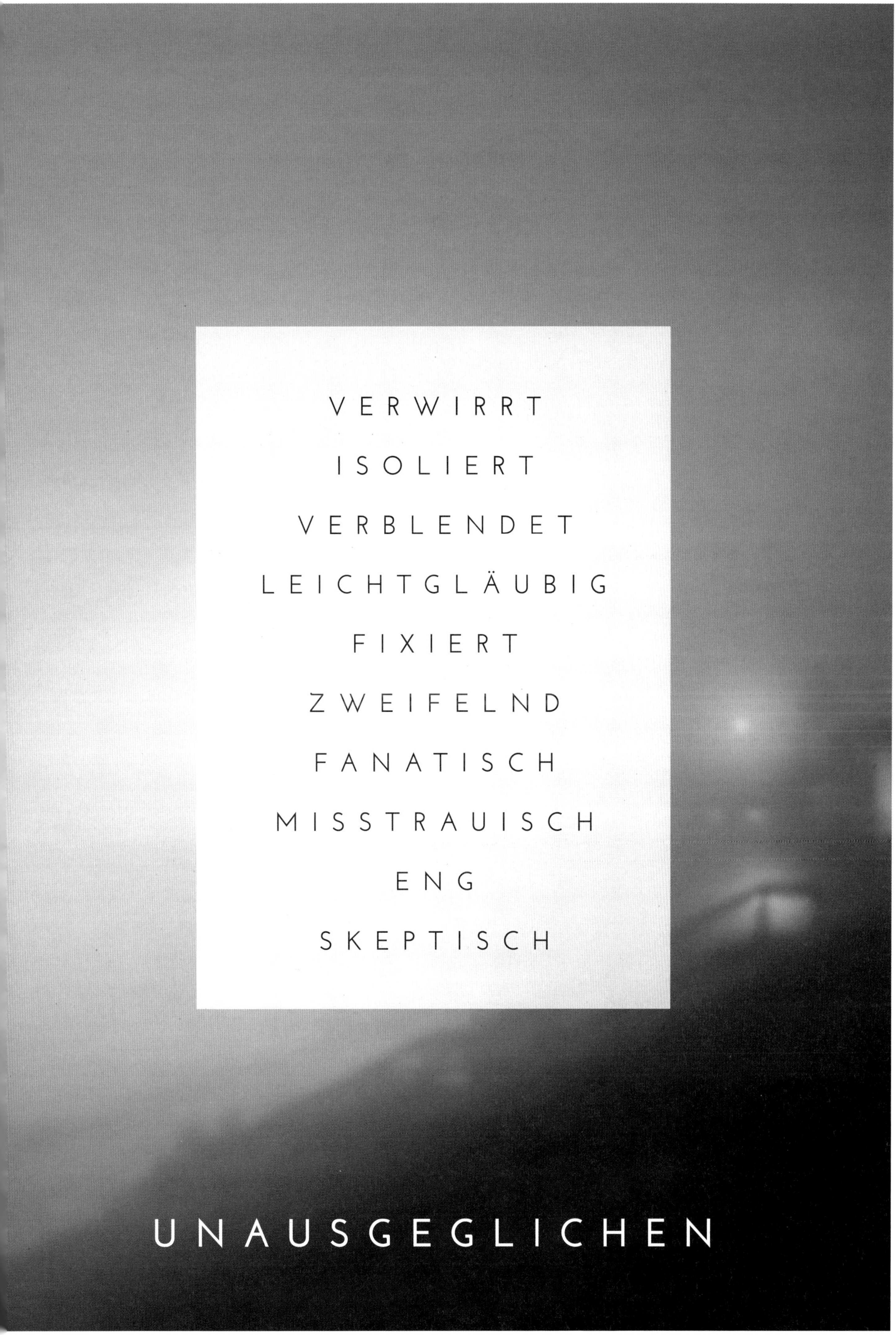

VERWIRRT

ISOLIERT

VERBLENDET

LEICHTGLÄUBIG

FIXIERT

ZWEIFELND

FANATISCH

MISSTRAUISCH

ENG

SKEPTISCH

UNAUSGEGLICHEN

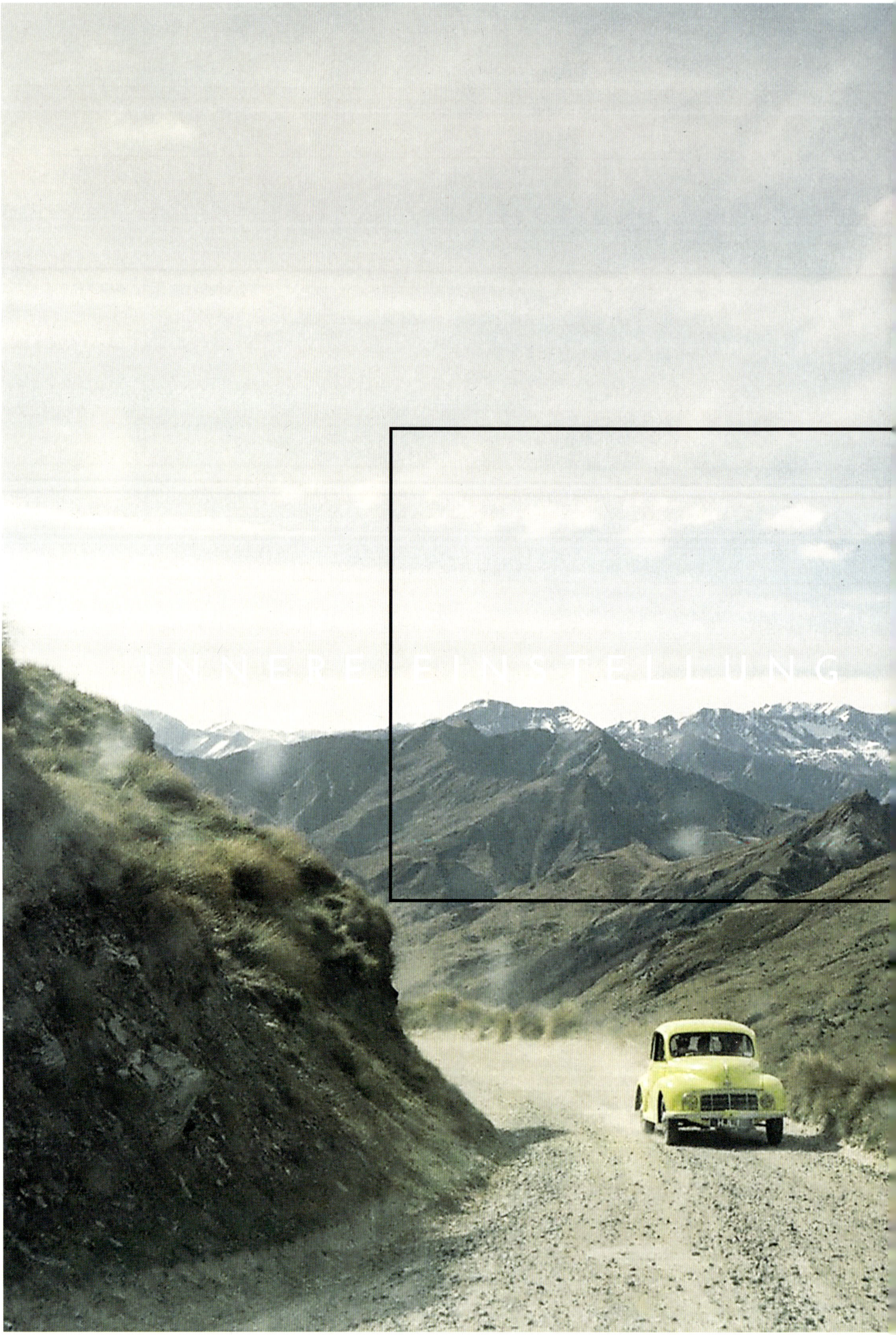
INNERE EINSTELLUNG

Ich nehme die Welt an, wie sie ist. Ich bin ein Teil davon.
Ich habe das Recht, zu wissen und zu lernen.

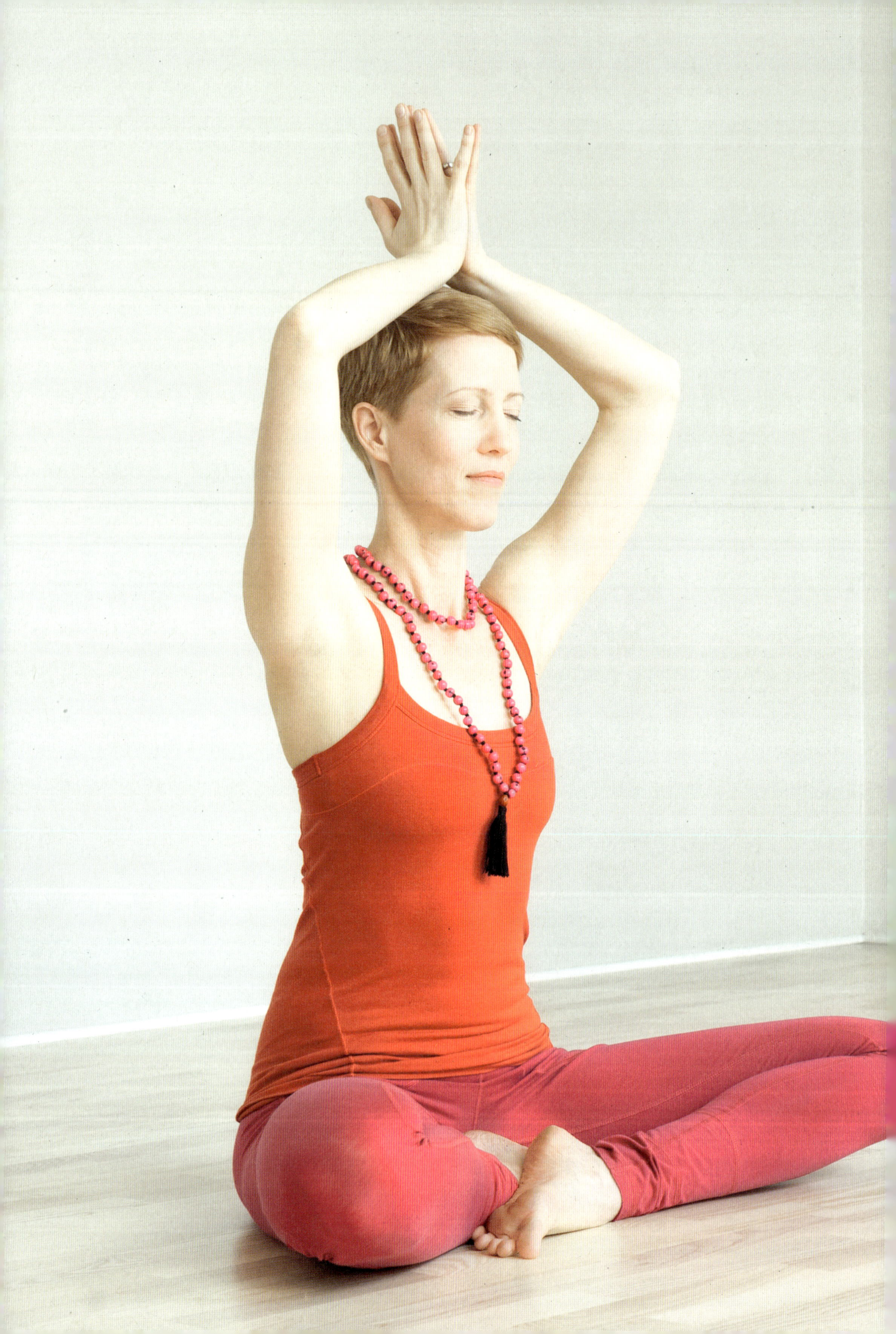

YOGA FÜR DIE WAHRHAFTIGKEIT

Die Krone des Kopfes ist unsere oberste Instanz. Wenn wir uns aufrichten und uns auf diesen Ort konzentrieren, brauchen wir gleichzeitig den Gegenpol eines sicheren Sitzes. Wir schaffen einen bewussten Rahmen aus der Erdung des untersten Chakras, das uns Sicherheit und Stabilität gibt, und aus dem obersten Chakra, das uns unsere Verbindung zu allen anderen Wesen erfahren lässt.

PEAK POSE

SUKHASANA – DER MEDITATIONSSITZ

Der aufrechte Sitz in der Meditationshaltung verbindet uns mit der Erde und dem Himmel. Durch die Verbindung der Hände im Mudra verbinden wir rechte und linke Körperhälfte, rechte und linke Gehirnhemisphäre. Der Ausgleich ersetzt Ablenkungen des Geistes und des Körpers. Wir sind nach innen und außen gleichermaßen ausgerichtet und können so unsere Antennen zu höherem Bewusstsein öffnen.

So geht's: Finde einen bequemen und aufrechten Sitz. Ziehe die Schulterblätter sanft zueinander. Nimm die Hände vor dem Herzen ins Anjali-Mudra. Führe die Hände dann langsam über deinen Kopf und lasse das Mudra auf deine Kopfkrone sinken.

Wenn diese Haltung nach einer Weile zu anstrengend wird, lege die Handflächen auf die Oberschenkel, bleibe aber mit deinem Bewusstsein an diesem höchsten Ort deines Seins.

Atmung: Lasse deinen Atem natürlich fließen. Wenn du merkst, dass deine Aufmerksamkeit abschweift, kehre immer wieder zur Wahrnehmung des Atems zurück.

Wichtiges Prinzip: *„Open to Grace" – Öffne dich dem Höheren*
Öffne dich für eine größere Kraft, die dich unterstützt und dich mit der Welt verbindet. Erfahre sie mit jedem Atemzug.

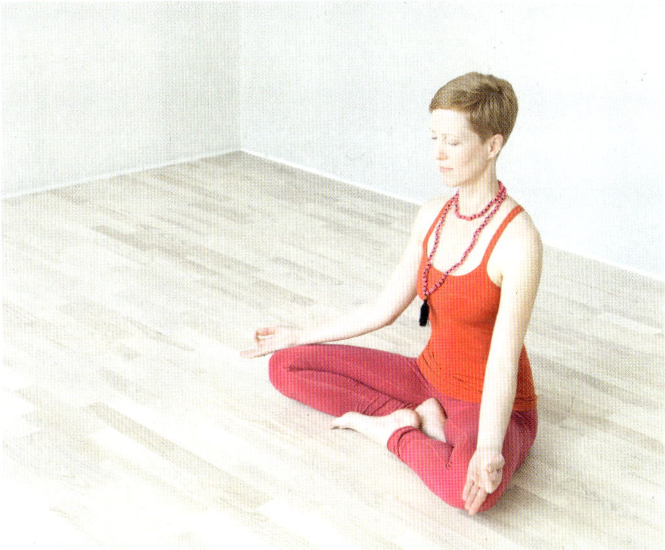

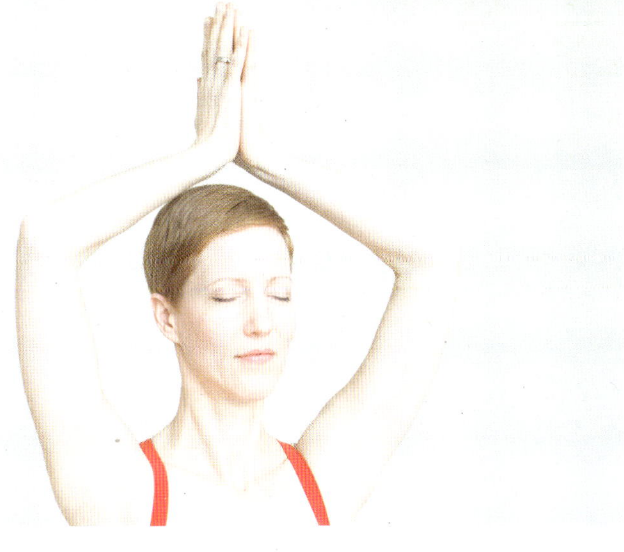

KRONENCHAKRA-SEQUENZ

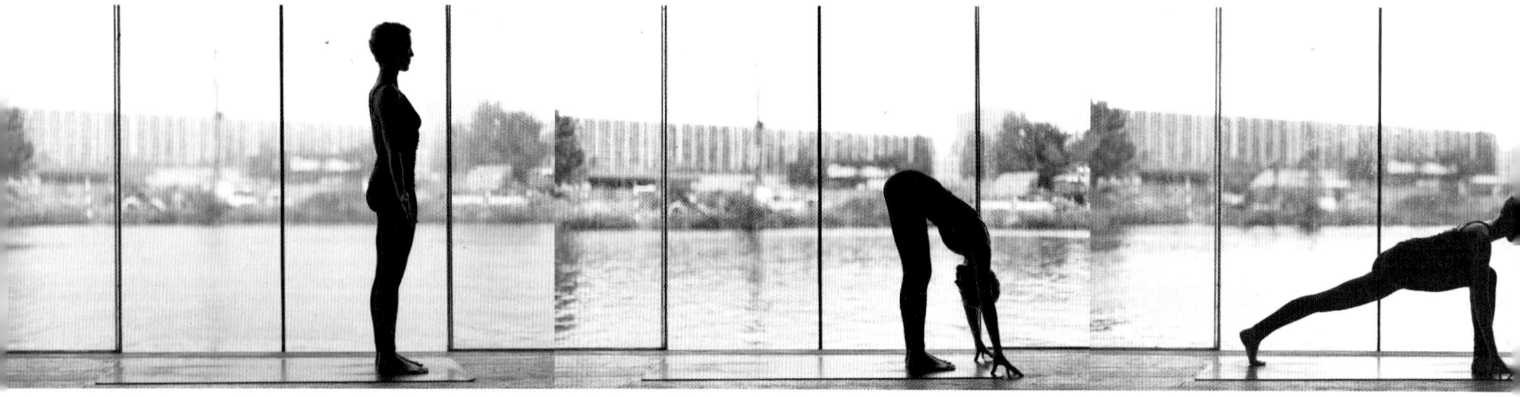

1 2 3

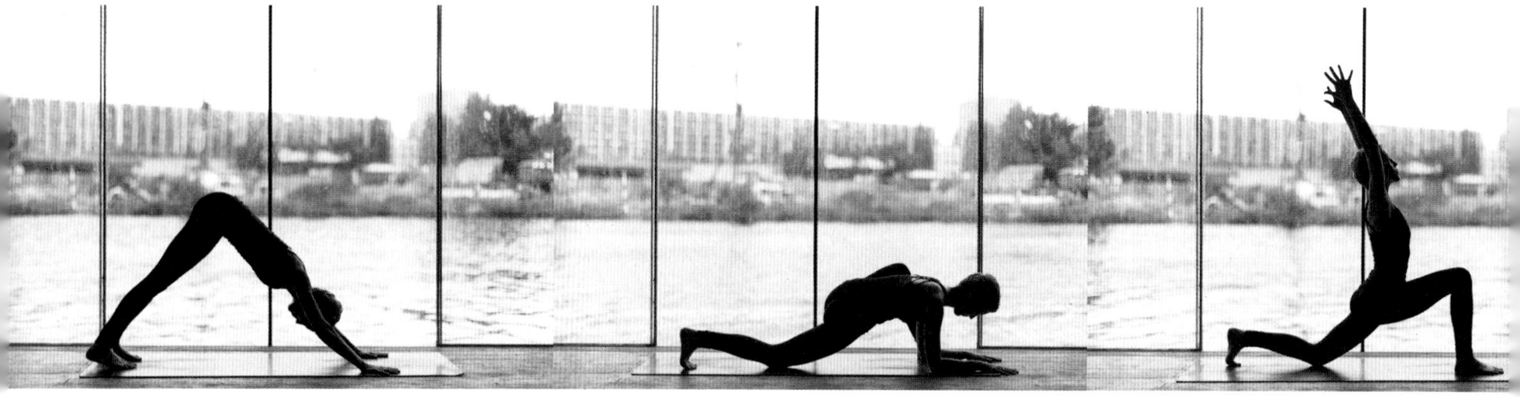

7 8 9

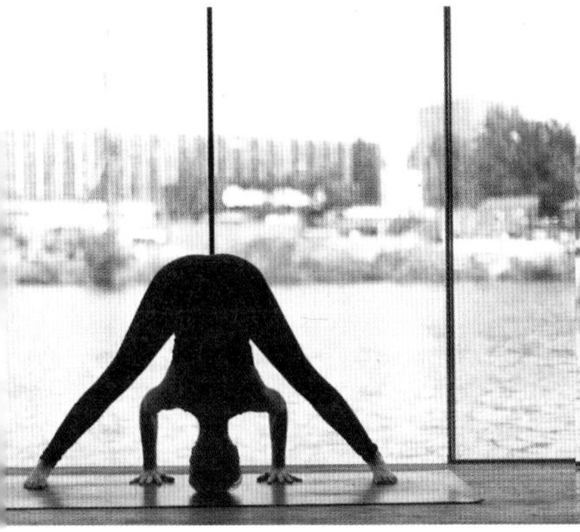

4

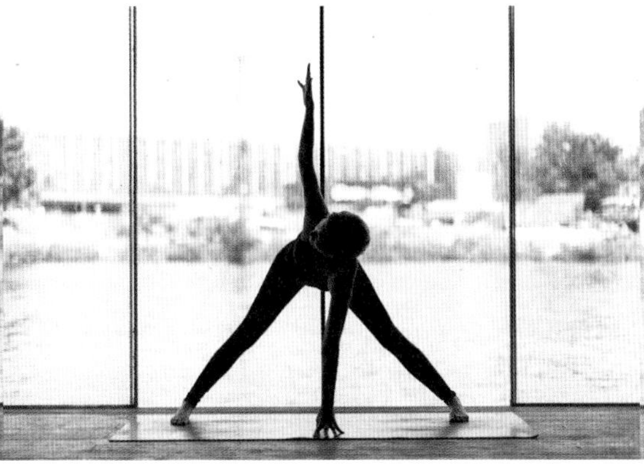

5

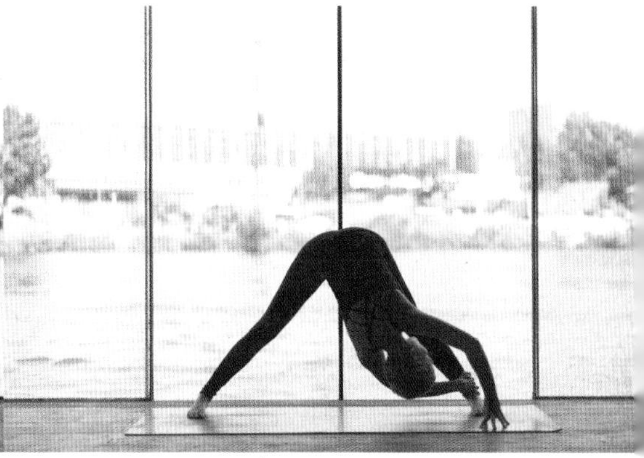

6

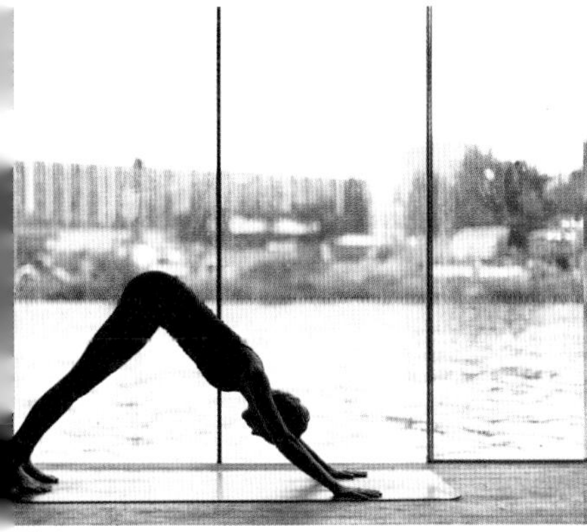

10

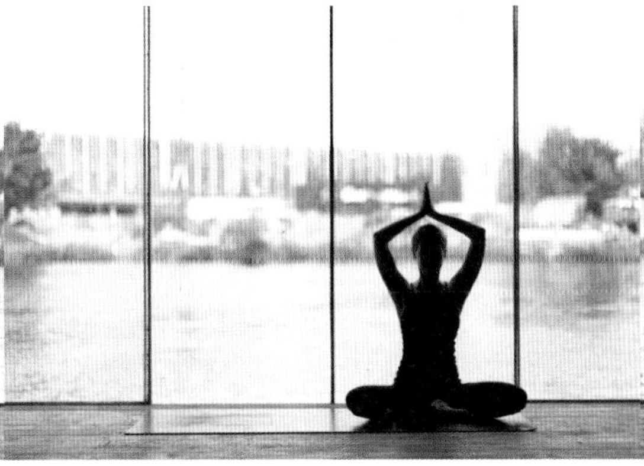

11

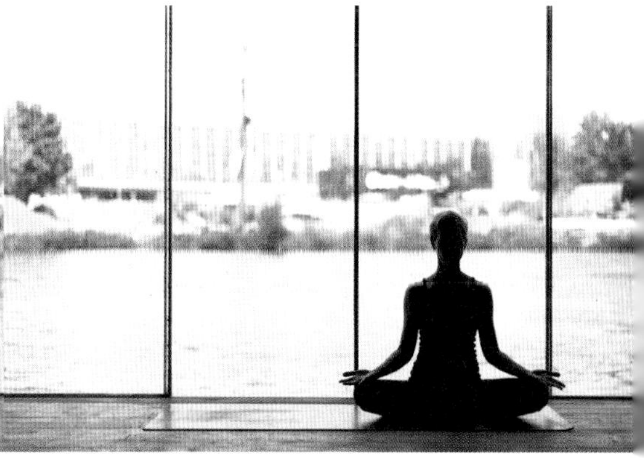

12

ALTERNATIVE ASANAS

Umkehrstellungen / Meditationshaltungen

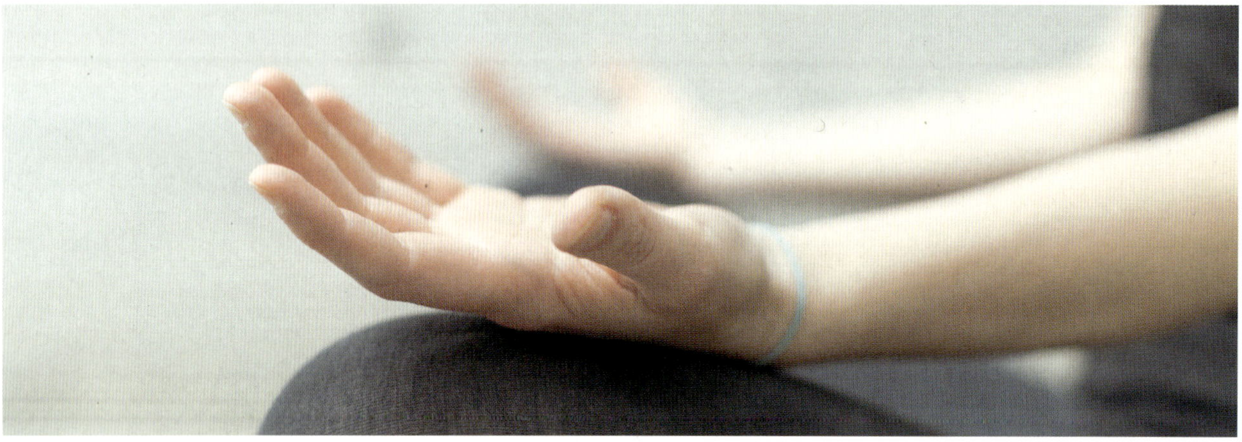

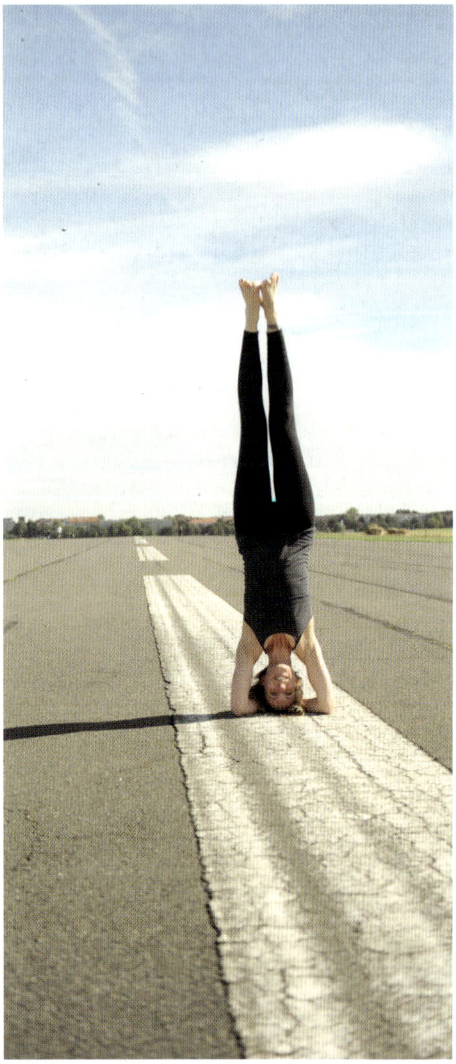

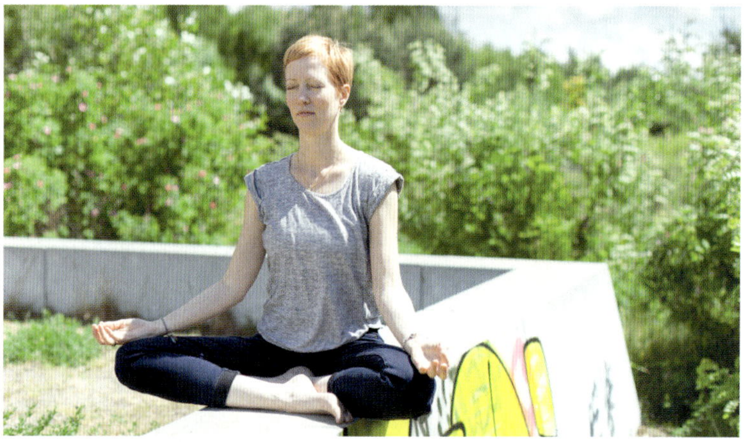

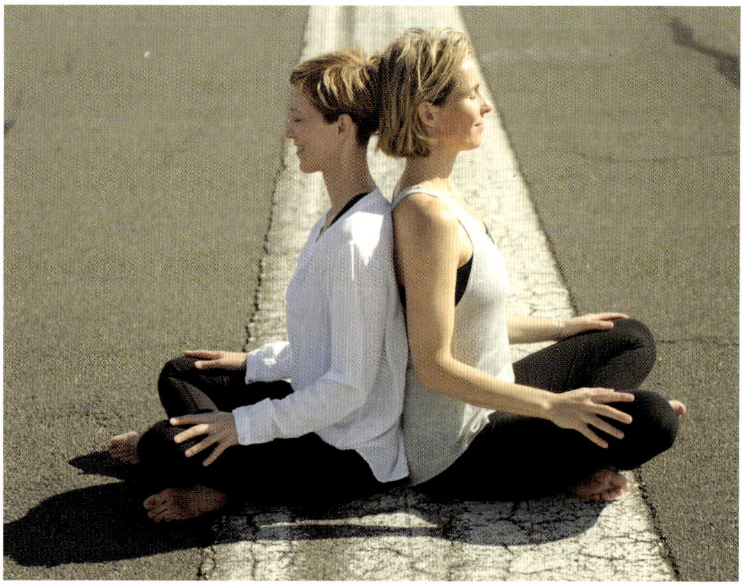

QUICKIE

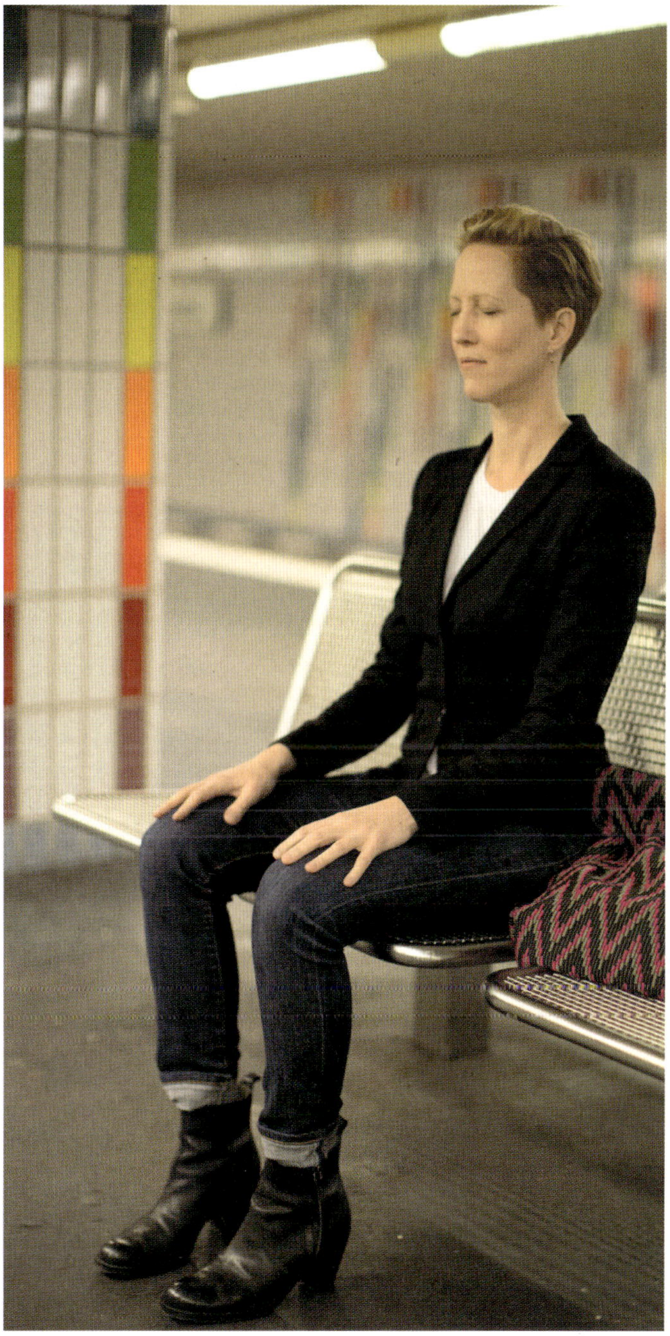

Meditiere, wo immer du bist und wann immer du kannst, und wenn es nur ein paar Minuten sind. Drehe die Handflächen nach oben in eine empfangende Haltung, oder lege sie auf die Oberschenkel für mehr Schutz.

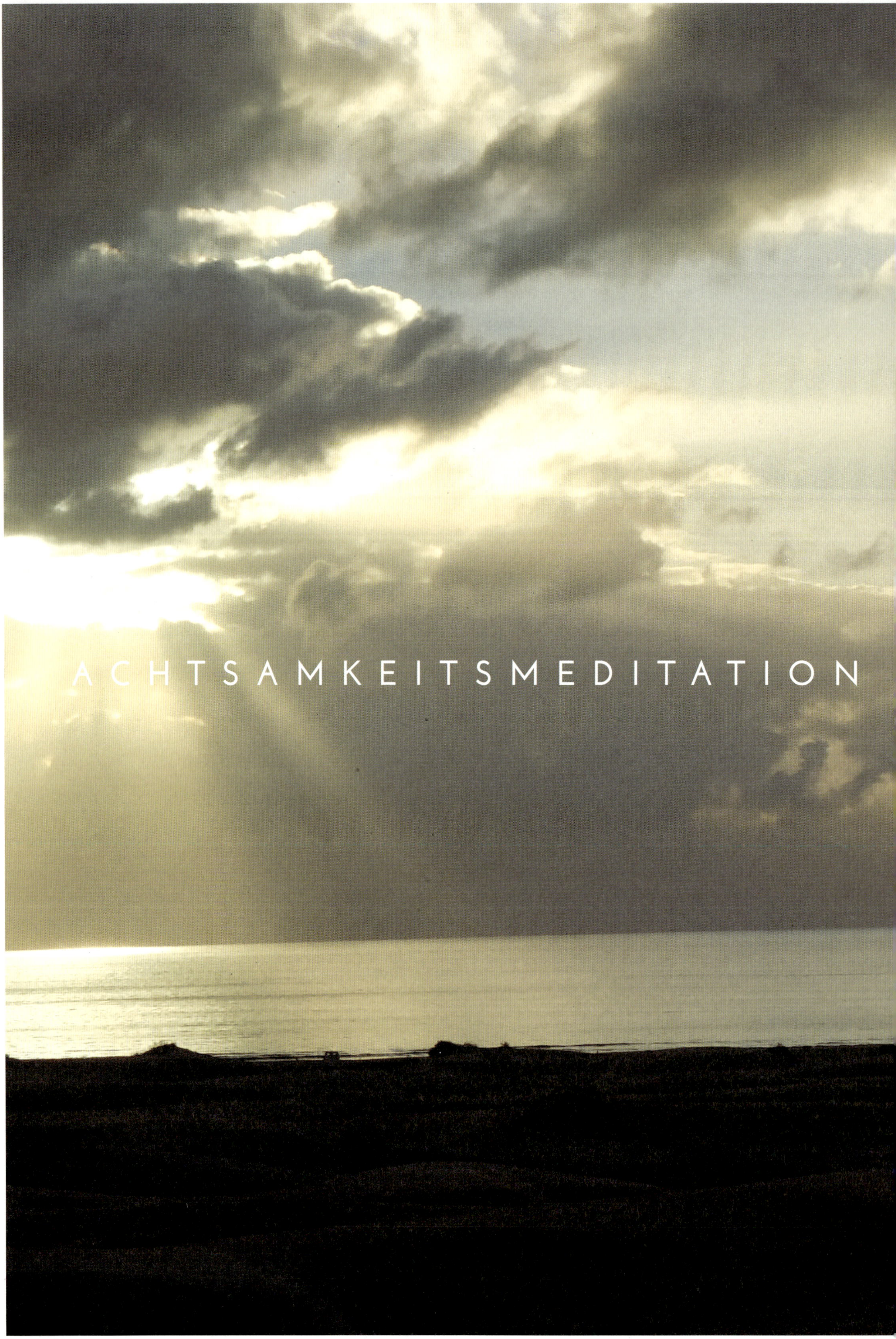
ACHTSAMKEITSMEDITATION

KONZENTRATION AUF DEN ATEM

Meditation bedeutet, unseren Geist zu beobachten. Wir sind oft unruhig und denken einen Gedanken nach dem anderen. Durch Meditation lernen wir viel über uns selbst. Es geht hier nicht so sehr darum, leer zu werden, sondern darum, zu erkennen, wie wir funktionieren. Wenn wir regelmäßig meditieren, werden wir gelassener und bringen unser gesamtes System ins Gleichgewicht. Um Ruhe in diesen Gedankenfluss zu bringen, geben wir dem Geist eine Aufgabe: die Konzentration auf den Atem.

Stelle dir den großen, weiten Raum des Himmels vor. Die Weite des Unendlichen. Das ist der Raum deines Geistes. Die Gedanken, die dich ablenken, sind nur kleine Wolken, die vorüberziehen.

Konzentriere dich gleichermaßen auf deine Einatmung und deine Ausatmung. Folge den Atemzügen immer wieder. So kannst du Ruhe in deine Gedanken bringen und den Raum zwischen den Gedanken erforschen. Wenn du abschweifst und wieder anfängst, einem Gedanken nachzuhängen, ist es sehr hilfreich, diesen Prozess nicht zu beurteilen und einfach zurückzukehren zur bewussten Atmung. Es gibt kein Gut oder Schlecht, Richtig oder Falsch, sondern nur das, was ist.

CHAKRA DELIKAT

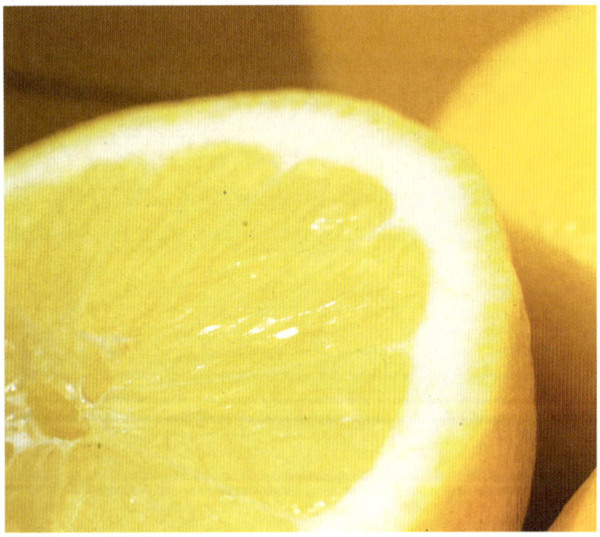

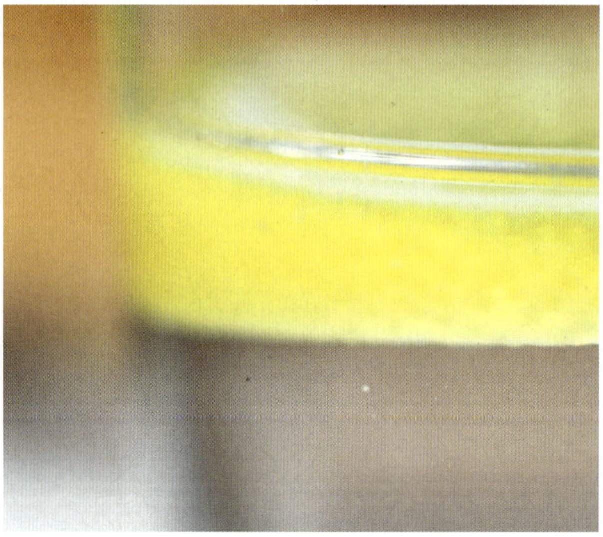

Das Kronenchakra braucht keine Nahrung im herkömmlichen Sinne. Es wird sogar eher durch Fasten oder Entgiften unterstützt.

Wasser ist der Hauptbestandteil des Körpers. Wasser ist also unerlässlich für unser Leben. Ohne Nahrung kann der Körper eine ganze Weile auskommen, aber nicht ohne Wasser. Viel Wasser und leichte Nahrung, die gut verdaulich ist, lassen die körperlichen Bedürfnisse in den Hintergrund treten und geben dem Geist Raum.

Wasser + Zitrone: Zitronen brauchen viel Licht zum Wachsen und enthalten entsprechend viel Sonnenkraft. Sie sind reich an Vitamin C und haben eine starke antioxidative Wirkung, das heißt, sie schützen den Körper vor freien Radikalen, stärken das Immunsystem und können den Heilungsprozess bei Entzündungen unterstützen. Zitronen haben außerdem wegen ihres hohen Gehalts an alkalischen Mineralien eine basische Wirkung auf den Körper. Sie enthalten Mineralstoffe wie Magnesium, Kalzium sowie Kalium und helfen dabei, Giftstoffe aus dem Körper zu schwemmen.

Tipp: Zitronenwasser am besten mit Strohhalm trinken, damit der Zahnschmelz nicht angegriffen wird.

AUFGABE

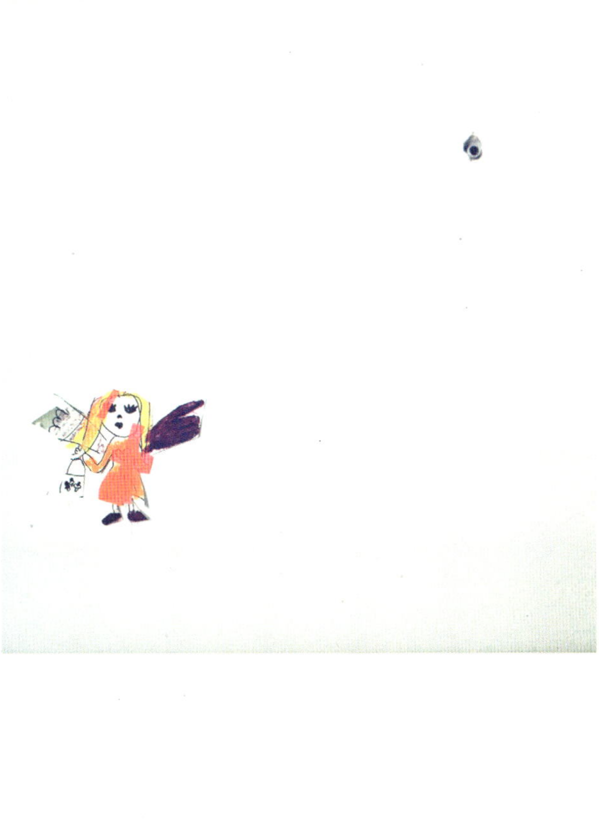

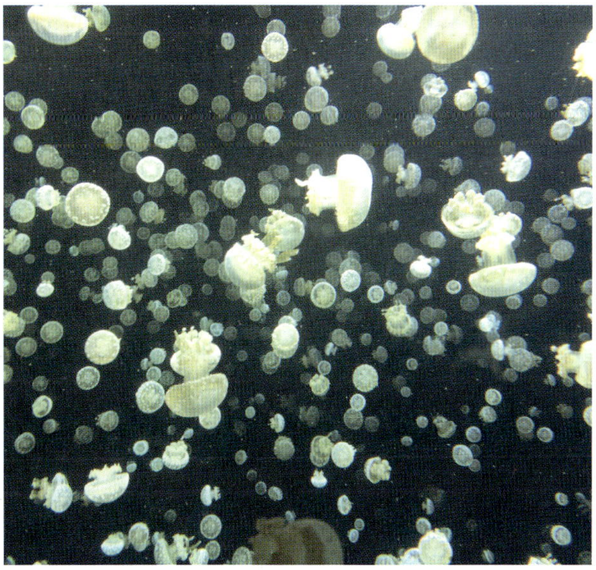

Teile das, was dir wichtig und lieb ist. Halte nichts zurück.

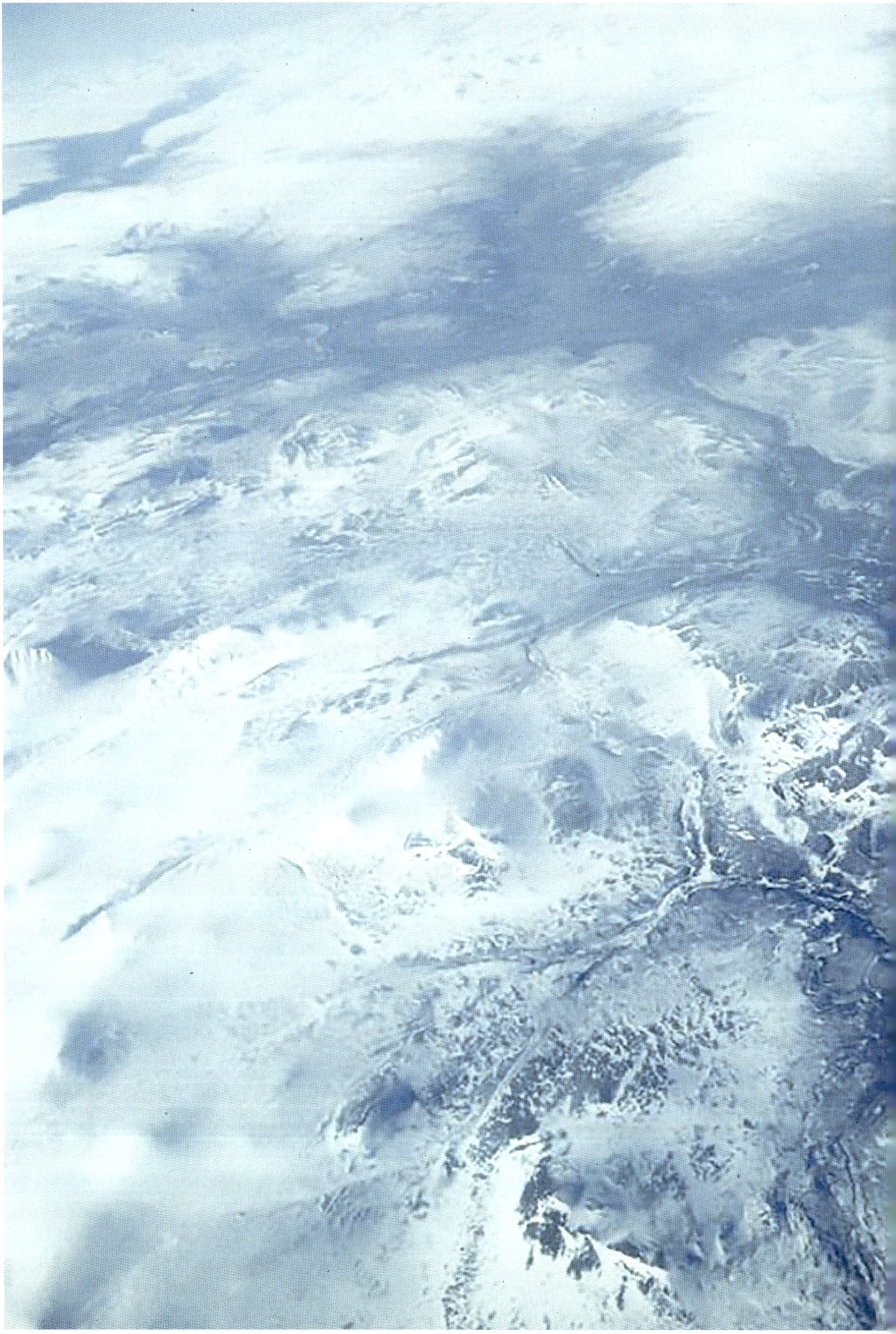

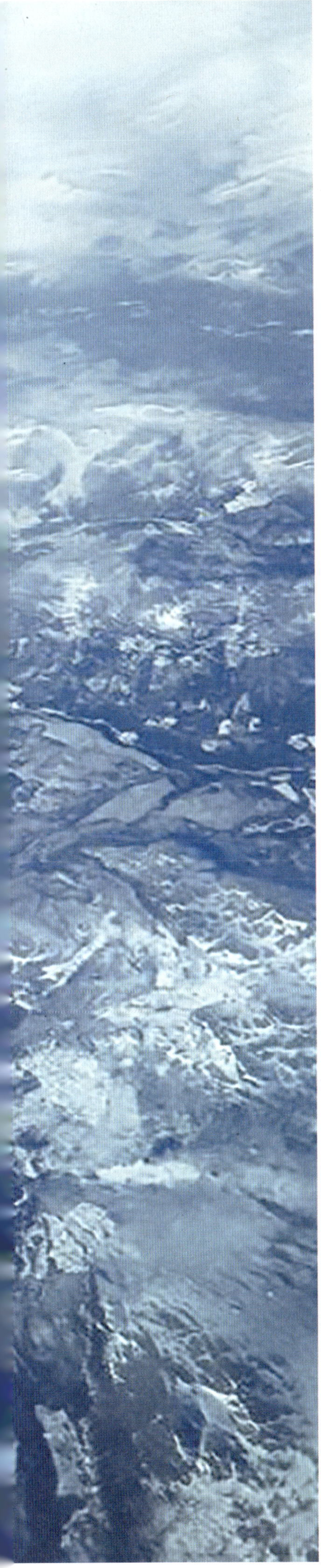

STRATEGIE

Wenn du verstehst, dass alles, was du tust, Konsequenzen hat – auch wenn es nur im ganz kleinen Rahmen passiert, dann hast du erkannt, dass du zu allem dazugehörst. Ob du agierst oder reagierst, du bist ein Teil der Welt, und die Welt ist ein Teil von dir.

„Wenn du denkst, du bist zu klein, um etwas zu bewirken, dann schlafe mit einer Mücke in einem Raum."
Der Dalai Lama

DONATA WENDERS

Fotografin

Ich habe lange überlegt, was einen Menschen ausmacht, der mit sich und der Welt verbunden ist. Dann kam ich darauf, dass es ein Mensch sein muss, der sehr gemocht wird, der viele liebe und liebende Menschen um sich herum versammelt und der auf seinem Lebensweg vorangeht, ohne sich an Hindernissen aufzuhalten.

All das verkörpert Donata für mich – und noch viel mehr. Ich kenne sie seit vielen Jahren und gut genug, um zu wissen, dass es in ihrem Leben schwere Zeiten gab, gibt und natürlich auch geben wird. Sie selbst bezeichnet sich nicht als ausgeglichen, weil sie ihren Gefühlen folgt und sich nicht vor großer Freude oder tiefer Trauer schützt. Sie ist aber immer um Ausgleich und Harmonie bemüht und tut alles dafür, ihren Freunden und ihrer Familie zu helfen, wenn es hakt.

Ihr Leben ist abwechslungsreich und spannend, aber auch voll harter Arbeit: viele Reisen, viele Orte, viele Menschen, darunter auch viele Berühmtheiten. Donata ist zu allen Menschen gleich: freundlich, zugewandt, aufmerksam, liebevoll und ohne zu urteilen. Ihre tiefe Verbindung zu Christus und ihrem Glauben schenkt ihr Ruhe und Stabilität. Sie vertraut auf den größeren Zusammenhang, darauf, dass sie von Liebe getragen wird, und sie lebt ihre Spiritualität mit einer Gradlinigkeit und Konsequenz, dass mir manchmal schwindelig wird und ich mich zu dem Wort „Engel" hinreißen lasse. Sie lacht viel und gerne und ist voller Lebenslust, und ich habe von ihr noch nie ein böses Wort gehört.

„Ausgeglichenheit" ist das Wort, das mir zu Donata einfällt, und „Verbundenheit".

Elena

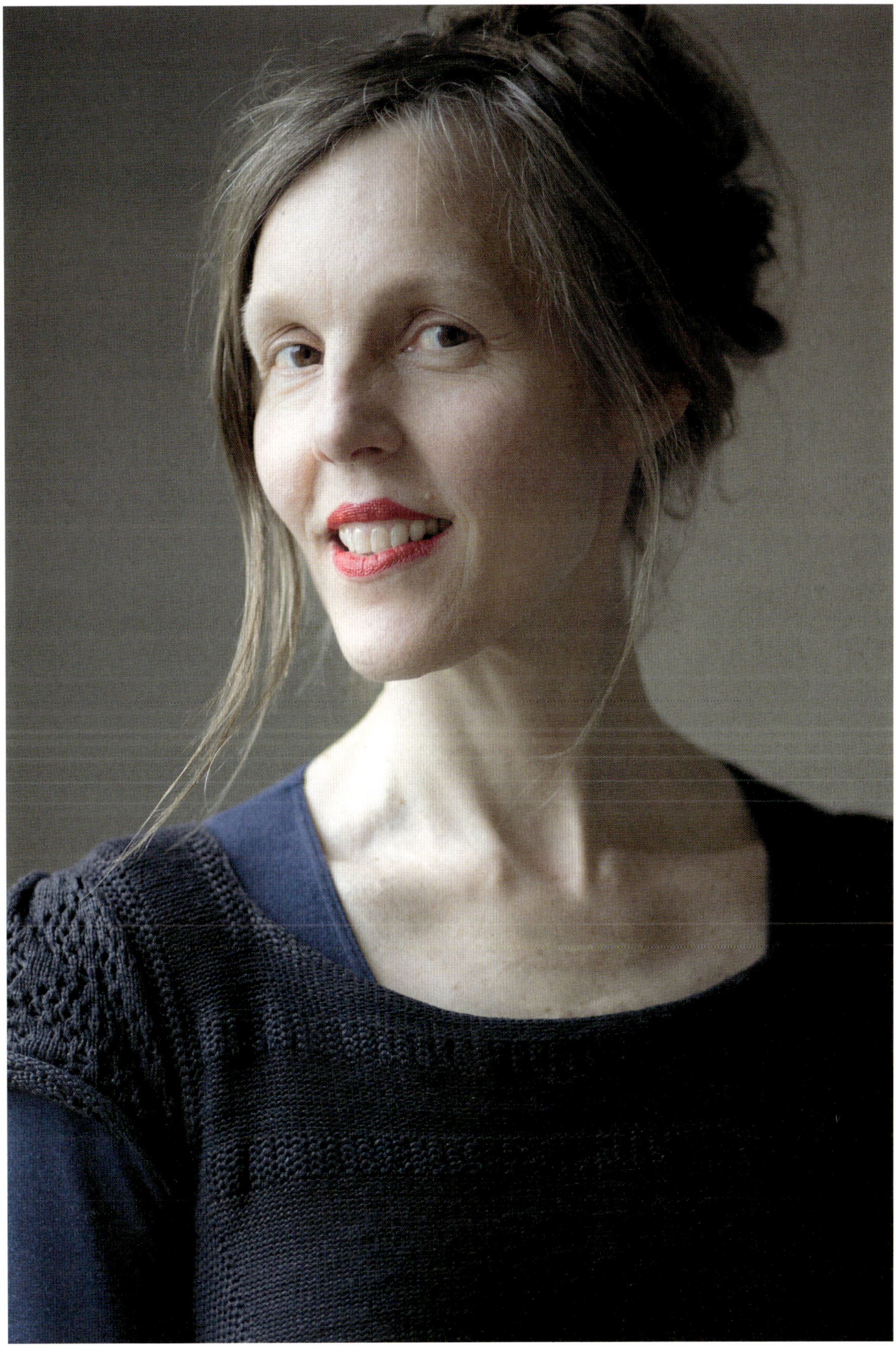

NOTIZEN

ALLE CHAKRAS IM EINKLANG

PHYSISCH **ENERGETISIEREND**

EMOTIONAL **AUSGLEICHEND**

MENTAL **KLÄREND**

SPIRITUELL **ÖFFNEND**

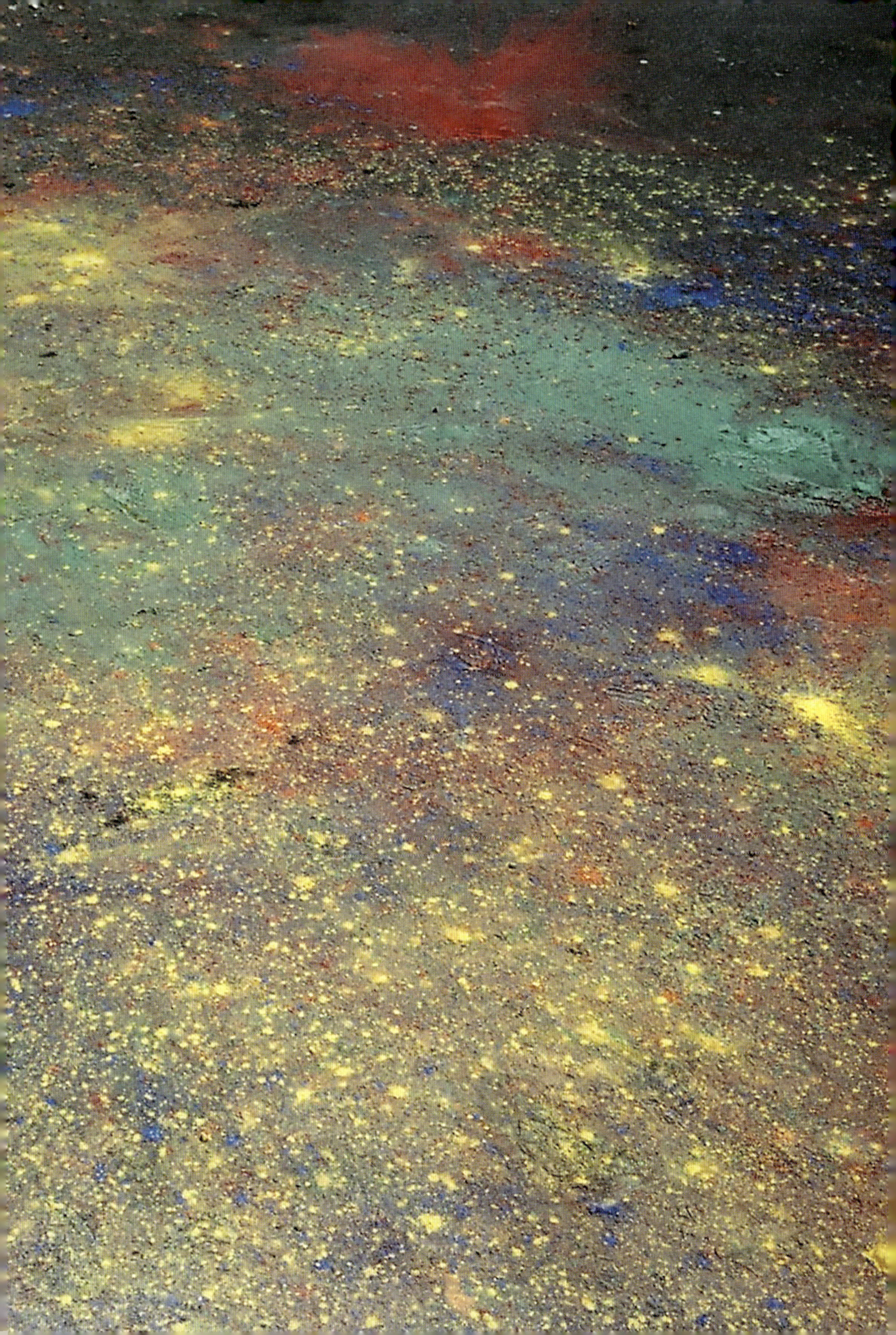

DIE KRAFT DER VERBINDUNG

Alle Chakras haben ihre eigene Aufgabe und beeinflussen sich gegenseitig: Wenn eines nicht ausgeglichen ist, sind es die benachbarten meist auch nicht. Sind alle Qualitäten im Einklang und der Austausch zwischen ihnen funktioniert, fühlen wir uns zufrieden und ausgeglichen, Dinge gehen uns leicht von der Hand. Wir haben Ideen und können sie umsetzen. Wir lassen Dinge geschehen, ohne an festen Vorstellungen zu kleben, und wir können Kraft aus dem schöpfen, was hinter uns liegt, um zuversichtlich in die Zukunft zu gehen.

Indem wir uns als Einheit verstehen und von unten nach oben alle Chakras bearbeiten, gleichen wir unsere persönlichen Tendenzen und unsere jeweilige Tagesstimmung aus. Genauso können wir unsere Energie vom obersten Chakra zurück nach unten lenken, unsere Ideen und Intuition, unser Mitgefühl und unsere Kreativität zurück in unser Fundament bringen und so den Boden bereiten für neue Wege.

„Lasse den Himmel sich auf der Erde widerspiegeln, auf dass die Erde zum Himmel werden möge."
Rumi

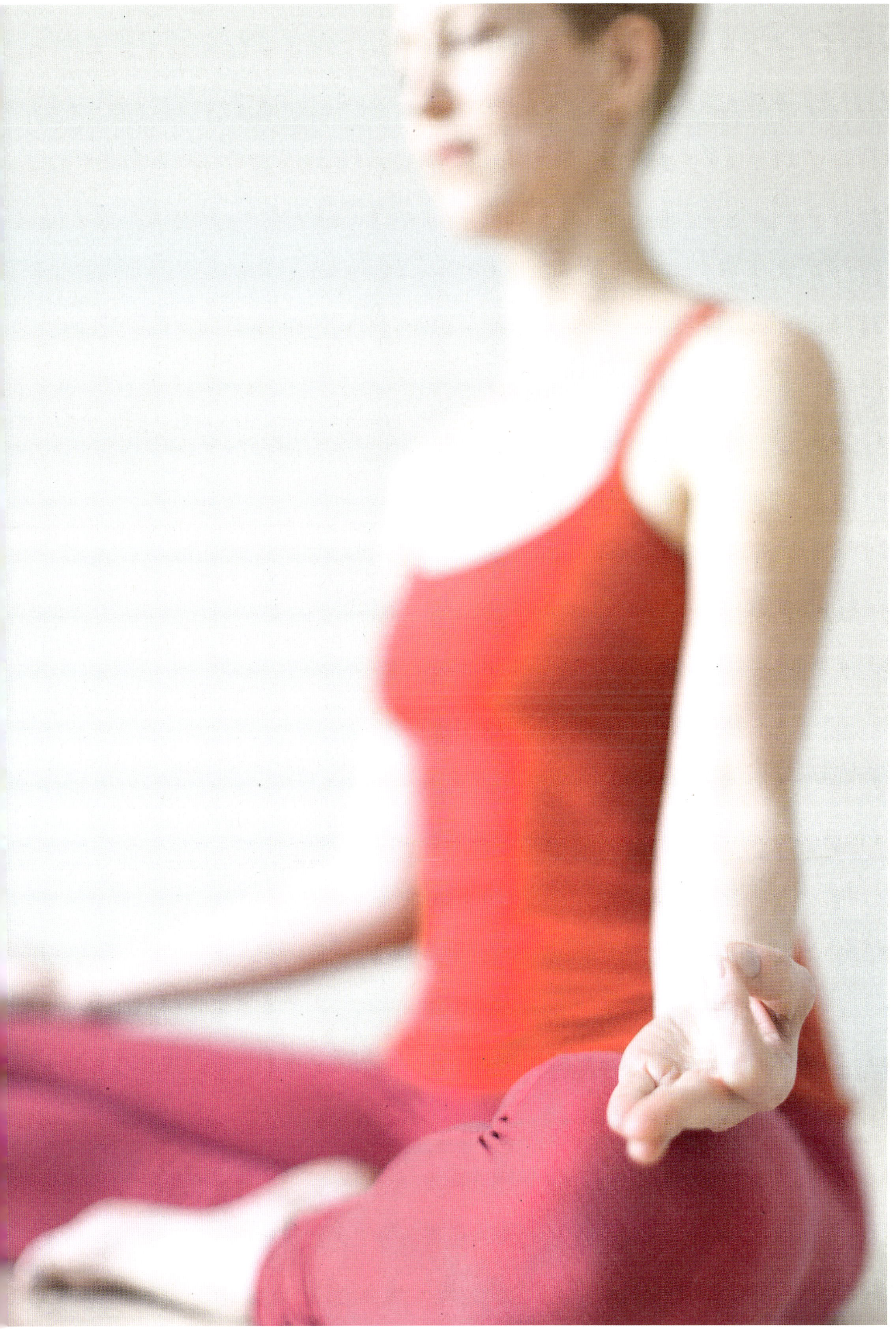

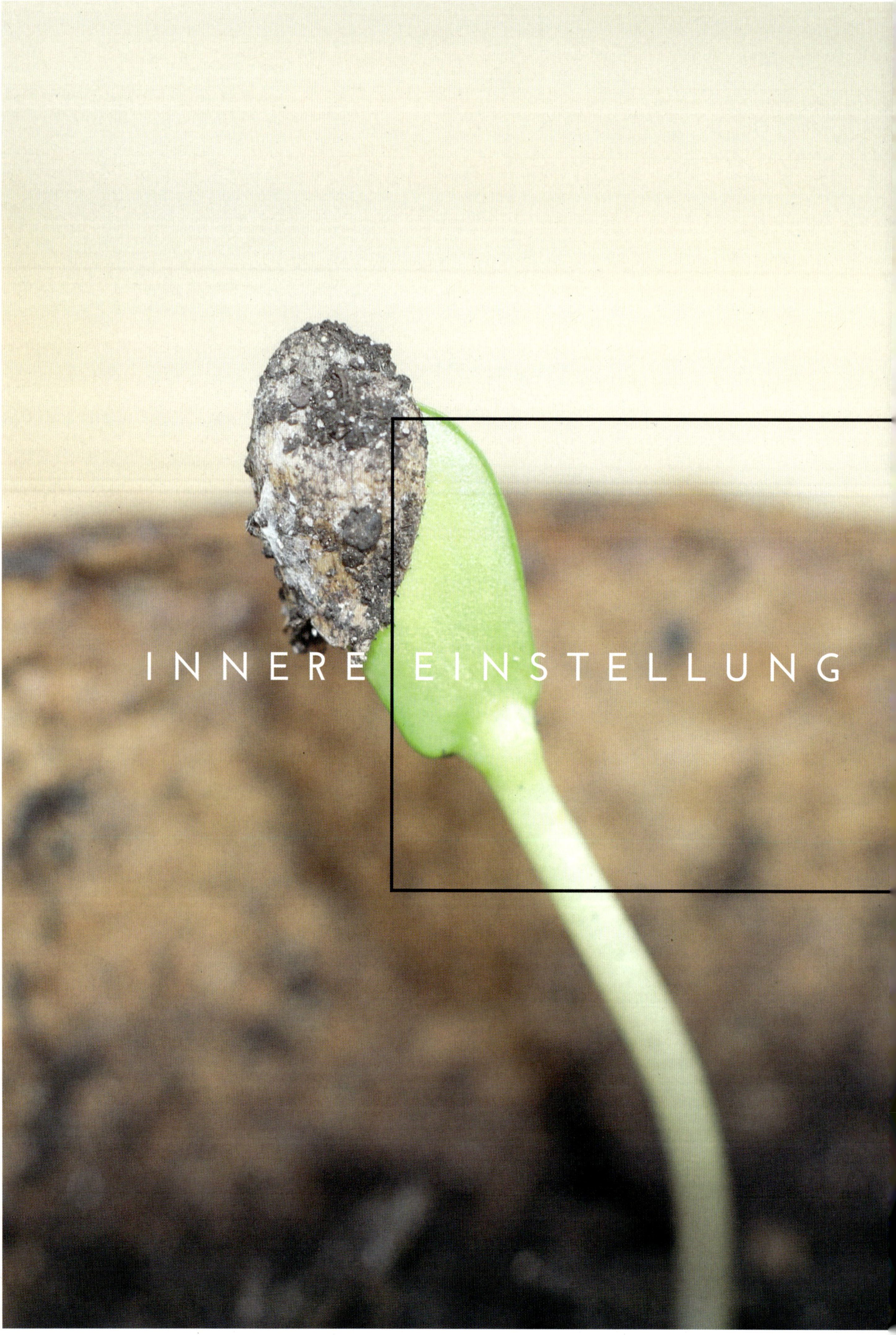

INNERE EINSTELLUNG

Ich sehe mich als Ganzes. Ich bin eins – Körper, Geist und Seele. Ich bewege mich bewusst aus meiner Komfortzone, um mich weiterzuentwickeln.

PEAK POSES

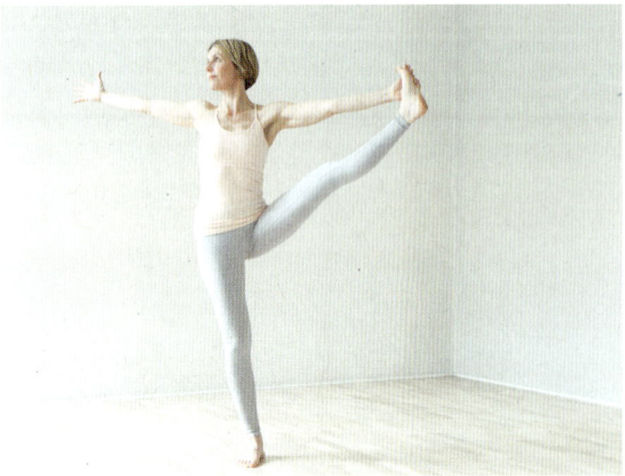

1. STANDHALTUNG, ERDUNG
Utthita Hasta Padangusthasana

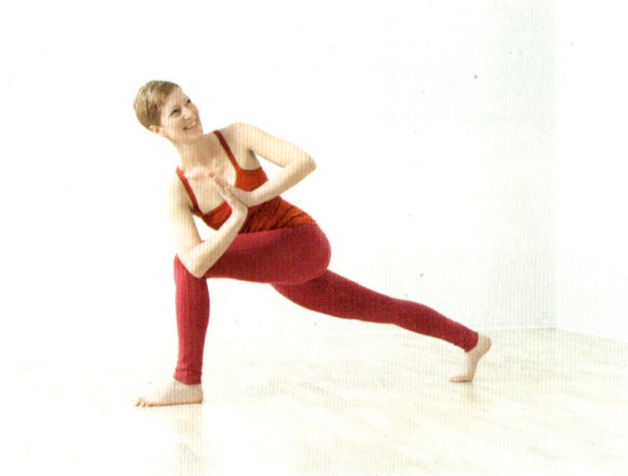

2. DREHUNG, ATEMFLUSS
Pavritta Sanchalanasana

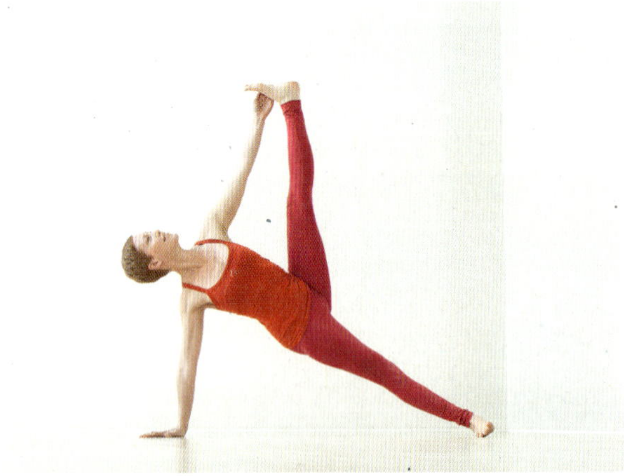

3. CORE-ÜBUNGEN, LEIDENSCHAFT
Vasisthasana

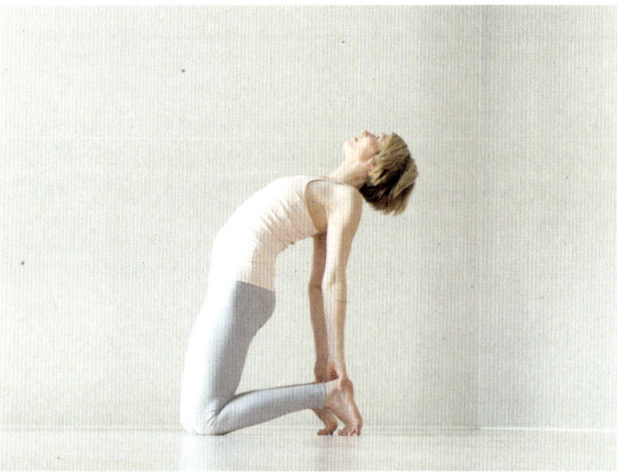

4. HERZÖFFNER, MUT
Ushtrasana

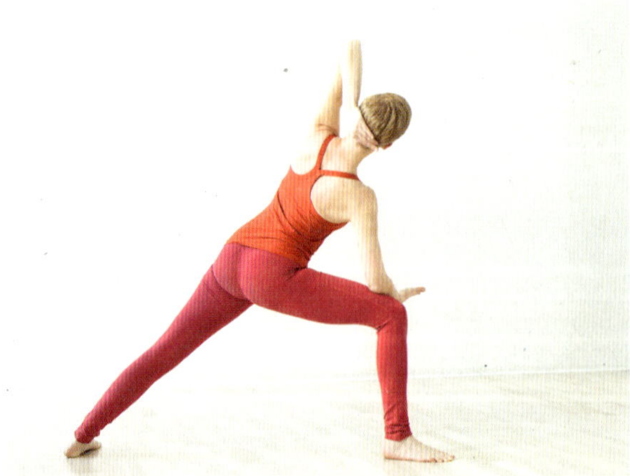

5. SCHULTERÖFFNER, KLARHEIT
Parshvakonasana

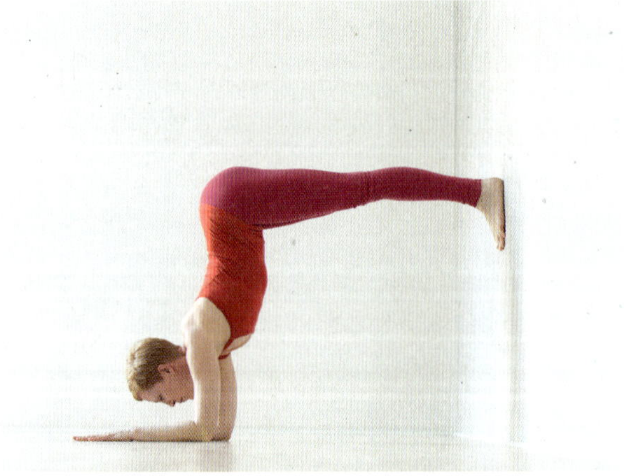

6. UMKEHRSTELLUNG, PERSPEKTIVWECHSEL
Pincha Mayurasana

Die Kraft der Verbindung – So geht's:
Du findest hier zum Teil bekannte Stellungen aus den einzelnen Chakra-Kapiteln und auch alternative Asanas in einer fein aufeinander abgestimmten Sequenz.

Beobachte liebevoll die Reaktionen deines Körpers und deines Geistes auf die Aufforderung, die Komfortzone der bekannten Übungen zu verlassen. Lasse dich von deinem Atem führen und beschreite mutig neues Terrain auf der Yogamatte. Nimm dir Zeit, übe mit Gelassenheit und orientiere dich am Weg, der von unten nach oben aufsteigend durch die Chakras führt. Jede Station ist ein Ort, um zu verweilen und zu atmen. Ziehe gestärkt weiter und genieße die kreative Ruhe am Ende der Sequenz in der Meditation.

Atmung: Atme in jeder Stellung mindestens fünfmal tief ein und aus.

Wichtiges Prinzip: *„Open to Grace" – Öffne dich dem Höheren.* Öffne dich für eine größere Kraft, die dich unterstützt und dich mit der Welt verbindet. Erfahre diese Kraft mit jedem Atemzug.

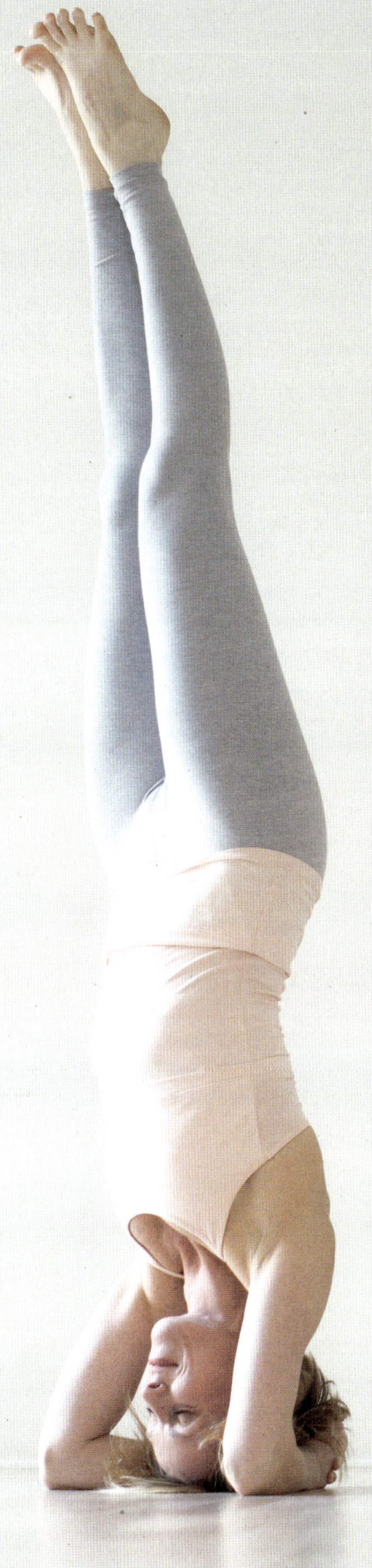

7. UMKEHRSTELLUNG, VERBINDUNG
Shirshasana und Meditation

ALL-CHAKRA-SEQUENZ

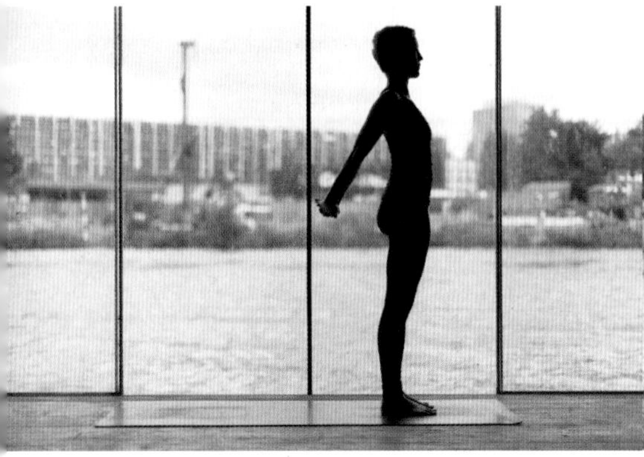

1

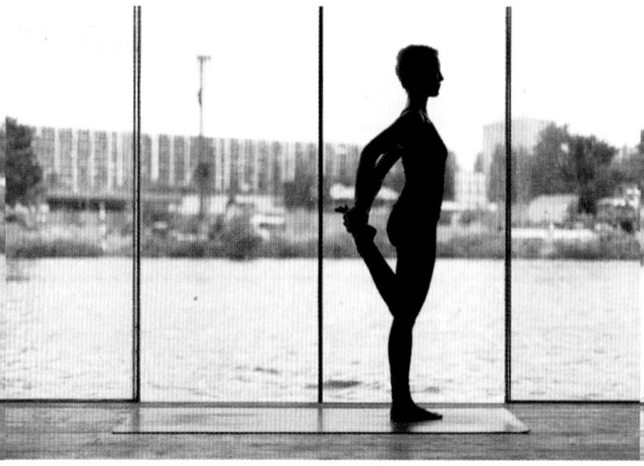

2

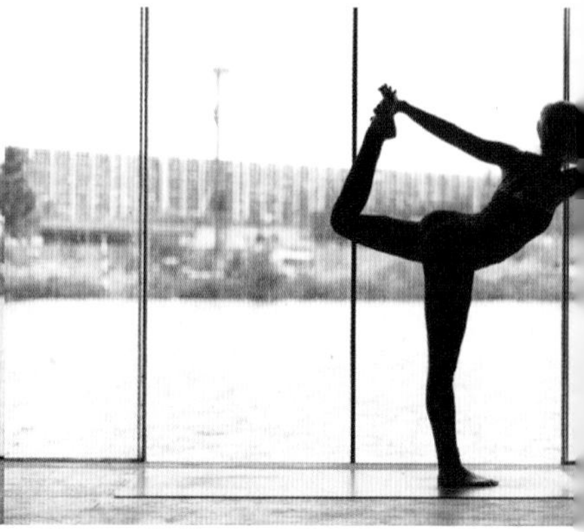

3

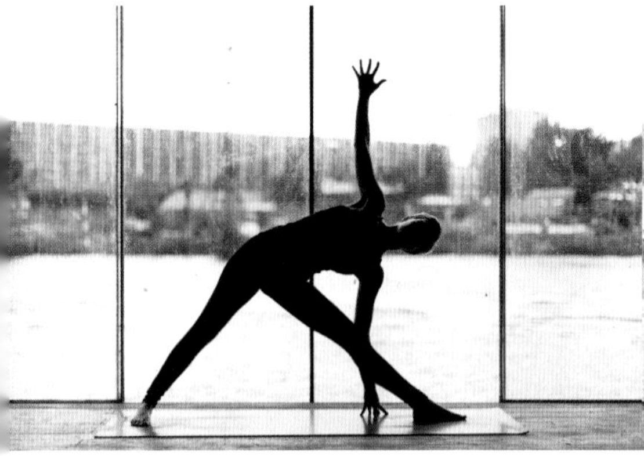

7

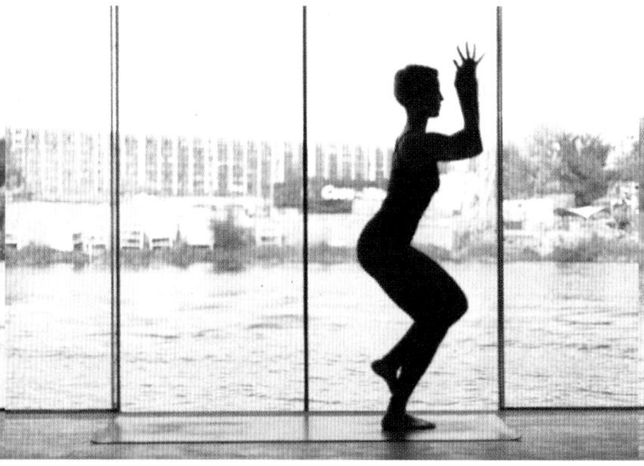

8

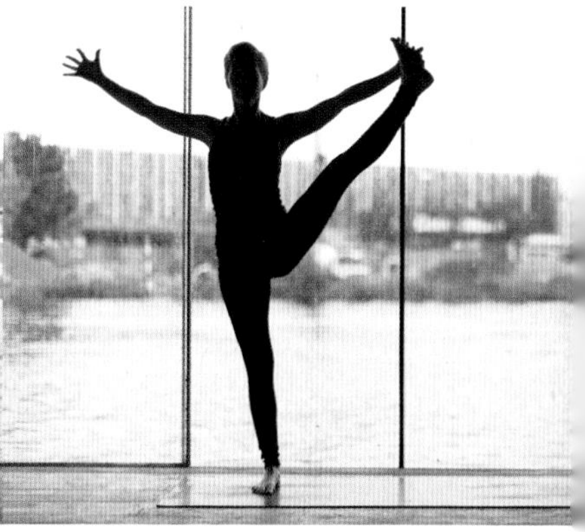

9

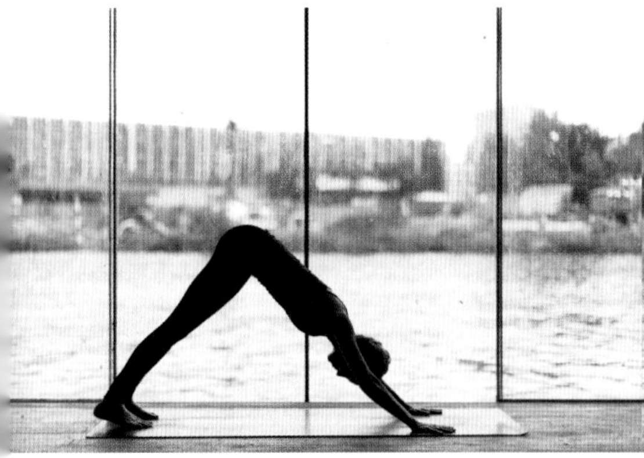

13

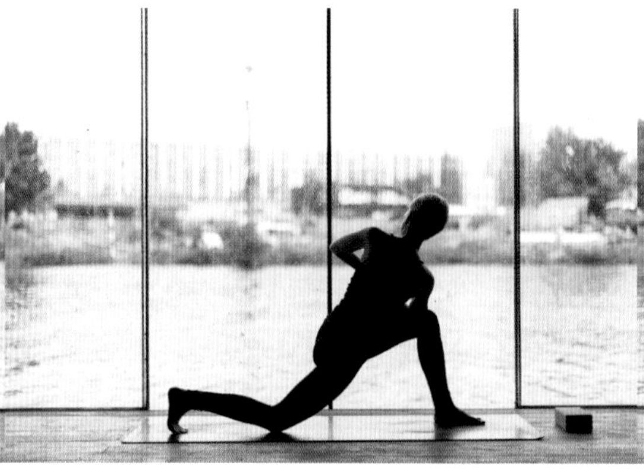

14

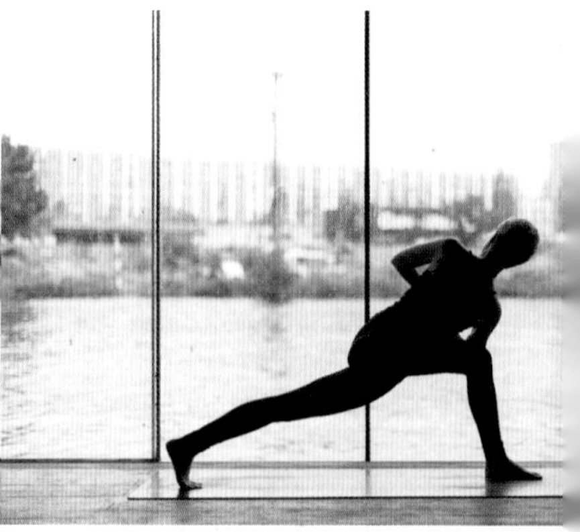

15

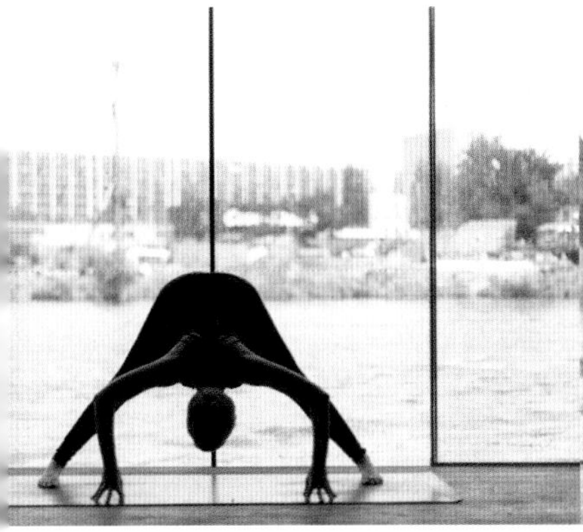

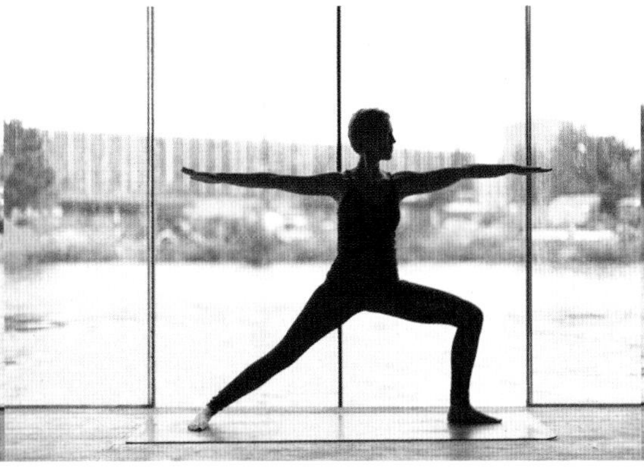

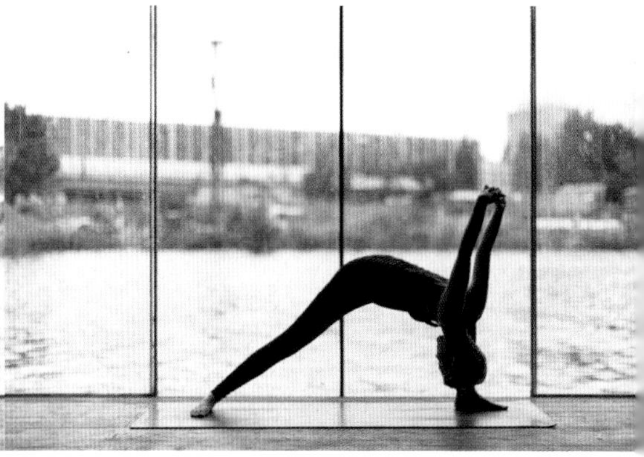

4

5

6

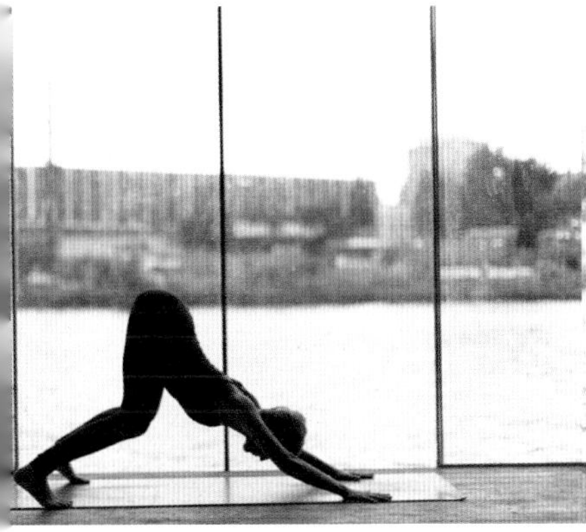

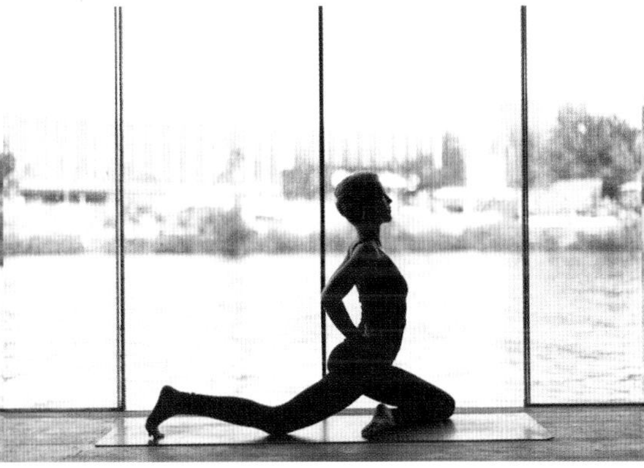

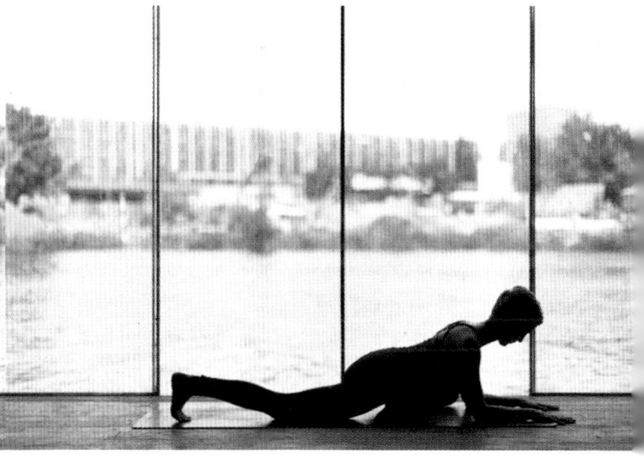

10

11

12

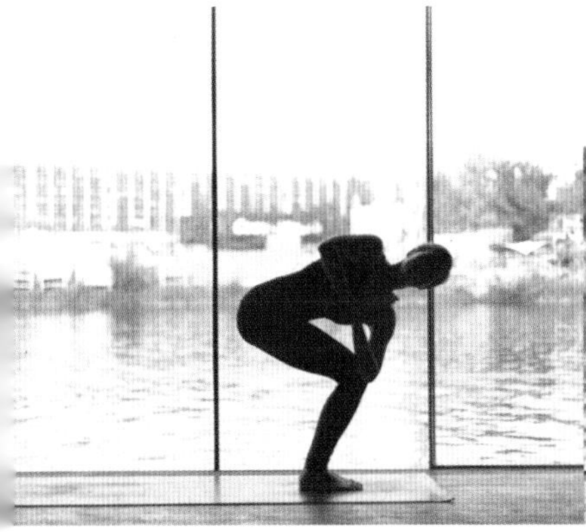

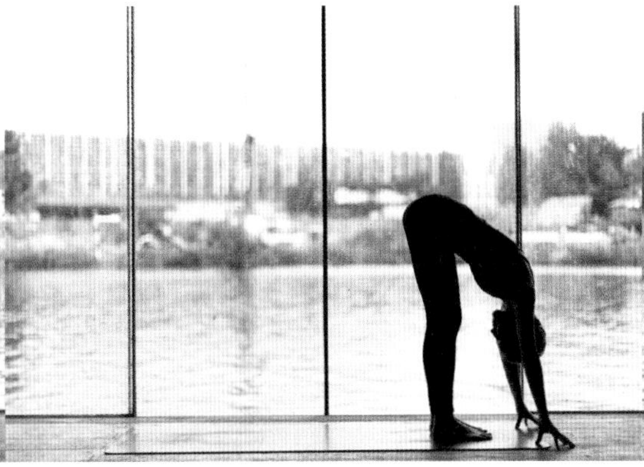

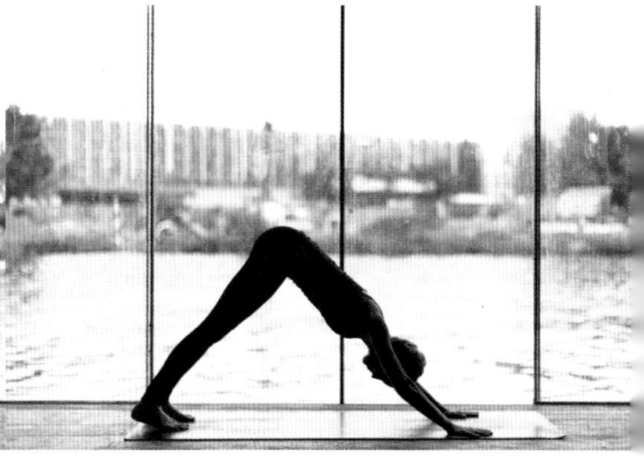

16

17

18

ALL-CHAKRA-SEQUENZ

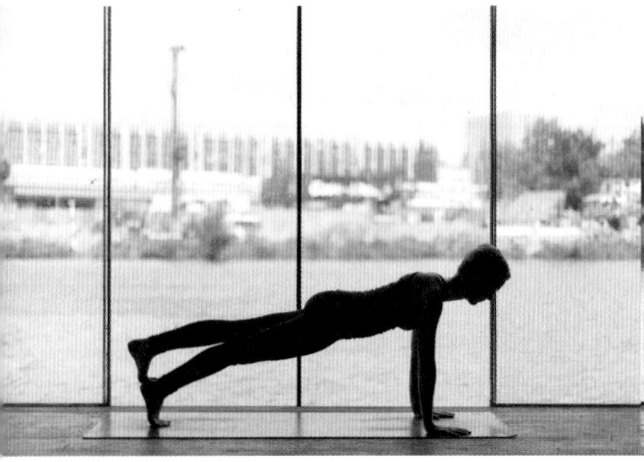

19

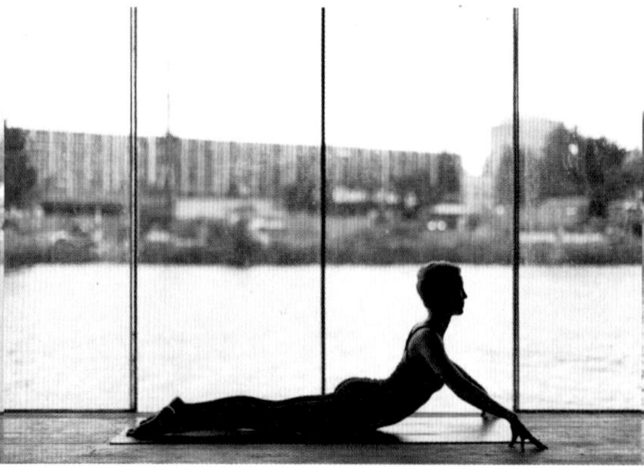

20

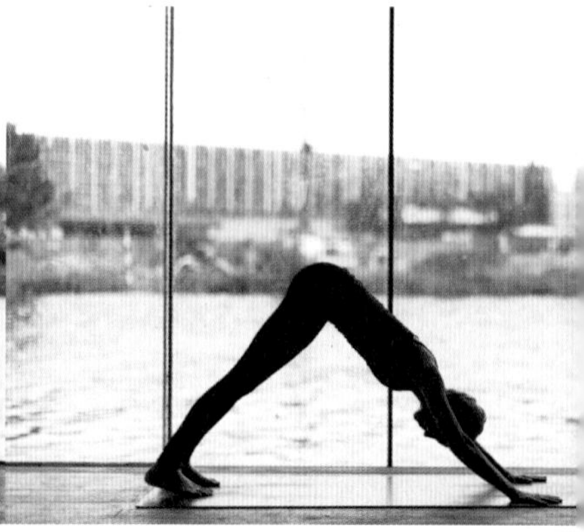

21

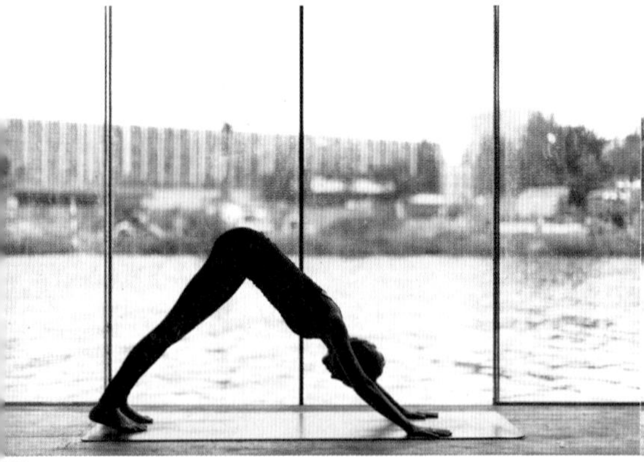

25

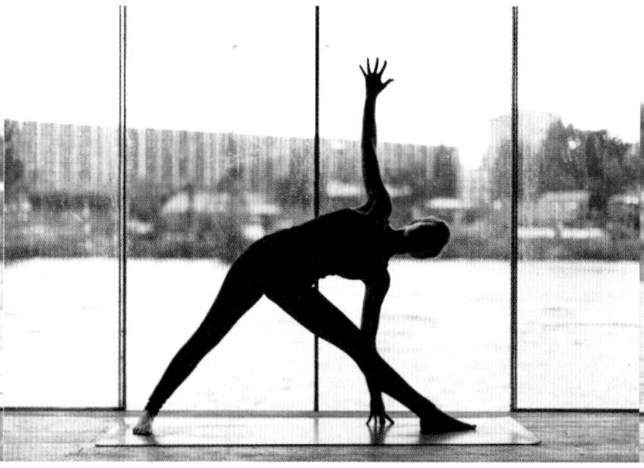

26

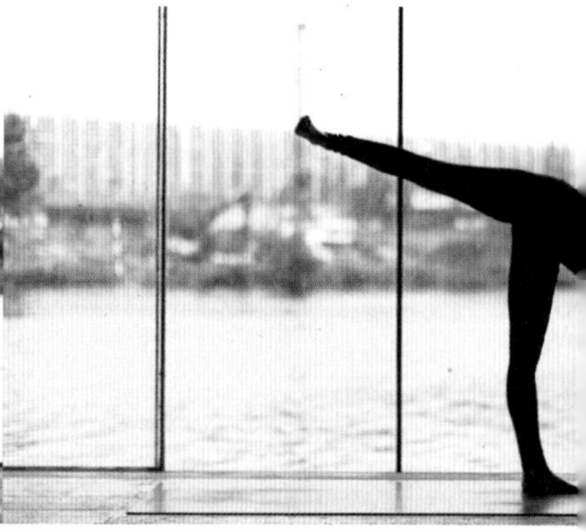

27

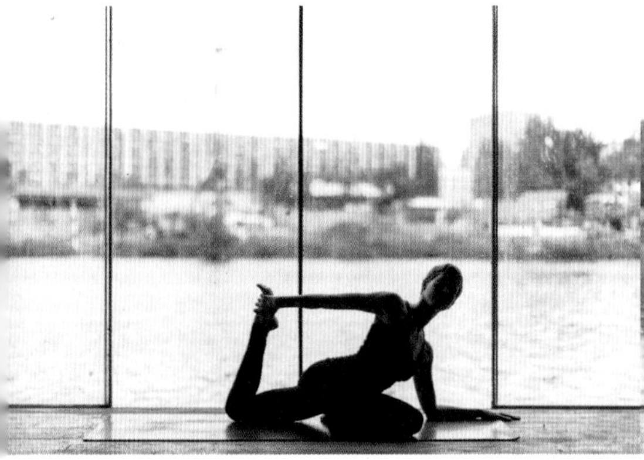

31

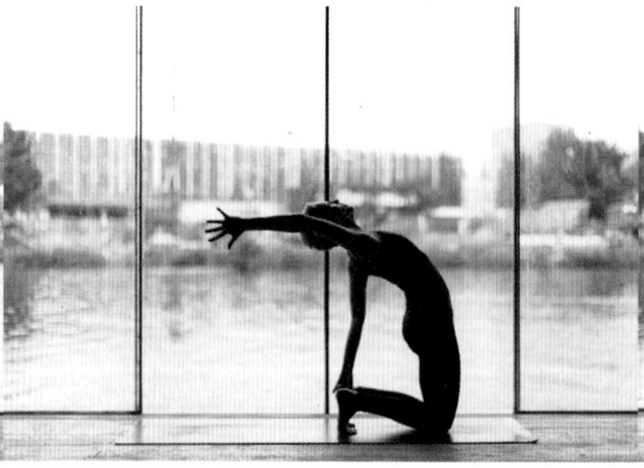

32

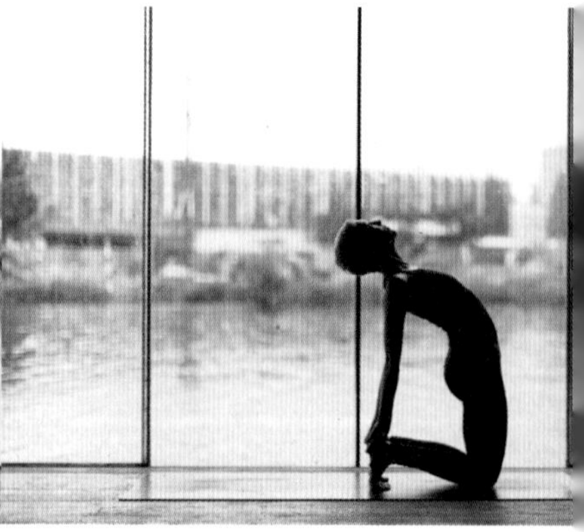

33

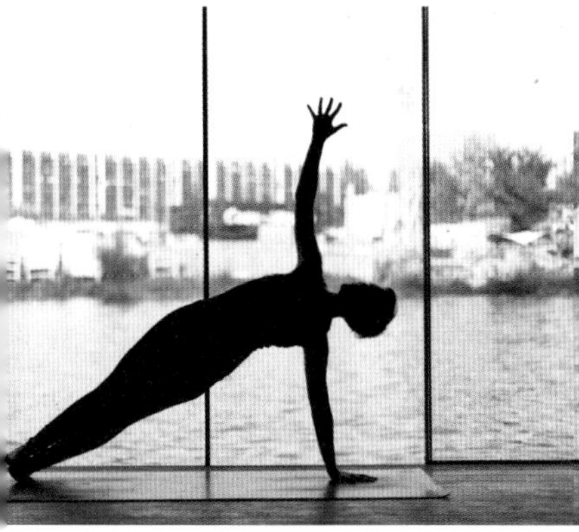

22

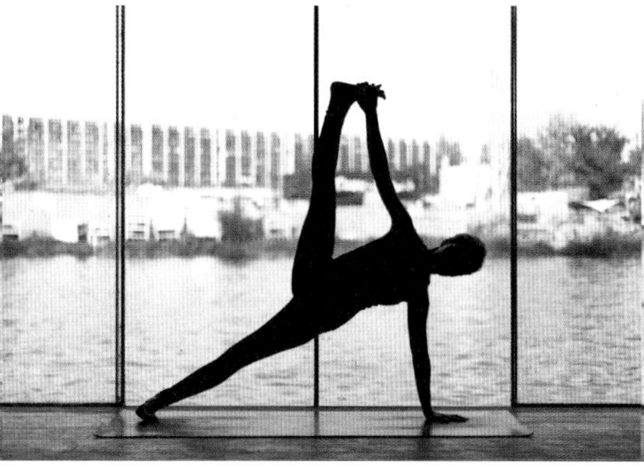

23

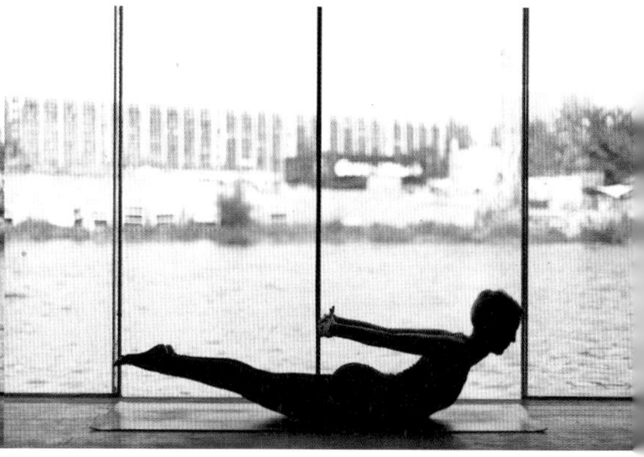

24

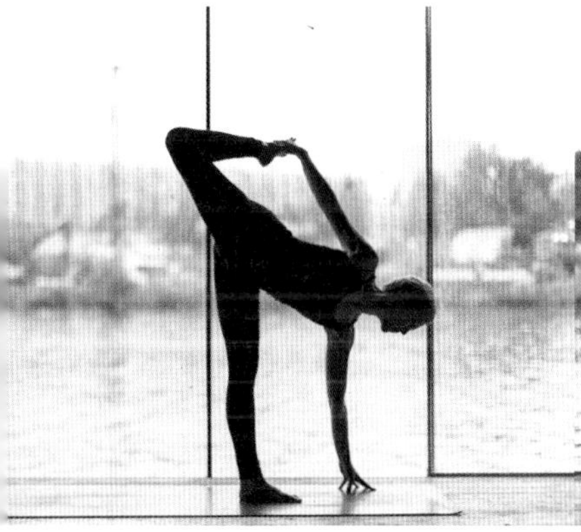

28

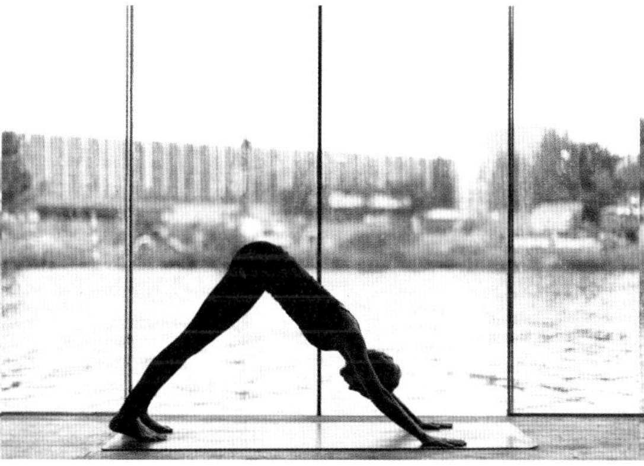

29

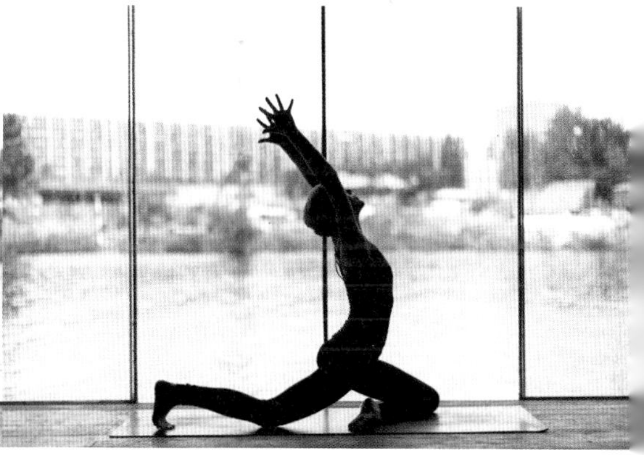

30

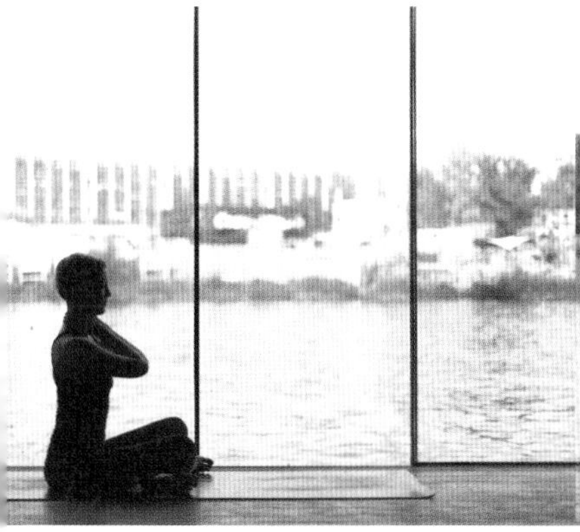

34

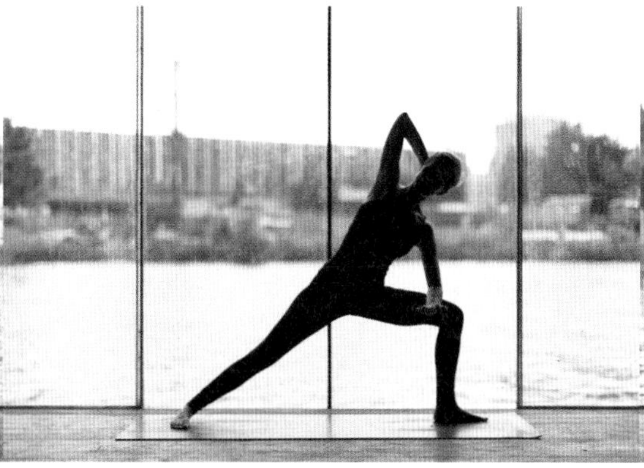

35

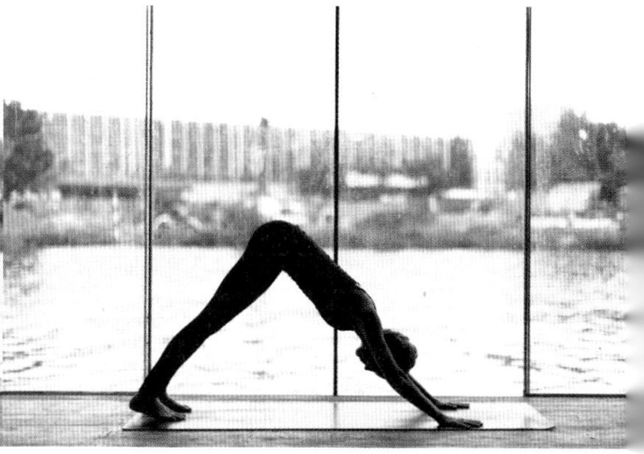

36

ALL-CHAKRA-SEQUENZ

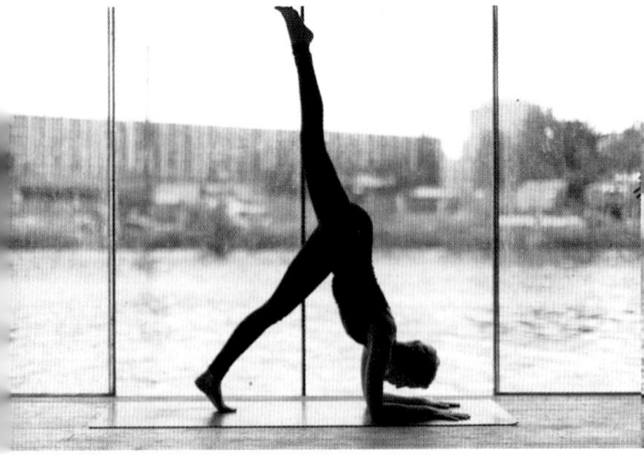

37

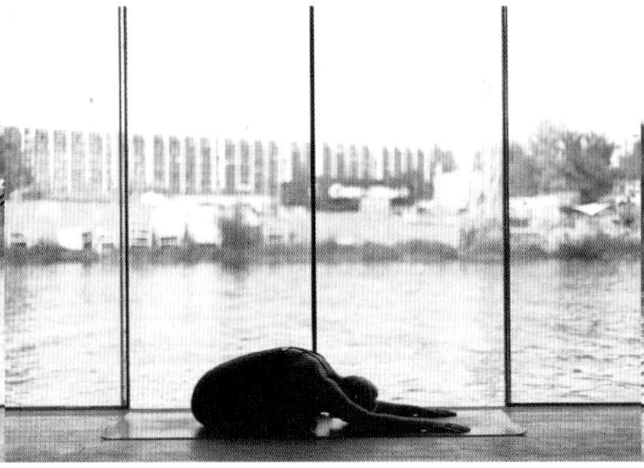

38

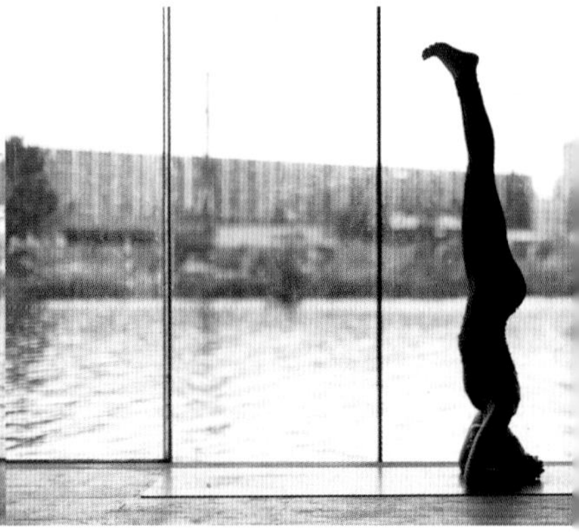

39

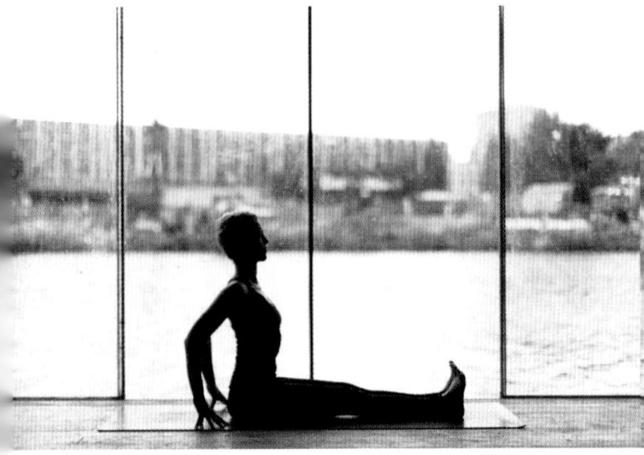

43

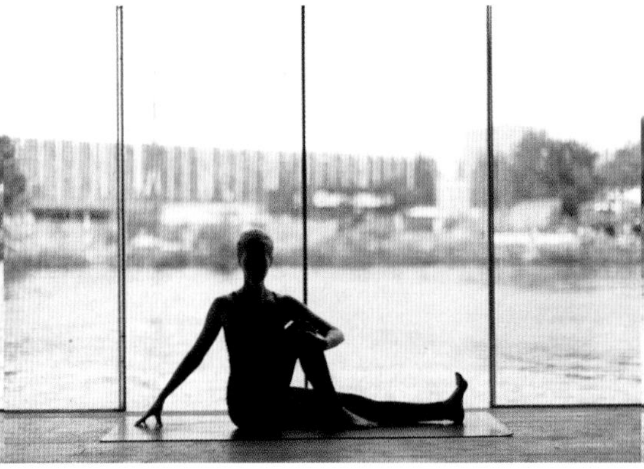

44

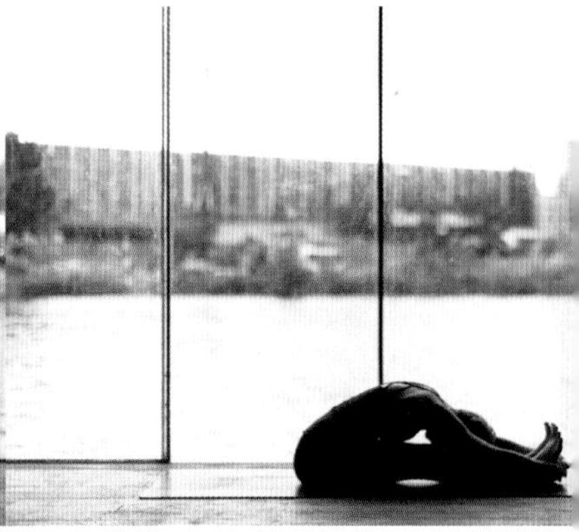

45

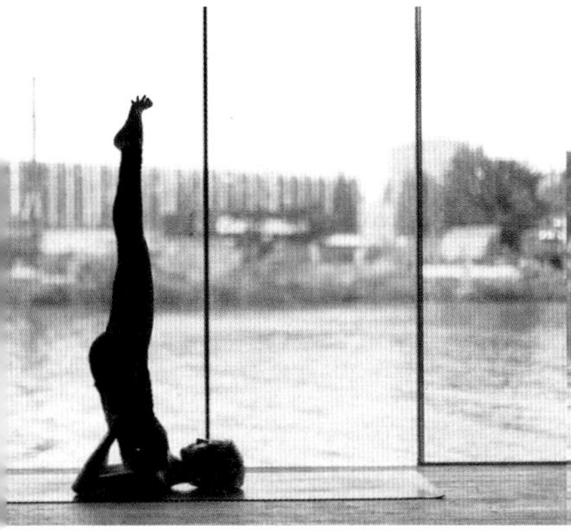

40

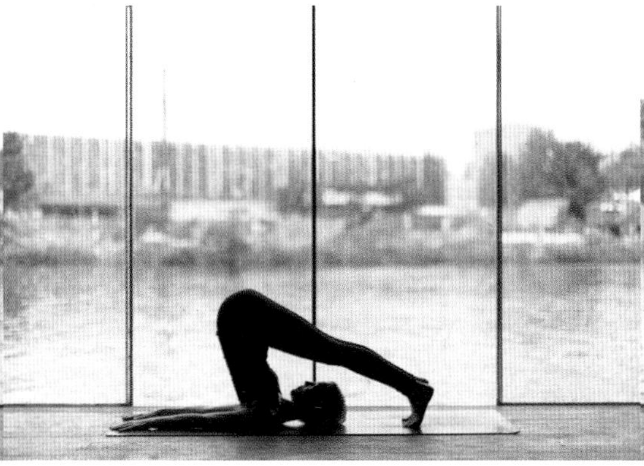

41

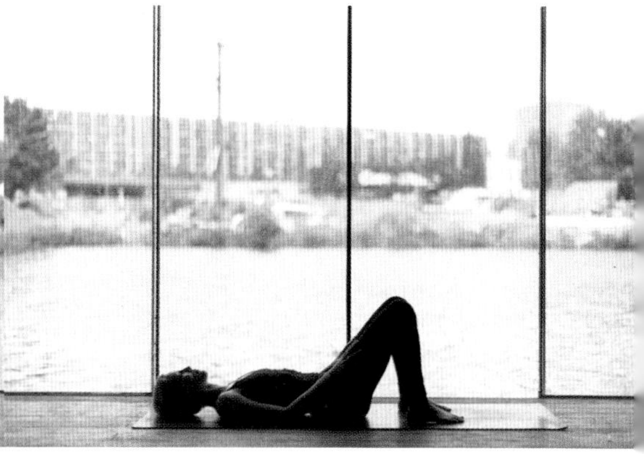

42

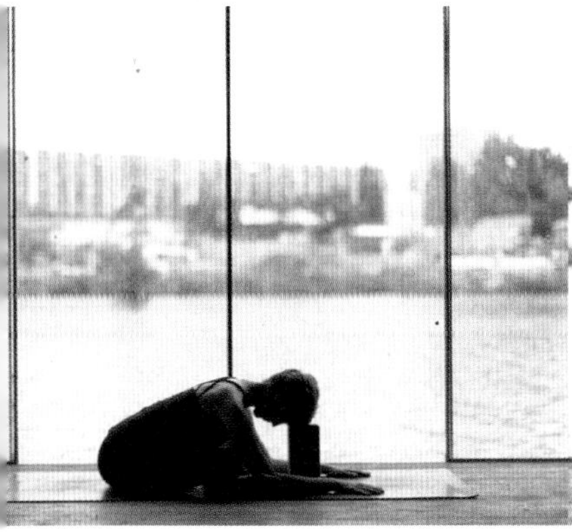

46

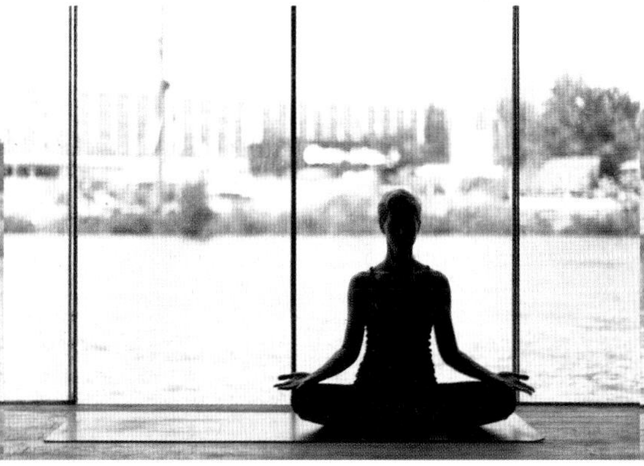

47

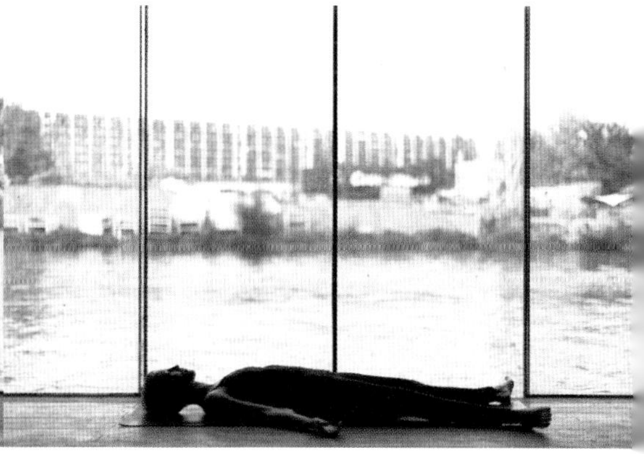

48

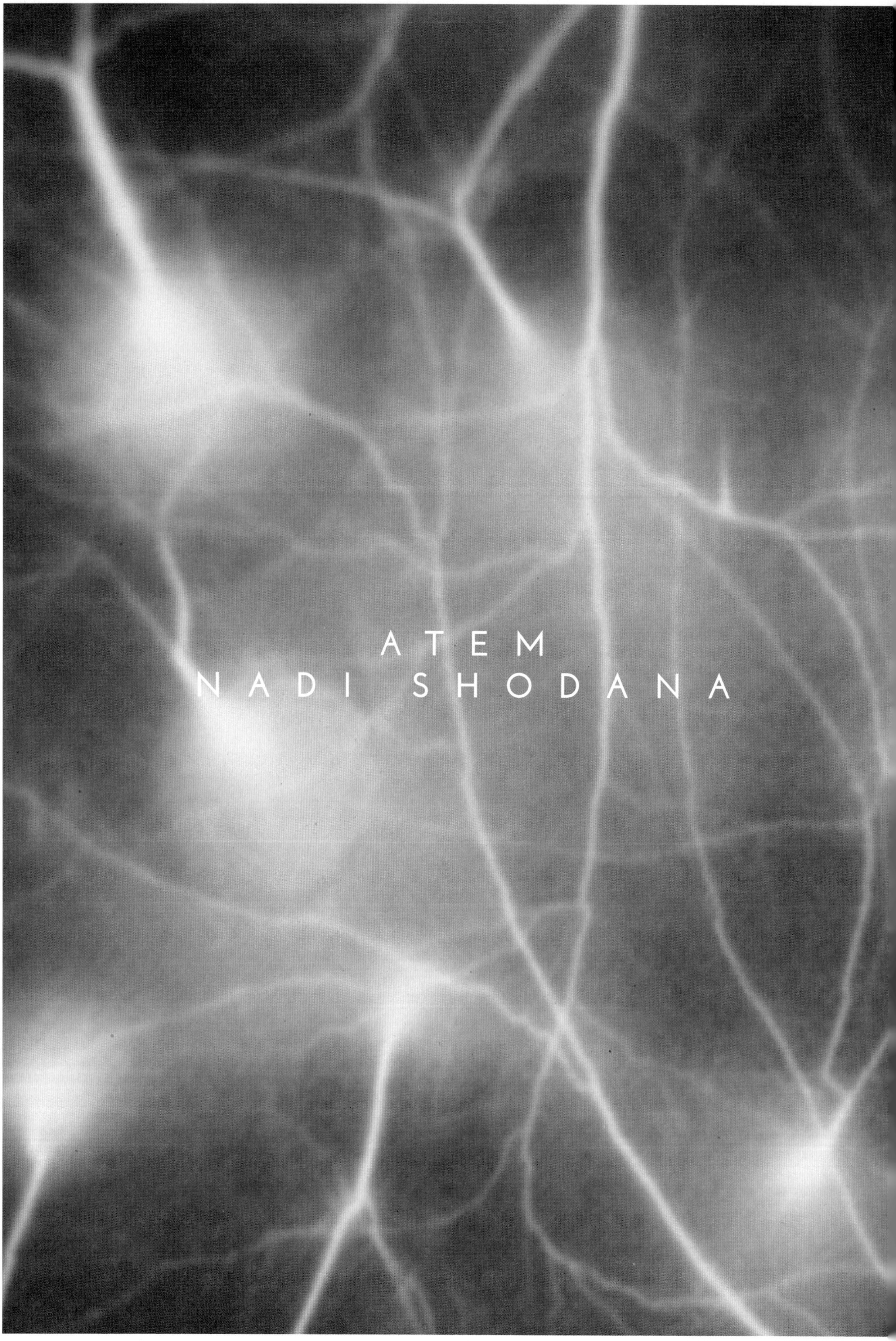
ATEM
NADI SHODANA

NADI SHODANA, DIE WECHSELATMUNG

Die Wechselatmung ist eine reinigende und das Nervensystem ausgleichende Atemübung. Sie verwebt die einzelnen Chakras zu einem zusammengehörenden Ganzen und transportiert die Energie entlang der Sushumna-Nadi, des feinstofflichen Nervenkanals im Innern der Wirbelsäule, durch alle Chakras von oben nach unten und zurück.

Bei Nadi Shodana atmest du abwechselnd durch das rechte Nasenloch ein und durch das linke aus und umgekehrt. Setze dich mit aufrechter Wirbelsäule bequem auf den Boden oder auf einen Stuhl. Schließe die Augen oder lasse deinen Blick auf einem Punkt am Boden vor dir ruhen.

Beobachte deinen Atemfluss vom kühlenden Einziehen an der Nasenspitze hoch zum Kronenchakra und entlang der Sushumna-Nadi bis hinunter zum Wurzelchakra. Von dort geht es wieder denselben Weg zurück: Atme von der Basis der Wirbelsäule hoch bis zur Kopfkrone und von dort wieder durch beide Nasenlöcher aus. Zähle die Sekunden deiner Ausatmung mit und atme auf dieselbe Zahl ein. Lasse deinen Atem ruhig und gleichmäßig fließen, wie einen gleichmäßigen Pinselstrich.

Beuge den Zeige- und Mittelfinger deiner rechten Hand zur Wurzel des Daumens (Jnana-Mudra). Führe die Hand vor dein Gesicht und lege Daumen und Ringfinger sanft und wie eine Pinzette an deine Nasenflügel. Der Daumen liegt neben dem rechten Nasenflügel, der Ringfinger neben dem linken Nasenflügel.

Zu Beginn der Wechselatmung atme frei durch beide Nasenlöcher aus und wieder ein. Verschließe nun das linke Nasenloch und atme durch dein rechtes Nasenloch aus. Halte das linke Nasenloch geschlossen und atme durch das rechte Nasenloch ein. Verschließe das rechte Nasenloch vorsichtig mit deinem Daumen, öffne das linke Nasenloch und atme durch das linke Nasenloch aus. Atme nun durch dein linkes Nasenloch ein. Verschließe das linke Nasenloch mit deinem Ringfinger, löse den Daumen vom rechten Nasenloch und atme über das rechte Nasenloch aus.

Wiederhole den Vorgang für mindestens fünf volle Runden und beende mit einer Ausatmung über das rechte Nasenloch.

Anmerkung: Nadi Shodana bietet viele Möglichkeiten zum Spielen mit den Energien. Sobald du dich wohl und entspannt in der oben beschriebenen Atemfolge fühlst, probiere aus: Was ändert sich, wenn du mit der linken Seite beginnst? Was passiert, wenn du nur durch das rechte Nasenloch einatmest und durch das linke ausatmest wie in einer Einbahnstraße?

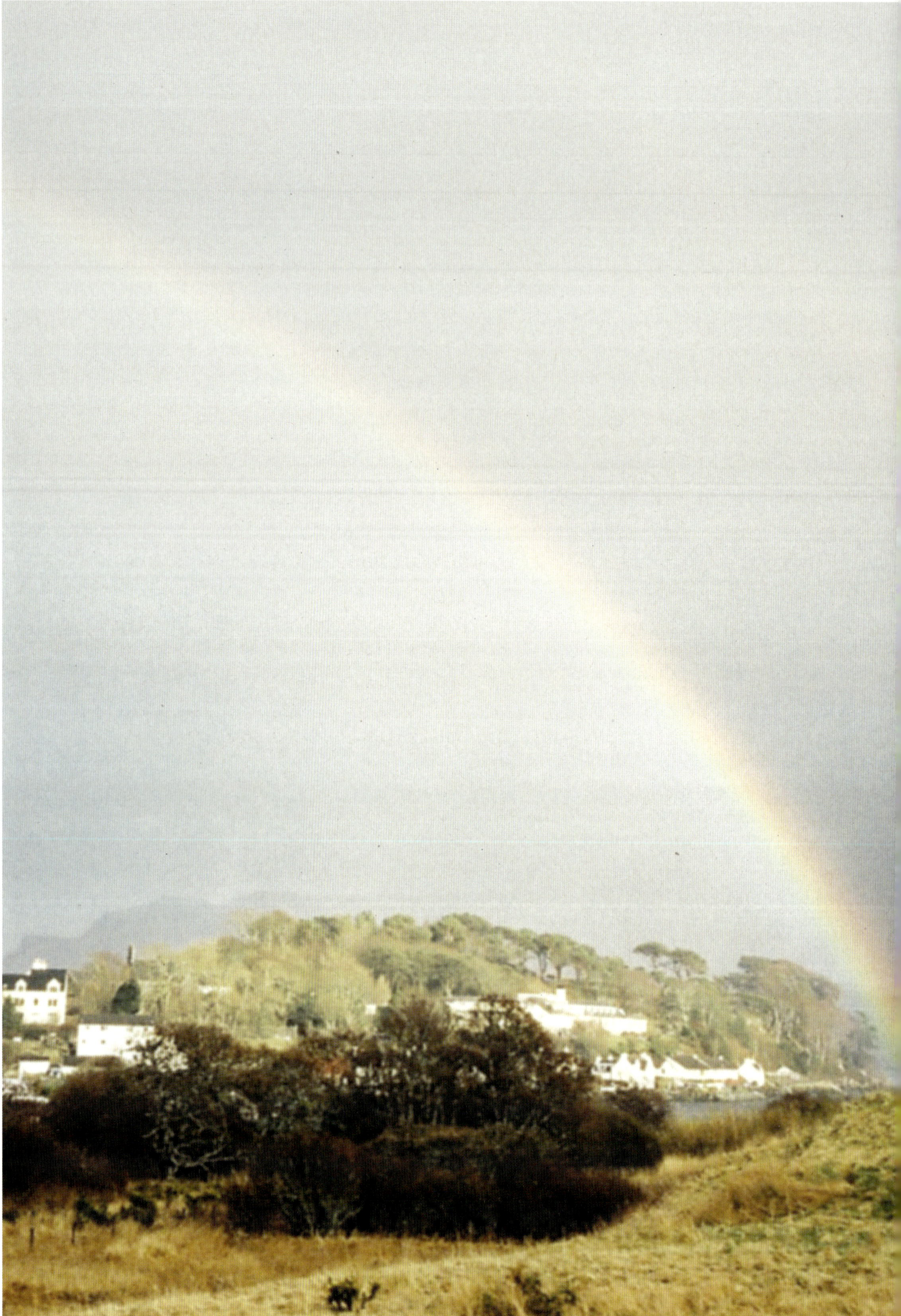

STRATEGIE

Nimm die Bedürfnisse deines Körpers, deines Geistes und deines Herzens wahr. Gib dir Zeit, zu fühlen, zu erkennen und zu handeln. Achte und pflege deinen Körper. Wähle bewusst, womit du deinen Körper und deinen Geist nährst. Strebe nach Ausgleich von innen nach außen.

„Übe, übe, übe und der Rest wird folgen."
Pattabhi Jois

SELBSTPORTRAIT :-)

Mach immer wieder mal ein Selfie von dir, nachdem du die All-Chakra-Sequenz geübt hast. Klebe es ein, überklebe es, tausche es aus, immer wieder neu.

Du bist perfekt, so wie du bist!

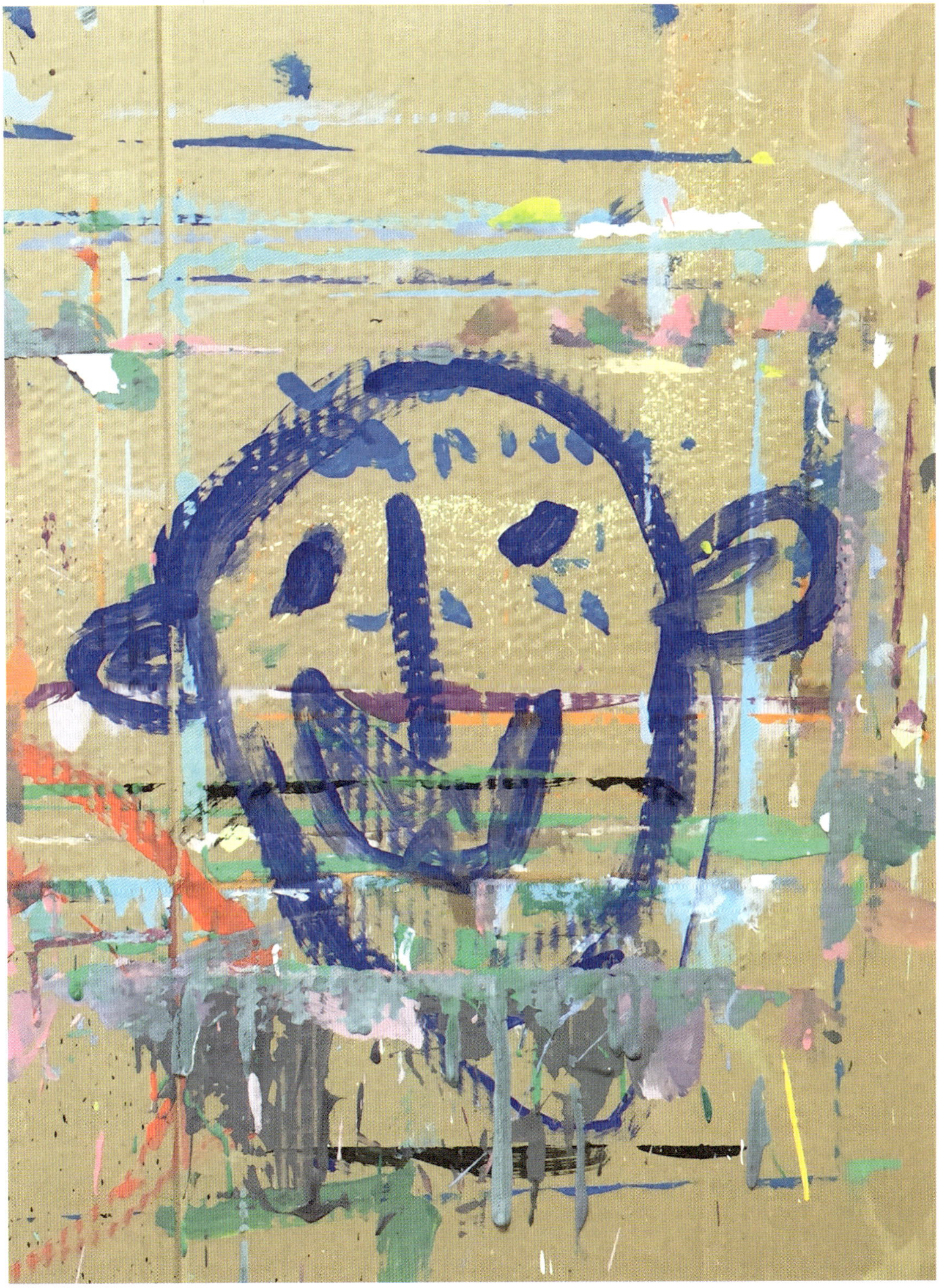

AUTORINNEN

Annette Söhnlein und **Elena Lustig** unterrichten – einzeln und gemeinsam – Yoga in Berlin und in Workshops und Yoga-Retreats in Bad Gastein und anderen Orten. Sie praktizieren Yoga seit über 20 Jahren, sind beide „Anusara-inspired" Yoga-Lehrerinnen und haben im Rahmen gemeinsamer Seminare seit 2011 eine aufeinander aufbauende Serie von Chakra-Yoga-Sequenzen entwickelt, die sie seitdem mit ihren Schülern praktizieren. Das Feedback ist immer wieder überwältigend. Aus dieser Erfahrung heraus entstand die Idee, dieses Chakra-Yoga-System mehr Menschen zugänglich zu machen.

Weitere Informationen zu finden unter
www.annettesoehnlein.com bzw. **www.elenalustigyoga.com**

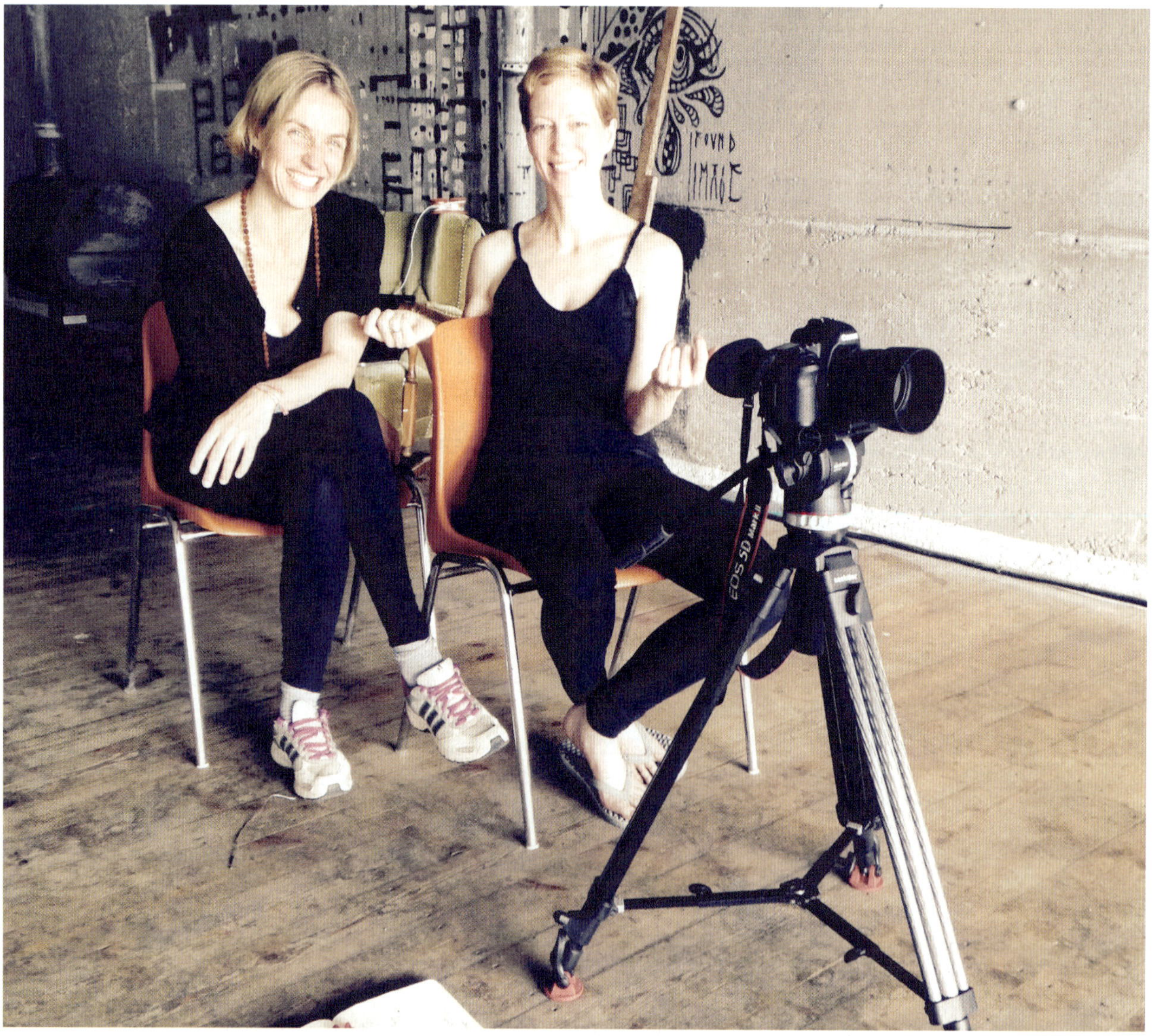

Annette Söhnlein & Elena Lustig
Idee, Autorinnen

CREDITS

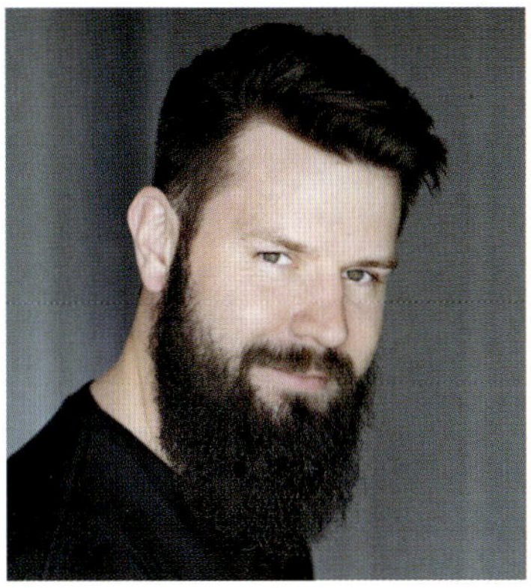

Stephen Paris
Design, Art Direction
www.stephen-paris.com

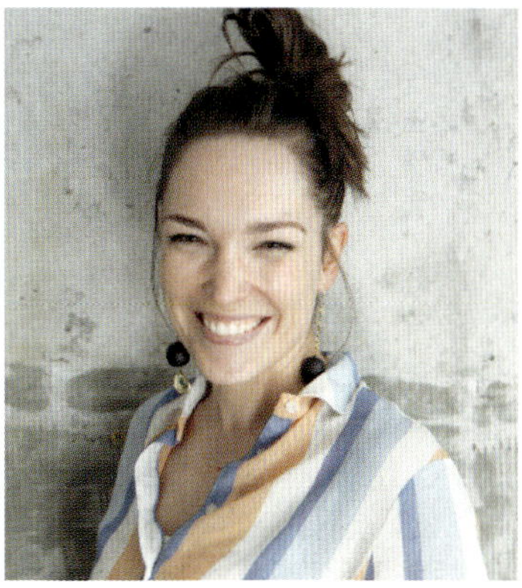

Lisa Burzin
Konzept Design, Illustration & Fotos
www.lisaburzin.com

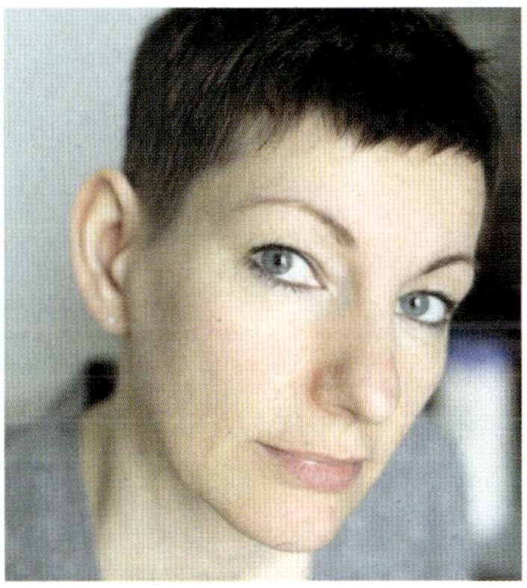

Anne Smith
Yoga-Fotos
www.annesmith.de

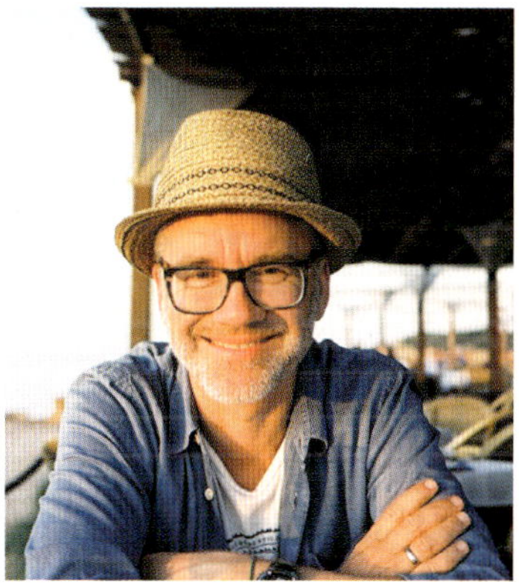

Franz Lustig
Fotos
www.franzlustig.com

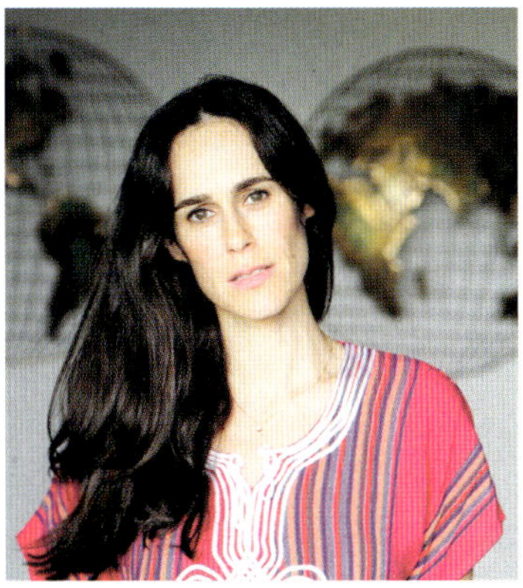

Liora Bels
Chakra delikat, Ernährungsexpertin
www.liorabels.com

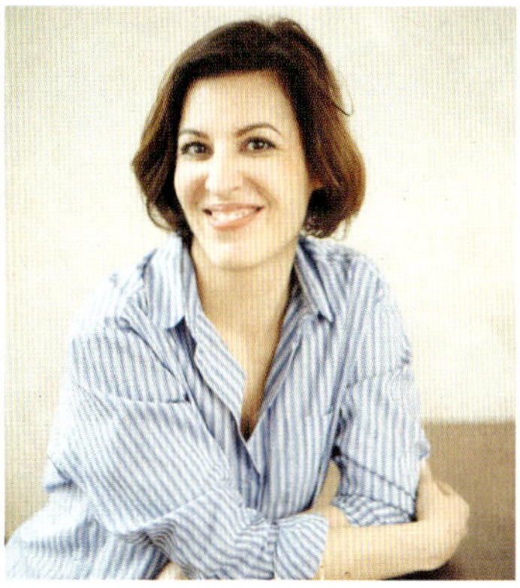

Martina Davidson
Make-Up & Haare
www.schoen-berlin.de

DANKSAGUNG

Annette dankt:

Joris und Fanny, meinen Kindern und Lieblingsmenschen.

Amelie Söhnlein, meiner Nichte, fürs Dasein, fürs Zuhören und die Kinderbetreuung.

Stephan Söhnlein, meinem Vater, für den Glauben an mich.

Dagmar Hoffmann, meiner Mutter, für die Auseinandersetzung auch über weite Distanz.

Meiner Familie nah und fern.

Meinen Freunden für ihre Aufrichtigkeit und Geduld.

Meinen Nachbarn, dem ganz besonderem Kosmos.

Meinen Schülern für die Offenheit und Begeisterung und für das Vertrauen.

The Lovers e.V. für die gemeinsame Vision einer besseren Welt, die wir schaffen.

Wetreat, Nadine Binias und Anna-Zoe Schmidt für die richtigen Fragen zum richtigen Zeitpunkt und die glücksbringende Beratung.

Elena, für das Feuer und die Leidenschaft auf dem gemeinsamen Weg.

Elena dankt:

Meinem Mann Franz für seine liebevolle, großartige und großzügige Unterstützung!

Meinem Sohn Ziggy, der mit seinen 9 Jahren schon so viel versteht.

Meiner Schwester Anina, die meine lustigste Kritikerin ist und von der ich gelernt habe, auch mal abzuwarten (unter anderem).

Meinen Eltern, die mich haben stark werden lassen.

Meinen Freunden, die liebevoll kritisch auf das schauen, was ich so mache, und mich immer unterstützen.

Allen meinen Lehrern und allen meinen Schülern, die meine eigentlichen Lehrer sind.

Meinen Wegbegleitern aus der Film-Welt, weil sie mich immer wieder zurücknehmen.

Uli Beck und Akke Aimaq für den schönen Chakra-Schmuck und Uli Beck für das beste Chakra-Aromaöl der Welt.

Elena von Martens dafür, dass sie immer für uns da ist.

Stephanie Renner für ihre Stärke und Inspiration.

Meiner Co-Autorin Annette für ihre Geduld und ihr Lachen.

Annette und Elena danken:

Maren Brandt, Freundin, Yogalehrerin und Projektentwicklerin für ihre Bereitschaft, unsere Idee zu erkennen und das Buch dadurch erst möglich zu machen.

Susanne Klein, unserer Lektorin, für ihre Feinheit, Inspiration und den liebevoll-strengen Blick.

Wir danken Stephen, Lisa, Anne, Franz, Liora und allen anderen, die an diesem Buch gearbeitet haben für ihre große Unterstützung. Ohne sie wäre dieses Buch nicht denkbar.

Christina Lobe und Kai Hill vom Yogatribe für die Möglichkeit, dort alle Studiofotos zu machen.

Kavata Mbiti für die Vermittlung vom Bootshaus.

Charlotte Böttger, Ärztin und Yogini, für die medizinische Beratung.

Christina Charalambous, Freundin und Yogalehrerin, für die Einführung ins Body-Mind Centering® und ihre Leidenschaft im Erklären der Zusammenhänge zwischen Nerven, Hormonen und Chakras.
Christian Hebel, Riccardo Vecchio und Lars Langemeier für zusätzliche Fotos.

Für Unterstützung und Austausch in jeder Hinsicht:
Britta Krause, die uns in ihrer Villa „Sans-Souci" in Buckow, ein Domizil fürs Zurückziehen und Schreiben, geboten hat.
Sabine Jankowski, die mit Stilsicherheit und gutem Geschmack für unser Styling sorgte und mit ihrer reichen Erfahrung in der Yogawelt eine gute Beraterin war.
Andreas Kampf, Freund und Tantriker, der uns mit seinem Wissen immer wieder hinterfragte und so zu mehr Verständnis führte.
Uta Grünberg, Freundin und Muse, für lange Gespräche.
Stephanie Bothor, Freundin und Inspirateurin, Punk auf der Yogamatte, fürs Nachfragen, Auseinandersetzen und ihren neugierigen Blick.
Susanne Tack, Freundin und Gasteiner Aromaengel, für ihre Chakra-Sprays und Chakra-Vorträge.
Cindy Bachmann, LA Coldpress, Saftpresserin de luxe, für ihre sanfte Energie und ihre scharfen Shots.
Corinna Hanika für ihre dufte Beratung.
Barbra Noh für ihre unterstützenden Worte.
Elena Brower für das Vorwort.

Katrin und Matthias Amann, Michi Beck, Sharada und Thomas Bessel, Fanny von dem Bussche, Lisa Gangemi, Gaby Haiber, Cacao Mama Serap Kara, Manuela Krause, Laura von Tausendsünd, Cordula Lebeck, OGNX Yogawear, Shirin Ourmuchi, Stephanie Puls, Christina Raftery, Ceyda Rapp, Rowan Smith, Antje Wewer, Christina Zwanger, der Toskana-Gruppe: Pamela, Wiebke, Carsten, Lennard und allen Mitarbeitern vom Yogatribe sowie dem Yogacircle-Team.

Dafür, dass wir immer wieder dazulernen, danken wir: Andrea Boni, Dr. Douglas Brooks, Elena Brower, Swami Chetanananda, Steven Espinosa, John Friend, Erika Jago, Sally Kempton, Tina Lobe, Bill Mahoney, Noah Mazé, Barbra Noh, Sogyal Rinpoche, Sianna Sherman, Michael Stewart, Rod Stryker, Todd Tesen.

Für Unterkunft und liebevolle Versorgung:
Evelyn und Ike Ikrath vom Haus Hirt.
Sabine und Christoph Imdahl vom Chiemgauhof.
Tereza und Jörg von Tereza´s Guesthouse.

LITERATUREMPFEHLUNGEN

Assadi, Abdi: *Schatten auf dem Pfad.* Theseus Verlag, Bielefeld 2011

Bels, Liora: *The Mix.* TeNeues Media, Kempen 2016

Bowditch, Bruce: *The Yoga Practice Guide.* Nomentira Publishing, o. O. 2011

Bowditch, Bruce: *The Yoga Asana Index.* Nomentira Publishing, o. O. 2010

Brower, Elena/Jago, Erica: *Die Kunst der Aufmerksamkeit.* Theseus Verlag, Bielefeld 2013

Devi, Nishala Joy: *Die verborgene Kraft des Yoga.* Windpferd Verlag, Oberstdorf 2010

Hackenberg, Richard/Skuban, Ralph: *Das Chakra-Yoga Praxisbuch.* Aquamarin Verlag, Grafing 2015

Hartley, Linda: *Body-Mind Centering.* Hans Huber Verlag, Bern 2012

Iyengar, B. K. S.: *Licht auf Pranayama.* O. W. Barth Verlag, Frankfurt am Main 2005

Iyengar, B. K. S.: *Licht auf Yoga.* O. W. Barth Verlag, Frankfurt am Main 2005

Judith, Anodea: *Chakra Yoga.* Llewellyn Worldwide, Woodbury, (MN), 2015

Judith, Anodea: *Eastern Body Western Mind.* Celestial Arts, Berkeley (CA) 2004

Judith, Anodea: *Lebensräder.* Goldmann Verlag, München 2004

Judith, Anodea/Vega, Selene: *The Sevenfold Journey.* Crossing Press, Berkeley (CA) 1993

Kessler, Christina: *Wilder Geist - Wildes Herz.* J. Kamphausen Verlag, Bielefeld 2011

Noh, Barbra: *Yoga – Mit Kraft und Anmut leben.* Theseus Verlag, Bielefeld 2015

Phillips, Kathy: *Kunst des Yoga.* Collection Rolf Heyne Verlag, München 2002

Rhodes, Darren: *Yoga Resource Practice Manual.* Tirtha Studios & Yo Productions, Tucson (AZ) 2013

Sriram, R.: *Patanjali – Das Yogasutra: Von der Erkenntnis zur Befreiung.* Theseus Verlag, Bielefeld 2006

Stryker, Rod: *The Four Desires – Creating a Life of Purpose, Happiness, Prosperity and Freedom.* Hay House UK, London 2011

Wallis, Christopher D: *Tantra Illuminated.* Mattamayura Press, San Rafael (CA) 2013

ANMERKUNGEN

[1] Linda Hartley, Einführung in Body-Mind-Centering, Seite 317

[2] Vgl. zum Hormonsystem (für dieses und alle weiteren Chakras) Linda Hartley, Einführung in Body-Mind Centering, Seite 268 ff.

[3] Siehe dazu den Abschnitt zu Hormonen und Stoffwechsel unter www.internisten-im-netz.de.

[4] Vgl. Christopher D. Wallis, Tantra Illuminated.

[5] Siehe dazu R. Sriram, Patanjali - Das Yogasutra, S. 146.

[6] Christina Kessler, Wilder Geist - Wildes Herz. S. 61.

[7] Vgl. Christopher D. Wallis, Tantra Illuminated.

[8] Dieses Buch ist eine Gemeinschaftsarbeit; an Stellen wie hier, wenn ein Abschnitt ausschließlich von einer von uns verfasst wurde, ist dies gekennzeichnet.

[9] Die „Chakra-Foods" hier und im Folgenden hat die Ernährungsexpertin Liora Bels für uns zusammengestellt. Siehe dazu ihr Buch „The Mix".

BILDNACHWEISE

Anne Smith: 16/17, 19, 27, 29, 41,44, 46/47, 49, 50/51, 53, 67, 72/73, 75, 76/77, 79, 93, 98/99, 101, 102/103, 105, 119, 124/125, 127, 128/129, 131, 145, 150/151, 153, 154/155, 157, 171, 176/177, 179, 180/181, 183, 197, 201/202, 205, 206/207, 209, 223, 226, 227, 228/229, 230/231, 232/233

Lisa Burzin: 14, 39, 43, 56, 62, 65, 82, 88, 91, 108, 114/115, 117, 134, 140/141, 143, 146, 160, 166, 169, 186, 192/193, 195, 212, 218/219, 224, 239

Franz Lustig: 6/7, 13, 42, 54, 68, 70, 84/85, 96, 106, 120, 121, 122, 124, 132, 147, 158, 162, 172, 173, 184, 188, 198, 199, 200, 210, 214, 221, 234, 236

Elena Lustig: 80, 136, 148, 246/247

Christian Hedel: 58, 110

Annette Söhnlein: 69

Dietmar Becker: 102, 103

Collagen, im Uhrzeigersinn von links oben:

Seite 52: Franz Lustig, Franz Lustig, Franz Lustig, Anne Smith, Anne Smith, Anne Smith

Seite 57: Rowan Heuvel, alle anderen Franz Lustig

Seite 78: Anne Smith, Anne Smith, Anne Smith, Franz Lustig, Anne Smith

Seite 83: Elena Lustig, Lisa Burzin, Elena Lustig, Lisa Burzin, Annette Söhnlein

Seite 104: Franz Lustig, Anne Smith, Franz Lustig, Franz Lustig, Anne Smith

Seite 109: Lisa Burzin, Christian Hedel, Lisa Burzin, Riccardo Vecchio, Riccardo Vecchio

Seite 130: Anne Smith, Anne Smith, Anne Smith, Anne Smith, Franz Lustig

Seite 135: Lisa Burzin, Franz Lustig, Anne Smith

Seite 156: Anne Smith, Franz Lustig, Franz Lustig, Anne Smith

Seite 161: Lisa Burzin, Pamela Burbank, Lisa Burzin

Seite 182: Anne Smith, Anne Smith, Anne Smith, Franz Lustig, Franz Lustig

Seite 187: Franz Lustig, Franz Lustig, Lisa Burzin

Seite 208: Anne Smith, Anne Smith, Franz Lustig, Franz Lustig

Seite 213: Franz Lustig, Elena Lustig, Lisa Burzin

Chakra Portraits:

Kay Karl, Seite 61: Tomas Adel

Elena Von Martens, Seite 87: Elena Lustig

Yuki Tanji, Seite 113: Miuzuki Kin

Heinz Siepmann, Seite 139: Franz Lustig

Tex Drieschner, Seite 165: TV Noir

Yasmine Orth, Seite 191: Claudia Casagrande

Donata Wenders, Seite 217: Anne Smith

Credits (S. 241), im Uhrzeigersinn von links oben:

Mirjam Knickriem, Daniela Friebel/Hipi, Rowan Smith, Ziggy Lustig, Mirjam Knickriem, Andreas Labes

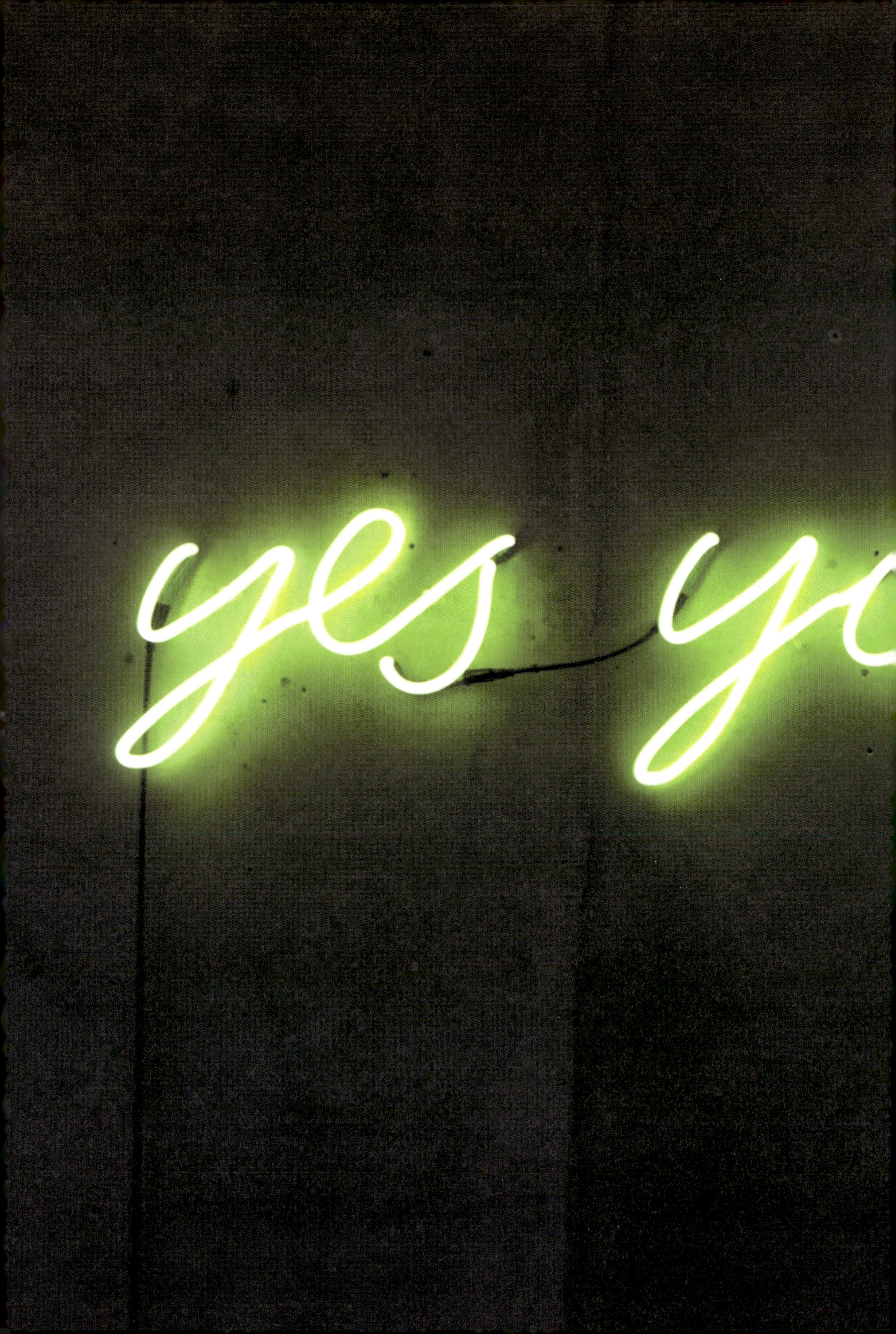
yes

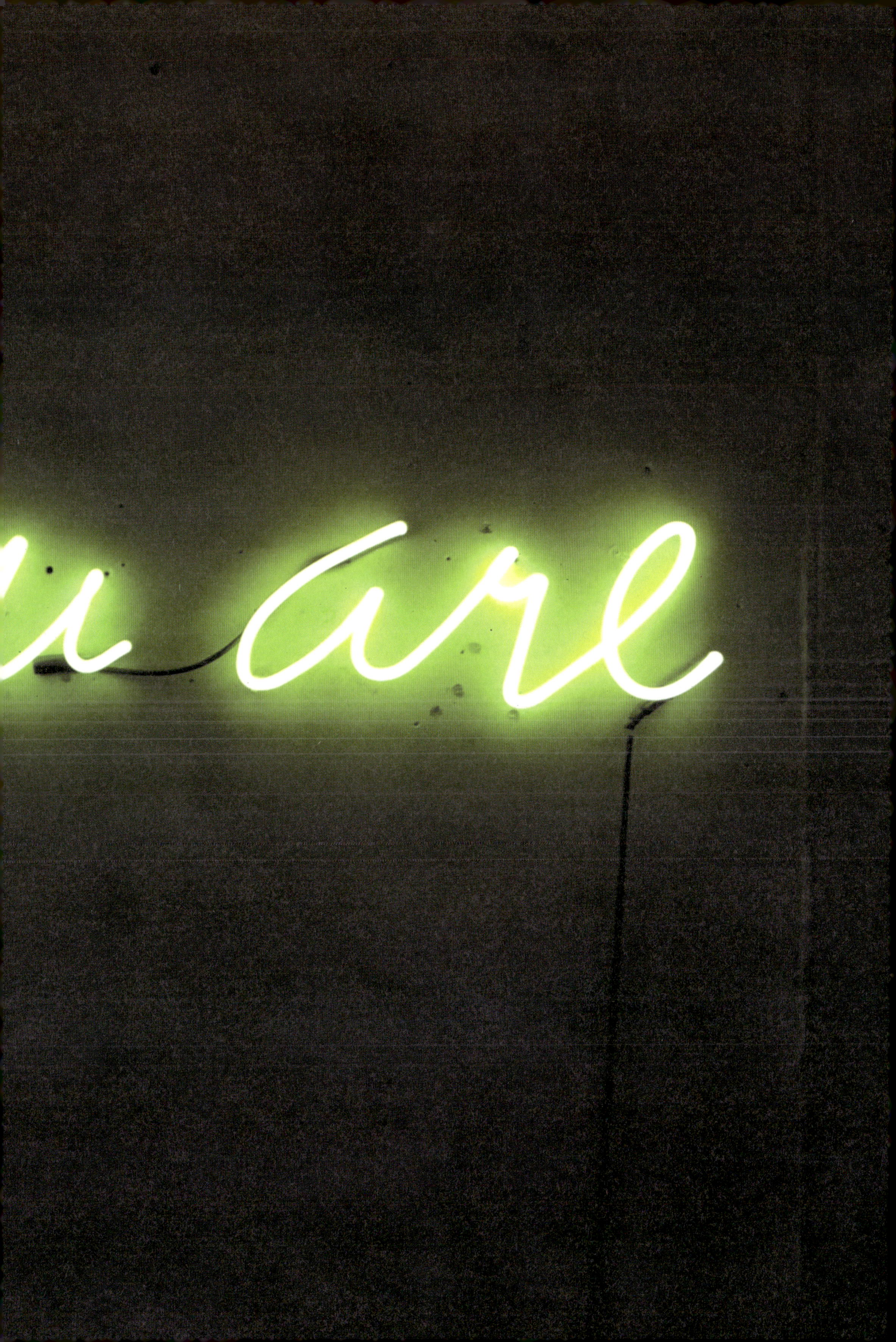
are